权威·前沿·原创

皮书系列为
"十二五""十三五""十四五"时期国家重点出版物出版专项规划项目

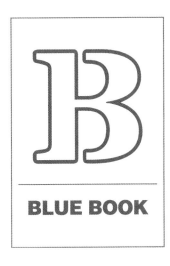

BLUE BOOK

智 库 成 果 出 版 与 传 播 平 台

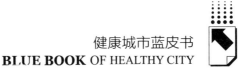

健康城市蓝皮书

BLUE BOOK OF HEALTHY CITY

编委会主任 / 李长宁　杜英姿　王　丹

中国健康城市建设研究报告（2023）

ANNUAL REPORT ON HEALTHY CITY CONSTRUCTION IN CHINA (2023)

主　编 / 王鸿春　曹义恒　卢　永

社会科学文献出版社

SOCIAL SCIENCES ACADEMIC PRESS (CHINA)

图书在版编目（CIP）数据

中国健康城市建设研究报告 . 2023 / 王鸿春，曹义恒，卢永主编 . --北京：社会科学文献出版社，2023.12

（健康城市蓝皮书）

ISBN 978-7-5228-2878-7

Ⅰ.①中… Ⅱ.①王… ②曹… ③卢… Ⅲ.①城市卫生-研究报告-中国-2023　Ⅳ.①R126

中国国家版本馆 CIP 数据核字（2023）第 225375 号

健康城市蓝皮书

中国健康城市建设研究报告（2023）

主　　编／王鸿春　曹义恒　卢　永

出 版 人／冀祥德
责任编辑／岳梦夏
责任印制／王京美

出　　版／社会科学文献出版社·政法传媒分社（010）59367126
　　　　　地址：北京市北三环中路甲 29 号院华龙大厦　邮编：100029
　　　　　网址：www.ssap.com.cn
发　　行／社会科学文献出版社（010）59367028
印　　装／天津千鹤文化传播有限公司

规　　格／开　本：787mm×1092mm　1/16
　　　　　印　张：22.25　字　数：333 千字
版　　次／2023 年 12 月第 1 版　2023 年 12 月第 1 次印刷
书　　号／ISBN 978-7-5228-2878-7
定　　价／168.00 元

读者服务电话：4008918866

《中国健康城市建设研究报告（2023）》
编辑委员会

组织编写单位

中国城市报中国健康城市研究院
中国医药卫生事业发展基金会
北京健康城市建设促进会
北京健康城市建设研究中心

主要编撰者简介

李长宁　中国健康教育中心党委书记、主任，研究员。健康中国行动专家咨询委员会成员，健康知识普及行动、控烟行动工作组成员，国家健康科普专家库专家，第九届全球健康促进大会科学顾问委员会成员，中国性病艾滋病防治协会副会长、中华预防医学会常务理事。长期从事卫生管理、健康促进与健康教育的管理和研究工作，组织开展健康素养促进、健康城市建设、健康科普等健康促进与教育有关政策、制度性文件起草，参与健康中国行动、健康影响评估制度建设、健康素养促进行动、健康中国行、健康城市评价、健康素养监测重大项目的组织实施、相关经验总结和推广等工作。近年来，组织编写出版专业书多部、发表论文多篇。

杜英姿　人民日报·中国城市报社总编辑、国家城市品牌评价项目组组长，研究方向为城市管理、企业管理和产业经济，长期致力于国内外城市与经济发展新闻报道和决策应用研究。主持编写《聚焦中国省委书记省（部）长》《觉醒的中国》《人品与官品》《岁月河山》等著作10余部。主持"总编辑对话市委书记、市长"栏目，多角度话创新、叙改革、谈发展，为城市发展把脉开方。主持撰写深度观察稿件，深入思考和研究城市规划、建设、管理中的关键问题，引起了很大社会反响。

王　丹　中国医药卫生事业发展基金会理事长，北京师范大学中国公益研究院理事。组织和推动了中国医药卫生事业发展基金会"抗击新冠肺炎疫情""健康城市建设""尘肺病、结核病防治""糖尿病预防和康复""肿瘤早期筛查及防治""2021重大自然灾害紧急救援"等十大公益行动，策划和发起了"健康中国公益强医"创新工程和"健康中国慈善惠民"金牌行动，参与推动"'健康中国你我同行'数城地铁联动主题巡展向医师节特别巨献系列公益行动"等。担任"健康城市蓝皮书"之《中国健康城市建设研究报告（2021）》《北京健康城市建设研究报告（2021）》《中国健康城市建设研究报告（2022）》《北京健康城市建设研究报告（2022）》编委会主任。

王鸿春 中共北京市委研究室办公室原主任、首都社会经济发展研究所原所长，现任中国城市报中国健康城市研究院院长、北京健康城市建设促进会理事长、北京健康城市建设研究中心主任、首席专家，研究员。近年来主持完成决策应用研究课题65项，其中世界卫生组织委托课题、省部级项目共10项，获国家及北京市领导批示20余项，"转变医疗模式政策研究"等课题获北京市第九届优秀调查研究成果一等奖等市级奖项共11项。著有《凝聚智慧——王鸿春主持决策研究成果文集》《有效决策》《人文奥运研究》《成功领导者的习惯》等，并先后主编或合作主编决策研究图书31部，其中健康城市蓝皮书：《北京健康城市建设研究报告（2017）》获得第九届"优秀皮书奖"一等奖，《北京健康城市建设研究报告（2019）》《中国健康城市建设研究报告（2019）》分别获得第十一届"优秀皮书奖"二等奖、三等奖，《北京健康城市建设研究报告（2020）》获得第十二届"优秀皮书奖"三等奖，《北京健康城市建设研究报告（2021）》获得第十三届"优秀皮书奖"二等奖，《北京健康城市建设研究报告（2022）》获得第十四届"优秀皮书奖"一等奖。

曹义恒 博士，副编审。现为社会科学文献出版社政法传媒分社社长，主要负责马克思主义理论、政治学、公共管理、健康城市建设等领域的组稿审稿工作。在《马克思主义与现实》《经济社会体制比较》《学习与探索》

《武汉理工大学学报》（社会科学版）等期刊上发表论文及译文 10 余篇，出版译著 2 部。

卢　永　中国健康教育与中心健康促进部主任，研究员，中华预防医学会第六届理事、健康促进与教育分会副主任委员、爱国卫生技术指导工作委员会副秘书长，北京健康城市建设促进会副理事长。近年来主要从事健康促进与健康教育理论和政策研究，参与制定《全国健康城市评价指标体系（2018 版）》《关于加强健康促进与教育的指导意见》《健康村等健康细胞和健康乡镇、健康县区建设规范（试行）》《关于开展健康影响评价评估制度建设试点工作的通知》等多项政策文件，开展将健康融入所有政策研究，承担全国健康城市建设、健康促进县区建设、健康影响评估制度建设及老年友好型社区创建、医养结合创建的管理和研究任务，参与第九届全球健康促进大会筹备技术支持工作。作为主编或副主编出版《健康影响评价理论与实践研究》《中国健康城市建设优秀实践（2019 年）》《第九届全球健康促进大会重要文献及国际案例汇编》等 24 部著作，以第一作者和通讯作者发表论文 19 篇。

摘　要

健康是人类永恒的追求，关系着千家万户的幸福，关系着国家和民族的未来。党的十八大以来，党中央坚持把保障人民健康放在优先发展的战略位置，持续深化医药卫生体制改革，不断完善卫生健康体系，我国卫生健康事业从"以治病为中心"向"以人民健康为中心"迈进，健康中国建设迈出坚实步伐。

2023 年是全面贯彻党的二十大精神的开局之年。党的二十大报告中指出："推进健康中国建设。人民健康是民族昌盛和国家强盛的重要标志。把保障人民健康放在优先发展的战略位置，完善人民健康促进政策……深入开展健康中国行动和爱国卫生运动，倡导文明健康生活方式。"① 健康城市建设是实施健康中国战略、推进健康中国行动的重要内容和抓手。在新时代，中国健康城市建设要立足于当下，立足于实际，同中国式现代化特征相结合，促进健康城市建设的高质量发展，积极借鉴国外成功经验，同时总结分析我国健康城市建设中的成功与不足，汲取经验，全方位推进健康城市建设。

"十四五"以来，各地以健康城市为抓手推进健康中国建设取得显著成绩，卫生健康、生态环境、水利、住建、农业农村、体育、教育、医保等多个部门的健康指标得到提升，人群健康素养和健康水平逐年稳步提升。各地积累了丰富建设经验，健康影响评估制度建设取得阶段性进展，但健康城市

---

① 习近平：《高举中国特色社会主义伟大旗帜　为全面建设社会主义现代化国家而团结奋斗——在中国共产党第二十次全国代表大会上的报告》，人民出版社，2022，第48~49页。

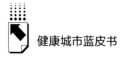

建设工作发展仍不平衡，还存在一些薄弱环节。

　　本书围绕健康环境、健康社会、健康服务、健康文化、健康产业、健康人群六大领域，从城市环境建设、妇幼健康、婴幼儿照护、职业健康、养老健康、公立医院高质量发展、健康文化、健康传播等多个角度，对中国健康城市建设的进展、经验、问题进行全方位分析，并提出有针对性的政策建议。此外，本书设置"案例篇"和"国际借鉴篇"两个篇章，发掘和研究2022年度健康城市建设"样板市"的先进经验，分析和比较国内外健康城市建设各个领域的优势和异同，以期为"十四五"时期全面推进健康中国行动、落实健康中国建设提供借鉴和参考。

　　关键词： 健康中国　健康城市　健康评价　健康细胞

目 录 ↖↗

Ⅰ 总报告

B.1 中国健康城市建设发展报告………… 李长宁 卢 永 安芮莹 / 001

　　一 背景 ……………………………………………………… / 002

　　二 研究内容和方法 ……………………………………… / 003

　　三 研究成果 ………………………………………………… / 005

　　四 主要结论 ………………………………………………… / 015

　　五 展望与建议 ……………………………………………… / 017

Ⅱ 健康环境篇

B.2 中国城市健康环境创建的现状、问题与对策

　　………………… 王 林 杨文静 张宇晶 潘力军 董家华 / 019

B.3 北京历史水系保护与发展研究

　　——以"三山五园"地区为例 ………………… 马东春 / 034

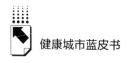

Ⅲ 健康社会篇

B.4 健康企业建设方法和评估分析

  ——以江苏省为例·················· 张巧耘 朱宝立 / 046

B.5 北京"老漂族"养老生活调查报告（2022年）········· 韩晓婷 / 061

Ⅳ 健康服务篇

B.6 中国公立医院高质量发展研究报告（2010~2021年）

  ·············· 崔月颖 王 溪 程 久 冯芮华 / 080

B.7 妇幼健康服务发展研究报告（2017~2022年）

  ——以连云港市为例·················· 罗贤标 孙 芹 / 092

Ⅴ 健康文化篇

B.8 北京中医药文化传播的经验、问题及对策

  ·············· 王志伟 袁有树 贾 暄 / 103

B.9 健康传播推动健康城市建设的现状、经验、路径及对策

  ·············· 荆伟龙 刘时雨 蒋雪颖 / 120

Ⅵ 健康产业篇

B.10 新时期中国健康产业高质量发展路径研究·············· 王荣荣 / 138

B.11 国内外健康产业发展比较研究

  ·············· 卓 莲 常万红 陈丽丽 / 149

Ⅶ 健康人群篇

B.12 中国婴幼儿养育照护政策研究报告

·············· 张 悦 李一辰 许培斌 万立新 林 尧 / 167

B.13 中国省会城市成年人体质状况研究报告

·············· 王 梅 范超群 聂明剑 冯 强 王晶晶 / 182

Ⅷ 案例篇

B.14 嘉兴市健康城市建设发展报告 ················· 李岳峰 / 199

B.15 无锡市健康城市建设发展报告（2022年）

·············· 杨清华 宋田桂 邬先赞 / 214

B.16 宜昌市健康城市建设研究报告

——以生活饮用水全程安全监管为例

·············· 王琪薇 刘继恒 林 勇 / 228

B.17 深圳市健康城市建设研究报告

——创新性实践与高质量发展

·············· 常巨平 朱毅朝 薛浩泽 柳 莹 庄润森 / 239

B.18 健康影响评估在健康城市建设中的应用研究

·············· 刘继恒 范冬冬 冉 俐 白春林 / 254

Ⅸ 国际借鉴篇

B.19 国外中长期健康战略制定及其进展研究

·············· 王 昊 王秀峰 宗家瑱 陈琳琳 / 269

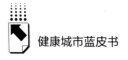
健康城市蓝皮书

B.20 国内外健康素养研究进程报告 ················· 李英华　李长宁 / 286

后　记 ·· / 313

Abstract ··· / 315

Contents ·· / 317

> 皮书数据库阅读**使用指南**

总报告

General Report

B.1

中国健康城市建设发展报告

李长宁 卢 永 安芮莹*

摘 要： 党和政府高度重视人民群众健康，大力推进健康中国建设。"十四五"以来，各地以健康城市为抓手推进健康中国建设，取得显著成效，卫生健康、生态环境、水利、住建、农业农村、体育、教育、医保等多个部门的健康指标得到了有效提升，健康城市综合指数达到 69.37，居民健康素养水平逐年稳步提升，人均预期寿命、婴儿死亡率、孕产妇死亡率、重大慢性病过早死亡率等健康结局指标显著优于中高收入国家水平。在建设过程中，各地逐步形成健康城市建设的工作模式，积累了丰富建设经验，健康影响评估制度建设取得阶段性进展。我国健康城市建设存在发展不平衡现象，也存在一些薄弱环节，建议加强政策研究，加大

* 李长宁，中国健康教育中心党委书记、主任，研究员，主要研究方向为健康促进与健康教育、人力资源管理；卢永，中国健康教育中心健康促进部主任，研究员，主要研究方向为健康促进与健康教育的策略、政策和方法；安芮莹，中国健康教育中心健康促进部助理研究员，主要研究方向为健康促进与健康教育。

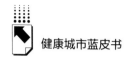
创新试点，优化评价手段，强化总结推广，推动健康城市建设高质量发展。

关键词： 健康城市　健康中国　健康影响评估

一　背景

党和政府高度重视人民群众健康。党的十八大以来，习近平总书记对卫生健康工作做出系列指示批示，党中央、国务院把保障人民健康放在优先发展的战略位置，部署推进健康中国建设。健康城市建设是推进健康中国建设的有效载体和重要内容。2016 年全国爱卫会下发《关于开展健康城市健康村镇建设的指导意见》，全面部署推进健康城市建设。2018 年，全国爱卫会印发《全国健康城市评价指标体系（2018 版）》，以评价为抓手推进健康城市建设。"十三五"期间，各地围绕健康环境、健康社会、健康服务、健康人群和健康文化等领域积极开展建设工作，全国健康城市建设取得显著进展。进入"十四五"时期，全国爱卫办加大推进力度，自 2021 年起，全国爱卫办决定每年对全国所有地级及以上城市和直辖市辖区开展健康城市评价工作，健康城市建设日渐成为落实健康中国战略、推进健康中国行动的重要抓手。

与此同时，一些创新试点工作依托健康城市建设平台蓬勃开展。全国爱卫办、健康中国行动推进办于 2021 年启动了健康影响评估制度建设试点工作，试点地区包括浙江全省，以及其他 30 个省（自治区、直辖市）和新疆生产建设兵团的各 1 个试点城市（区），共计 32 个试点地区。同年还启动了健康城市建设推动健康中国行动创新模式试点工作，在试点城市（区）中开展癌症综合防控模式探索。本文旨在进一步梳理总结"十四五"以来我国健康城市建设的成效和存在问题，提出工作建议。

二 研究内容和方法

本文使用 2021 年度和 2022 年度全国健康城市建设评价数据分析全国健康城市建设的整体进展；采用案例研究的方法分析总结健康城市建设的经验模式和特色亮点；采用文献资料分析和现场调研的方法了解梳理健康影响评估制度建设试点的工作情况。

（一）2021年度和2022年度全国健康城市建设评价数据分析

2021 年度和 2022 年度全国健康城市建设评价工作中，以《全国健康城市评价指标体系（2018 版）》（见表 1）为评价标准，收集受评城市指标数据，通过分析指标发展情况和构建健康城市指数，对参评城市进行综合评价。

表 1 健康城市评价指标体系架构

一级指标	二级指标	三级指标
健康环境	1. 空气质量	（1）环境空气质量优良天数占比
		（2）重度及以上污染天数
	2. 水质	（3）生活饮用水水质达标率
		（4）集中式饮用水水源地安全保障达标率
	3. 垃圾废物处理	（5）生活垃圾无害化处理率
	4. 其他相关环境	（6）公共厕所设置密度
		（7）无害化卫生厕所普及率（农村）
		（8）人均公园绿地面积
		（9）病媒生物密度控制水平
		（10）国家卫生县城（乡镇）占比

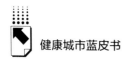
续表

一级指标	二级指标	三级指标
健康社会	5. 社会保障	(11) 基本医保住院费用实际报销比
	6. 健身活动	(12) 城市人均体育场地面积
		(13) 每千人拥有社会体育指导员人数比例
	7. 职业安全	(14) 职业健康检查覆盖率
	8. 食品安全	(15) 食品抽样检验 3 批次/千人
	9. 文化教育	(16) 学生体质监测优良率
	10. 养老	(17) 每千名老年人口拥有养老床位数
	11. 健康细胞工程	(18) 健康社区覆盖率
		(19) 健康学校覆盖率
		(20) 健康企业覆盖率
健康服务	12. 精神卫生管理	(21) 严重精神障碍患者规范管理率
	13. 妇幼卫生服务	(22) 儿童健康管理率
		(23) 孕产妇系统管理率
	14. 卫生资源	(24) 每万人口全科医生数
		(25) 每万人口拥有公共卫生人员数
		(26) 每千人口医疗卫生机构床位数
		(27) 提供中医药服务的基层医疗卫生机构占比
		(28) 卫生健康支出占财政支出的比重
健康人群	15. 健康水平	(29) 人均预期寿命
		(30) 婴儿死亡率
		(31) 5 岁以下儿童死亡率
		(32) 孕产妇死亡率
		(33) 城乡居民达到《国民体质测定标准》合格以上的人数比例
	16. 传染病	(34) 甲乙类传染病发病率
	17. 慢性病	(35) 重大慢性病过早死亡率
		(36) 18~50 岁人群高血压患病率
		(37) 肿瘤年龄标化发病率变化幅度
健康文化	18. 健康素养	(38) 居民健康素养水平
	19. 健康行为	(39) 15 岁以上人群吸烟率
		(40) 经常参加体育锻炼人口比例
	20. 健康氛围	(41) 媒体健康科普水平
		(42) 注册志愿者比例

资料来源:《全国爱卫会关于印发全国健康城市评价指标体系(2018 版)的通知》,全爱卫发〔2018〕3 号。

（二）健康城市建设典型案例分析

结合 2021 年度和 2022 年度全国健康城市建设评价结果，面向东、中、西部一些城市（区），定向征集健康城市典型案例材料，并在此基础上分析汇总我国健康城市建设中的经验模式和特色亮点。

（三）健康影响评估制度建设试点工作总结

结合文献资料分析和现场调研，了解全国健康影响评估制度建设试点工作进展，分析总结试点工作成效和存在问题。通过文献资料分析的方式，了解全国健康影响评估制度建设试点的方案制定、保障措施、公共政策评估、重大工程项目评估等工作的进展情况；通过对所有试点地区开展现场调研，了解试点地区存在的问题、工作体会和工作建议等情况。

三　研究成果

（一）健康城市评价指标分析

1. 健康环境发展水平

健康环境维度共有 10 项指标，纵向来看，有 7 项指标 2022 年较 2021 年提升，从横断面来看，2022 年参评城市（区）生活饮用水水质达标率、集中式饮用水源地安全保障达标率、生活垃圾无害化处理率均接近 100%，重度及以上污染天数控制到了 2.42 天，超过了 2025 年国家目标值，农村地区卫生厕所普及率达到 83.01%，国家卫生县城（乡镇）占比达到 11.04%（见表 2）。总体来看，参评城市（区）创造了相对较好的空气和水环境，提供了较好的公共基础设施和环境卫生保障。

健康环境建设领域还存在一些薄弱环节，公园绿地面积尽管逐年递增达到 14.40 米²／人，但距离联合国提出的最佳人居环境标准 60 米²／人仍有较大差距。环境空气质量优良天数占比较 2021 年略微下降，经咨询生态环境部门，初步分析主要原因是2022年度中出现了较多的臭氧超标天气。此外，个别指标的下降并非工作下滑，而是统计口径或统计对象的数量发生变化引起的，如集中式饮用水水源地安全保障达标率略有下降，原因是2021年度使用的是各省份上报的数据，2022年度使用的是水利部校正后的数据，数据口径发生了变化；再如国家卫生县城（乡镇）占比略微下降，主要原因是2022年没有新增国家卫生县城和卫生乡镇，即分子没有变化，但分母即行政区划数量略有增加。

表2 健康环境指标总体发展水平

指标	2021年度397个城市（区）总体水平	2022年度401个城市（区）总体水平	目标值或国内外较高水平
1. 环境空气质量优良天数占比（%）	88.77（中位数）	88.22（中位数）	87.5（2025年国家目标值）
2. 重度及以上污染天数（天）	3.09	2.42	3.65（2025年国家目标值）
3. 生活饮用水水质达标率（%）	97.86（中位数）	98.5（中位数）	—
4. 集中式饮用水水源地安全保障达标率（%）	99.65	98.50	—
5. 生活垃圾无害化处理率（%）	99.89	99.97	—
6. 公共厕所设置密度（座/公里²）	3.5	4.00	11（《环境卫生设施设置标准》最高标准）
7. 卫生厕所普及率（农村）（%）	80.5	83.01	—
8. 人均公园绿地面积（米²/人）	14.12	14.40	60（联合国人居署标准）
9. 病媒生物密度控制水平	26.64	31.54	
10. 国家卫生县城（乡镇）占比（%）	11.08	11.04	—

资料来源：除特别说明以外，本文资料均源于课题组调研结果或搜集整理。后不赘述。

2. 健康社会发展水平

评价结果显示，参评城市（区）在医保、健身支持性环境、职业健康等方面提供了较好保障，基本医保住院费用实际报销比、城市人均体育场地面积、每千人拥有社会体育指导员人数比例、职业健康检查覆盖率、学生体质监测优良率5个指标较上年有所提升，其中城市人均体育场地面积和每千人拥有社会体育指导员人数比例2022年已超过国家2025年目标值（见表3）。

健康社会领域还存在一些薄弱环节，学生体质监测优良率距离国家2022年达到50%的目标仍有较大差距；食品抽样检验3批次/千人较上年略微下降，经咨询市场监管部门，主要是受新冠疫情影响一些抽检工作无法开展；每千名老年人口拥有养老床位数较上年略有下降，初步分析主要原因是养老床位的增加速度略低于老年人口的增长速度。

表3　健康社会指标总体发展水平

指标	2021年度 397个城市（区） 总体水平	2022年度 401个城市（区） 总体水平	目标值或国内外 较高水平
1. 基本医保住院费用实际报销比（%）	71.11	72.53	无
2. 城市人均体育场地面积（米^2/人）	2.44	2.65	2.6（国家2025年目标值）
3. 每千人拥有社会体育指导员人数比例（人/千人）	2.86	3.09	2.16（国家2025年目标值）
4. 职业健康检查覆盖率（%）	91.05	92.89	—
5. 食品抽样检验3批次/千人（批次/千人）	5.63	5.58	9（中国香港）
6. 学生体质监测优良率（%）	39.48	42.27	50（国家2022年目标值）
7. 每千名老年人口拥有养老床位数（张/千人）	32.91	32.56	—

3. 健康服务发展水平

健康服务共8项指标，结果显示参评城市（区）健康服务整体较好，所有指标均较上年提升，其中儿童健康管理率等指标2022年已超过或者接近国家目标值（见表4）。每万人口拥有公共卫生人员数较上年有较大幅度的提升，从6.65人/万人提升至7.44人/万人，但距离国家2020年达到8.3人/万人的目标值仍有一定差距。

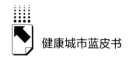

表 4　健康服务指标总体发展水平

指标	2021 年度 397 个城市（区）总体水平	2022 年度 401 个城市（区）总体水平	目标值或国内外较高水平
1. 严重精神障碍患者规范管理率（%）	92.78	94.14	—
2. 儿童健康管理率（%）	94.54	94.85	90（国家 2025 年目标值）
3. 孕产妇系统管理率（%）	93.27	94.07	—
4. 每万人口全科医生数（人/万人）	3.44	3.69	5（国家 2030 年目标值）
5. 每万人口拥有公共卫生人员数（人/万人）	6.65	7.44	8.3（国家 2020 年目标值）
6. 每千人口医疗卫生机构床位数（张/千人）	6.68	7.02	控制在 7.40~7.50（2025 年目标值）
7. 提供中医药服务的基层医疗卫生机构占比（%）	78.97	85.45	—
7-1. 社区卫生服务机构、乡镇卫生院占比（%）	95.48	96.76	100（国家 2025 年目标值）
7-2. 村卫生室占比（%）	77.2	84.26	80（国家 2025 年目标值）
8. 卫生健康支出占财政支出的比重（%）	9.76	10.76	—

4. 健康文化发展水平

健康文化 5 项指标均较上年提升，其中参评城市（区）居民健康素养水平、15 岁以上人群吸烟率、经常参加体育锻炼人口比例已优于国家 2025 年的目标值（见表 5）。健康文化方面的整体进展，反映出疫情发生以来，各地更加重视健康教育与健康科普工作，注重加强健康文化建设，人民群众健康素养水平不断提升。

表 5 健康文化指标总体发展水平

指标	2021 年度 397 个城市（区）总体水平	2022 年度 401 个城市（区）总体水平	目标值或国内外较高水平
1. 居民健康素养水平（%）	24.7（中位数）	27.08 中位数	25（国家 2025 年目标值）
2.15 岁以上人群吸烟率（%）	23.75（中位数）	21.20 中位数	23.3（国家 2025 年目标值）
3. 经常参加体育锻炼人口比例（%）	40.51（中位数）	42.35	38.5（国家 2025 年目标值）
4. 媒体健康科普水平（分）	3.54	3.62	—
5. 注册志愿者比例（%）	16.33	18.33	—

5. 健康人群发展水平

结果显示，参评城市（区）有 6 项指标较上年有所改善，人均预期寿命、婴儿死亡率、5 岁以下儿童死亡率、孕产妇死亡率、国民体质测定标准合格率、重大慢性病过早死亡率等指标 2022 年均已优于国家相应年份目标值，甲乙类传染病发病率较上年有所降低（不含新冠病例），但肿瘤年龄标化发病率仍呈上升趋势（见表 6）。

表 6 健康人群指标发展水平

指标	2021 年度 397 个城市（区）总体水平	2022 年度 401 个城市（区）总体水平	目标值或国内外较高水平
1. 人均预期寿命（岁）	78.62（中位数）	79（中位数）	78.3（国家 2025 年目标值）
2. 婴儿死亡率（‰）	2.38	2.24	5.2（国家 2025 年目标值）
3.5 岁以下儿童死亡率（‰）	3.65	3.48	6.6（国家 2025 年目标值）
4. 孕产妇死亡率（1/10 万）	8.12	8.14	14.5（国家 2025 年目标值）
5. 城乡居民达到《国民体质测定标准》合格以上的人数比例（%）	92（中位数）	92.38（中位数）	92.2（国家 2030 年目标值）
6. 甲乙类传染病发病率（1/10 万）	201.91	178.94	—

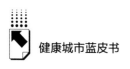

续表

指标	2021年度397个城市（区）总体水平	2022年度401个城市（区）总体水平	目标值或国内外较高水平
7. 重大慢性病过早死亡率（%）	12.88（中位数）	12.74（中位数）	15.01（国家2025年目标值）
8. 肿瘤年龄标化发病率变化幅度（%）	0.36（中位数）	0.80（中位数）	—

注：本次评价中，各城市上报的婴儿死亡率、5岁以下儿童死亡率、孕产妇死亡率明显低于同期全国水平。初步分析认为，全国水平是在国家监测点数据的基础上进行加权校正后得出的，已经统筹考虑了跨区域人员流动相关数据的归并问题，与城市依据监测系统直接填报的以户籍人口为主的数据必然存在差异，且此数据差异在可解释的范围内。

（二）健康城市建设指数分析

1. 综合指数

健康城市建设综合指数达到100，代表各项指标达到国际国内较高水平或理论最优水平。健康城市建设综合指数可划分为以下几个等级：≥90为优秀，80~89为良好，70~79为中等偏上，60~69为中等，50~59为中等偏下，<50为较低。参评城市（区）2022年度健康城市综合指数介于52.62~82.42，平均值为69.37，0.75%的城市达到优良水平，36.41%的城市达到中等偏上水平，61.10%的城市处于中等水平，1.75%的城市处于中等偏下水平（见表7）。

表7 参评城市（区）健康城市建设综合指数得分分布情况

单位：%

综合指数得分等级	2021年度参评城市（区）数量占比	2022年度参评城市（区）数量占比
优良水平（80以上）	0.00	0.75
中等偏上水平（70~79）	24.69	36.41
中等水平（60~69）	70.53	61.10
中等偏下水平（50~59）	4.53	1.75
较低水平（50以下）	0.25	0.00

与 2021 年度相比，2022 年健康城市建设综合指数平均值提升了 1.87（2021 年度平均值为 67.50），2022 年度初次有 3 个城市（区）进入了良好水平，中等偏上水平城市占比提高了约 10 个百分点，中等偏下及较低水平城市的占比从 4.78% 下降到了 1.75%。

从城市（区）类别来看，2022 年地级及以上市和直辖市辖区健康城市建设综合指数均值分别为 68.71 和 72.25，2021 年为 66.92 和 69.99，直辖市辖区显著高于地级及以上市。

从地区分布来看，2022 年东部地区健康城市建设综合指数（72.39）高于中部及东北地区（68.16）和西部地区（67.67），与 2021 年趋势一致（分别为 70.56、66.84、65.29）。总体上健康城市建设综合指数排名前 10% 的城市（区）主要来自东部地区。排名靠后的城市（区）中，以西部地区居多。

2. 分指数

2022 年参评城市（区）健康人群指数的均值为 81.46，较 2021 年的 78.24 增长了 4.12%。从 4 个代表健康影响因素控制水平的分指数来看，从高到低排序均为健康环境指数、健康服务指数、健康社会指数、健康文化指数，显示健康环境和健康服务领域发展相对较好，健康社会和健康文化领域发展相对较弱（见表 8）。

表 8　参评城市（区）健康城市分指数总体水平

分指数	2022 年				2021 年			
	平均值	最大值	最小值	95%CI	平均值	最大值	最小值	95%CI
健康环境指数	75.51	92.88	56.29	74.93~76.09	74.73	93.27	54.26	74.15~75.31
健康社会指数	57.18	79.53	29.68	56.40~57.96	54.67	76.34	34.22	53.91~55.42
健康服务指数	75.04	86.73	53.8	74.63~75.45	73.22	83.73	51.36	72.76~73.68
健康文化指数	49.33	65.28	29.62	48.80~49.86	48.34	62.25	27.90	47.75~48.93
健康人群指数	81.46	93.22	55.26	80.95~81.98	78.24	91.88	40.26	77.37~79.10

（三）健康城市建设典型案例分析

2016 年全国爱国卫生运动委员会印发《关于开展健康城市健康村镇建

设的指导意见》，随后提出健康城市的"6+X"建设模式："6"包括建立健康城市建设的党委和政府领导工作机制，把健康城市健康村镇建设纳入经济社会发展全局，把健康融入所有政策；制定健康城市发展规划；推进一批重点建设项目，确保规划落地见效；开展"健康细胞"建设，构筑健康中国的微观基础；建立全民健康管理体系，开展有针对性的健康干预，深入推进中医药治未病健康工程；组织开展建设效果评价工作，推动健康城市建设持续改进、良性发展。"X"是指推进特色建设，鼓励各地因地制宜，打造一批富有特色、群众认可、美丽宜居的健康城市和健康村镇。本次抽取了约30个参加2021年度和2022年度全国健康城市建设评价的城市（区），包括来自东、中、西部的城市（区），深入了解其健康城市建设的主要做法和典型经验。

通过案例分析发现，这些城市（区）在健康城市建设方面有一些共性的做法，如将健康城市建设作为"一把手"工程，列入当地经济社会发展规划和重点民生项目，建立跨部门联席会议制度，明确部门分工，出台相关规划计划和实施方案，加强技术指导，强化社会动员，定期开展督导考核，确保建设工作落实落地，等等。

部分城市（区）在健康城市建设中形成了一些工作模式，如江苏省苏州市20年来始终坚持以需求评估为基础，围绕不同时期的主要健康问题，有针对性地开展健康城市建设，当前主要围绕"四个主动"开展工作，包括主动建立健康优先制度，主动提供有效健康管理，主动落实健康促进职责，主动营造全民健康氛围。广东省珠海市提出"让健康成为一种习惯"，在普及健康生活、优化健康服务、完善健康保障、建设健康环境、发展健康产业、培育健康人群、塑造健康文化、构建健康社会8个领域实施36个重点行动项目，在全市社区、机关、学校、医院、宾馆、餐厅、景区、商场、市场、家庭等11类区域推行健康细胞建设工程，把健康融入居民的医、食、住、行、动、学。浙江省杭州市构建健康城市"7+1"组织管理模式，设置健康环境、健康社会、健康服务、健康人群、健康文化、健康产业、健康保障7大重点任务组和1个专家顾问组，分别明确牵头部门和配合部门，推动相关部门协同实现医疗保障、养老保障、卫生服务、体育健身、安全食品、清新空气、洁净饮水等建设目标和重点任务，使部门间协作更加顺畅，形成健康城市建设合力。四川省成都市按照"自上而下树立健康理念，从下而上汇聚健康细胞"的健康城市建设工作思路，以健康细胞工程创建为具体抓手，将健康建设任务直接落实到社区等社会基层单位，筑牢健康成都的基础。

许多城市在建设工作中着力应对和解决当地突出的健康问题，积累了宝贵经验。如北京市西城区从餐饮企业入手，减少食盐用量，一些经典传统菜品减盐量达到15%，低盐菜品受到市民广泛欢迎。天津市和平区将提升人民群众健康素养作为健康城市建设的基础性工作，将保障老年人和打造健康宜居环境作为工作切入点，不断提升群众获得感。上海市嘉定区将建设百所健康促进场所列入嘉定区委、区政府重点工作，体卫联合开展Ⅱ型糖尿病、高血压等慢病患者运动干预。江苏省无锡市坚持以铁腕手段治理水环境，依靠科学技术改善水质，标本兼治，探索出一条经济发达、人口稠密地区湖泊治理的新路。浙江省宁波市进一步加强智慧医疗，建立完善"智慧健康四朵云"，不断提升医疗卫生管理的信息化水平，提升服务的可及性和便捷性。浙江省嘉兴市强化卫生健康服务向镇村辐射延伸，美丽乡村建设资源向健康资源持续转化，全域升级美丽乡村建设，推广健康镇村建设。福建省厦门市以"就近、就便、就需"为着眼点，不断推进健康教育基础化、健康行为自觉化、健身运动常态化，居民健康素养水平十年间翻了一番。山东省威海市聚焦群众关切的"一老一小"问题，坚持政府主导和多部门协作，显著提升婴幼儿照护和医养结合服务水平。广西壮族自治区柳州市围绕"利用城乡空闲资源、结合自然生态特色、促进公共服务均等"三个维度，全方位提升体育场地设施建设水平。

（四）健康影响评估制度建设试点进展

习近平总书记在2016年全国卫生与健康大会上提出新时期卫生健康工作方针，特别强调"将健康融入所有政策"，并提出："要全面建立健康影响评价评估制度，系统评估各项经济社会发展规划和政策、重大工程项目对

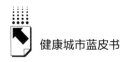

健康的影响"①。建立健康影响评估制度，就是要求各级人民政府及所属部门在制定、实施经济社会发展规划和政策、重大工程项目时，要充分考虑决策对健康的潜在影响。近年来，国家卫生健康委高度重视健康影响评估工作，自 2016 年起在县区层面探索健康影响评估工作，2021 年在县区层面探索的基础上启动了地市层面的试点工作，全国共计 32 个试点单位，包含 1 个省份和 31 个城市（区），覆盖所有省份。通过文献资料分析和现场调研，笔者全面梳理了全国 32 个健康影响评估制度建设试点地区的工作进展情况。截至 2023 年 9 月，全国健康影响评估制度建设试点工作取得阶段性进展。

一是试点工作推动地方政府和相关部门提升落实健康职责的自觉性和责任感。通过试点工作，试点地区进一步强化"党委领导、政府主导、多部门协作"的工作格局，进一步明确相关部门的健康职责。通过开展公共政策和工程项目的健康影响评估，使更多部门更深切地体会到本部门工作与人群健康密切相关，也促使相关部门更加积极地践行"大卫生、大健康"理念，将健康融入日常决策。

二是提升健康治理水平初见成效。健康影响评估以促进人群健康为目标，针对各类健康影响因素，对各部门拟订的公共政策和工程项目提出优化建议，从源头上化解、防控各类健康风险，可显著提升健康治理水平和人民群众健康获得感。截至 2022 年底，试点地区累计开展了 704 项健康影响评估，其中政策文件 592 项，重大工程项目 112 项，涵盖经济社会发展的各个领域，涉及 40 多个部门，其中参评数量较多的包括民政、教育、住房和城乡建设、农业农村、发展改革、市场监管、综合执法、交通运输、生态环境、文旅、体育、工业和信息化等部门。每项评估提出的改进建议从几条到十多条不等，被采纳率在 60%~70%。

三是健康影响评估制度建设本身取得积极进展。通过试点，逐步摸索出地市级层面建立健康影响评估制度的管理机制和实施路径，也逐步建立我国的健康影响评估技术支撑体系。有 22 个省份不同程度地推进了省级试点工

---

① 《习近平谈治国理政》第 2 卷，外文出版社，2017，第 373 页。

作，将试点范围扩大到本省的局部地级市甚至所有地级市。

总的来看，尽管我国健康影响评估制度建设取得积极进展，但整体上仍处于探索阶段。我国虽然积累了地市、县区层面的制度建设经验，但省级的经验还非常少，地市和县区层面的健康影响评估制度建设工作仍存在一些问题和挑战，如：一些地方对健康影响评估制度建设认识不到位；健康影响评估制度建设整体仍处于探索阶段，工作发展不平衡；健康影响评估能力建设有待加强；等等。

四　主要结论

（一）各地以健康城市为抓手推进健康中国建设，取得显著成效

"十四五"以来，各地以健康城市建设为抓手推进健康中国建设，树立"大卫生、大健康"理念，推动相关部门积极履行健康责任，从环境、社会、服务、文化等领域综合提升健康治理水平，不断改善各类健康影响因素，提升人民群众健康水平。2022 年评价结果显示，参评城市（区）38 项纳入分析的指标中，有 31 项指标与上年相比有不同幅度的提升，在 22 项有相应目标值的指标中，有 15 项已超过相应的目标值，卫生健康、生态环境、水利、住建、农业农村、体育、教育、医保等多个部门的健康指标得到了有效提升。参评城市（区）健康城市建设综合指数由 2021 年的 67.50 提升至 2022 年的 69.37。从得分等级来看，中等偏上城市占比提高了约 10 个百分点，初次有 3 个城市（区）达到了良好水平，中等偏下及较低水平城市的占比从 4.78% 下降到了 1.75%。从健康人群的结局指标来看，参评城市（区）的 5 岁以下儿童死亡率、15 岁以上人群吸烟率 2 项指标已优于高收入国家水平，人均预期寿命、婴儿死亡率、孕产妇死亡率、重大慢性病过早死亡率 4 项指标显著优于中高收入国家水平，显示出我国以较低的卫生健康投入实现了较好的健康绩效。

许多城市结合全国健康城市建设评价的结果，有针对性地开展工作，明

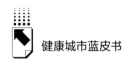

显改善了当地的突出问题，例如重庆市潼南区的农村卫生厕所普及率由39.85%提高到89.60%，海南省三亚市的食品抽样检验批次数由2.57批次/千人提高到7.01批次/千人，山西省晋城市提供中医药服务的社区卫生服务机构、乡镇卫生院占比由61.31%提高到100%，等等。还有一些城市（区）均衡发力，多项指标均有所优化，如河北省石家庄市、天津市河东区、内蒙古自治区包头市、广东省潮州市、陕西省西安市等地2022年的健康城市建设综合指数较2021年有较大幅度的提升。

（二）我国深入推进健康城市建设，积累丰富建设经验

2021年，健康中国行动推进办将健康城市建设工作纳入健康中国行动年度监测考核指标。在这项措施的激励下，许多省份加大健康城市建设的推进力度，通过举办培训班、开展现场指导、实施技术评估等手段，推动辖区城市加强建设工作。从城市层面来看，越来越多的城市将健康城市建设作为"一把手"工程，列入当地经济社会发展规划和重点民生项目，建立跨部门联席会议制度，明确部门分工，出台相关规划计划和实施方案，加强技术指导，强化社会动员，定期开展督导考核，逐步形成健康城市建设的"常规"抓法。

一些城市在健康城市建设中逐渐摸索出一些工作模式，例如江苏省苏州市的"四个主动"、广东省珠海市的"让健康成为一种习惯"、浙江省杭州市的"7+1组织管理"、四川省成都市的"小细胞推动大健康"等；还有许多城市（区）在应对解决重点难点问题方面探索出"组合拳"，如北京市西城区的减盐项目、上海市嘉定区的慢病患者运动干预、江苏省无锡市的水环境治理、浙江省宁波市的强智慧医疗、广西壮族自治区柳州市的体育场地设施建设等，这些做法为其他城市（区）提供了有益的借鉴和参考。

许多城市（区）还依托健康影响评估制度建设试点工作，进一步明确政府和相关部门的健康责任，推动相关部门更加自觉地将健康融入日常决策，结合健康影响因素和当地主要健康问题，在政策制订和重大工程项目的拟订过程中开展健康影响评估，避免决策对人群健康带来不利影响，确保将健康融入所有政策落实落地，不断提升健康治理水平。

（三）全国健康城市建设工作发展不平衡

一是不同类别城市（区）间的发展不平衡。总体来看，直辖市辖区健康城市建设水平高于地级及以上市，东部地区城市（区）优于中部及东北地区和西部地区城市（区），特大及以上城市优于大城市优于中等城市优于小城市。二是不同健康城市建设领域发展不平衡，健康环境和健康服务领域发展水平明显高于健康社会和健康文化领域发展水平。三是各省份健康城市建设工作发展不平衡。2022 年有 11 个省份参评城市（区）的平均分高于全国平均水平，部分省份近年来健康城市建设评价得分相对较高，如江苏省、浙江省、上海市、北京市、湖北省、山东省、天津市等，一些西部省份相对较弱，如西藏自治区、青海省、新疆维吾尔自治区等。四是一些省份内健康城市建设发展差异较大。如海南省、广东省、辽宁省、湖南省、四川省、内蒙古自治区等省份内第一名和最后一名存在较大差异。

（四）我国健康城市建设仍存在一些薄弱环节

2022 年的数据显示，参评城市（区）的学生体质优良率、每万人口公共卫生人员数等指标同国家提出的目标值仍有一定差距；公共厕所设置密度、人均公园绿地面积、食品抽样检验 3 批次/千人等指标同相关最优标准仍有差距；还有一些指标较上年呈下滑趋势，需要引起注意，包括环境空气质量优良天数占比、食品抽样检验 3 批次/千人、肿瘤年龄标化发病率变化幅度等。

五　展望与建议

2022 年，党的二十大再次提出"推进健康中国建设"，要求"把保障人民健康放在优先发展的战略位置，完善人民健康促进政策"，强调要"深入开展健康中国行动和爱国卫生运动"。① 健康城市建设是推进健康中国建设

---

① 习近平：《高举中国特色社会主义伟大旗帜　为全面建设社会主义现代化国家而团结奋斗——在中国共产党第二十次全国代表大会上的报告》，人民出版社，2022，第 48~49 页。

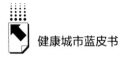

的重要抓手，是爱国卫生运动的重要工作，"十四五"以来，各地通过健康城市建设，不断提升健康治理水平，逐步构建健康共治新格局。进入新时代，必须在习近平新时代中国特色社会主义思想的指引下，以实现中国式现代化、实现中华民族伟大复兴为目标，推动健康城市建设高质量发展。在国家层面，一是加强政策研究，制定健康城市建设相关政策文件、工作规范和指南，推动健康城市建设规范化发展；二是继续加大创新试点，依托健康城市建设应对重点难点问题，探索积累经验模式；三是优化评价工作，不断完善全国健康城市评价指标体系和评价方法，利用评价结果指导各地有针对性地开展建设工作；四是总结推广典型经验，深入挖掘典型案例，形成可复制的经验模式，加大健康城市建设典型经验的宣传推广力度。在省级层面，重点是加大健康城市建设推进力度，加强对地方的指导，推动健康城市建设均衡发展。在市级层面，要坚持健康促进和预防为主的策略，强化政府主导、多部门协作、全社会参与的工作机制，统筹政府、社会、个人力量形成健康促进合力，特别是要动员各部门、全社会和公众积极参与健康城市建设，要着力解决当地突出的健康问题，满足人民群众多层次、多样化的健康需求，不断增强人民群众的获得感、幸福感、安全感。

健康环境篇

Healthy Environment

B.2

中国城市健康环境创建的现状、问题与对策

王 林 杨文静 张宇晶 潘力军 董家华*

摘 要： 党的十八大以来，我国在提升城市人居环境质量，打造绿色健康城市家园，大力推进健康环境促进行动等方面进行积极探索，取得了丰硕的成果，但是仍然存在全国健康城市建设发展不平衡，健康城市建设软实力、城市生态环境规划水平亟须提升，健康城市、健康社区建设经验欠缺等问题。促进我国城市健康环境高质量发展，必须按照中国式现代化的特征，以健康中国美丽中国战略和党的二十大精神为指引，加快构建具有中国特色的城市健康环境建设体系，结合地区的经济社会发展水平差异因地制宜推动

---

* 王林，中国疾控中心环境所所长，研究员，主要研究方向为疾病预防控制、健康教育与风险沟通；杨文静，中国疾控中心环境所副研究员，主要研究方向为环境卫生；张宇晶，中国疾控中心环境所助理研究员，主要研究方向为环境健康防护；潘力军，博士，中国疾控中心环境所研究员，主要研究方向为环境卫生；董家华，中国疾控中心环境所研究实习员，主要研究方向为环境卫生。

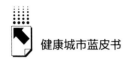
  健康城市建设，推进健康城市物质与精神文明建设协调发展，共建人与自然和谐共生的城市家园，加强国际合作，推进健康城市、社区建设与国际接轨。

关键词： 城市 健康环境 中国式现代化

  习近平总书记在党的二十大报告中指出："中国式现代化，是中国共产党领导的社会主义现代化，既有各国现代化的共同特征，更有基于自己国情的中国特色。"[①] 当前，我国城市健康环境的创建还处于起步阶段，要促进城市健康环境高质量发展，必须结合中国式现代化的特征，借鉴国外健康城市、健康社区建设的经验，以及我国经济社会发展的地区经验，全方位推进健康城市环境创建。

  中国式现代化是人口规模巨大的现代化，我国城镇人口数量逐年增加，对城市生态环境和社区的压力逐年增大，这是摆在中国式现代化城市健康环境建设方面的重要问题；中国式现代化是共同富裕的现代化，我国各地经济社会发展差异较大，健康城市创建发展十分不平衡，东部经济发达地区发展较快，但在中西部地区，特别是经济欠发达地区受到资金、人力和物力等方面因素的影响进展缓慢；中国式现代化是物质文明和精神文明相协调的现代化，但我国在城市健康环境创建中，大部分城市只注重生态环境改善等硬件设施建设，缺乏对公众环境健康素养提升等软件设施的关注，尚未做好物质文明与精神文明的统一。

  走和平发展道路是中国式现代化的特色之一，在城市健康环境建设中，国内外有很多成熟的经验，既需要我们积极借鉴国外的先进经验，也要加强对外交流，向全世界介绍我们在城市健康环境建设方面的成功做法，讲好中国故事。

[①] 习近平：《高举中国特色社会主义伟大旗帜 为全面建设社会主义现代化国家而团结奋斗——在中国共产党第二十次全国代表大会上的报告》，人民出版社，2022，第22页。

一　国内外城市健康环境创建的发展现状

（一）国内城市健康环境创建情况

1. 健康城市

2016 年，经国务院批准，全国爱卫办印发《关于开展健康城市健康村镇建设的指导意见》，在全国启动健康城市健康村镇建设，并于 11 月在全国选择 38 个城市作为健康城市试点市。2018 年，全国爱卫办委托中国健康教育中心、复旦大学、中国社会科学院 3 家单位，研究制定了《全国健康城市评价指标体系（2018 版）》，并以此为依据定期开展健康城市评价工作，推出了一批健康城市建设的样板城市，以典型示范引领带动工作开展。目前，各地健康城市建设工作稳步推进，各地健康城市的综合指数和分指数稳步提升，健康治理水平不断提高，在健康环境、健康社会、健康服务、健康文化等领域取得了较为显著的成效。

2020 年，围绕"健康中国行动"目标要求，清华大学的研究团队已连续三年发布了《清华城市健康指数》，精准评估健康城市建设成果，获得了社会各界高度认可和广泛关注。根据《清华城市健康指数 2022》，从总体趋势看，全国城市健康水平稳步提升，全国城市健康指数从 2020 年的 59.61 提升到 2022 年的 61.41。[①]

2. 健康社区

健康社区是指在承担原有功能职责的基础上，以社区居民为主要对象，建设更加健康的生活环境，提供更加完备的健康服务，为社区居民提供全方位全周期健康保障的社区。我国健康社区建设工作主要包括理论研究、标准制定及推动实践等方面。2016 年，我国在《"健康中国 2030"规划纲要》中

---

① 《为中国式现代化城市健康发展"数字画像"——清华城市健康指数 2022 发布》，清华大学网站，https://www.tsinghua.edu.cn/info/1177/101655.htm。

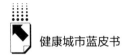

指出，要广泛开展健康社区的建设。2019 年提出，健康社区建设是实施健康中国行动的"全民参与、共建共享"这一基本原则的重要环节。2020 年，由中国建筑科学研究院有限公司等单位编制的《健康社区评价标准》发布，采用健康系列标准的"六大健康要素"——空气、水、舒适、健身、人文、服务，作为评价健康社区的核心指标。2021 年，全国爱卫办健康中国行动推进办印发《健康社区建设规范》，对健康社区建设过程中的健康环境、健康服务、健康文化和组织管理四项提出了相关要求。近年来，全国各地积极推动健康社区建设，其中苏州、杭州、上海等地的社区环境得到了显著提升；成都等地构建了创新型的健康社区治理模式；深圳启动了健康社区建设示范项目，通过健康社区试点，将辖区医疗机构和社区党委、社康中心、网格员、社工等力量结合起来，为市民构建健康生活，值得研究和借鉴。[①]

3. 绿色社区

绿色社区通常是指具备了一定的符合环保要求的硬件设施、建立了较完善的环境管理体系和公众参与机制的社区。2020 年，住房和城乡建设部、国家发展改革委等 6 部门联合印发了《绿色社区创建行动方案》，提出了创建绿色社区的五项内容及标准，主要包括建立健全社区人居环境建设和整治机制、推进社区基础设施绿色化、营造社区宜居环境、提高社区信息化智能化水平、培育社区绿色文化。自《绿色社区创建行动方案》发布实施以来，全国已有上海、重庆、天津等省份发布了绿色社区创建方案。截至 2021 年 12 月底，全国参与绿色社区创建的省份中，上海、浙江、重庆创建完成率已超过 40%，13 个省份创建率超过 30%。[②]

4. 参与国际项目情况

目前国际上已发布多项健康城市及健康社区评价标准，并发起了相关项目。这些项目在我国也得到了高度的认可和重视，全国多地均积极参与注册申报，促进了健康城市及社区的发展，也为我国标准评价体系的建立提供了

① 孟丹诚、徐磊青：《基于场景理论的健康社区营造》，《南方建筑》2021 年第 3 期。

② 梁建安、曾浙一、戚艳平等：《上海有效推进绿色社区创建行动的实践》，《上海建设科技》2022 年第 3 期。

参考经验。

我国从 2002 年开始引入 WHO 安全社区理念。建设管理的模式主要是由政府指导、安监部门牵头的多元联合共建模式。目前我国主要存在三种安全社区类型：一是城市社区，最小单位为街道；二是农村社区，最小单位为乡镇；三是企业主导型社区。目前，我国开展建设的主要为城市社区和企业主导型社区。截至 2018 年 12 月，中国内地已建成 112 个国际安全社区，分别占全球和亚洲国际安全社区数量的 27.8% 和 53.1%。[①]

我国多地积极开展 WELL 社区项目建设。截至 2021 年 10 月，中国 WELL 社区项目有 19 个，占全球注册项目的 41%，主要分布于上海、江苏、广东等区域。其中，获得预认证的项目已达到了 11 个，在我国华北地区、华东地区、华中地区、华南地区均已有 WELL 社区项目案例。[②]

（二）城市健康环境建设相关政策

1. 健康中国行动推进了健康城市建设

2019 年，我国正式发布了《健康中国行动（2019-2030 年）》，聚焦当前人民群众面临的主要健康问题和影响因素，开展 15 个专项行动，全方位、全周期地保障人民健康。深入实施健康中国行动，可以提升人民健康素养和健康水平，推动健康城市建设与人的健康协调发展。健康环境促进行动是健康中国 15 项专项行动之一，重点围绕影响健康的空气、水、土壤等自然环境问题，室内污染等家居环境风险，道路交通伤害等社会环境危险因素，对推进健康城市环境建设具有重要的作用。

2. 传染病防控为城市健康环境建设指明了重点

环境卫生条件较差的场所往往是暴发传染病的场所，如农集（贸）市场、养老机构、福利院、精神卫生医疗机构等重点单位，客运场站、公共交通工具、航站楼等人员密集、流动性大、通风条件差的场所是重点关注的场

---

① 张艳梅：《新一批国际安全社区已成熟》，《劳动保护》2019 年第 1 期。
② 杜鑫、彭杨柳、王元英等：《基于国际 WELL 社区标准的居住区设计实践》，《建筑科技》2021 年第 6 期。

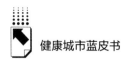

所。近年来，航空、高铁、地铁已成为主要交通工具，居住和办公环境也发生了很大变化，交通环境条件和居住环境条件的改变对防控传染病提出了新的挑战。此外，在传染病暴发时生活垃圾分类更是防控链条中不可忽视的。如果生活垃圾简易堆放或者不当处理，会导致污染物扩散，导致社区、垃圾中转站和垃圾处理厂等地产生重要健康风险。

3. 党的二十大对城市健康环境建设提出了新的要求

党的二十大报告指出，要"推动绿色发展，促进人与自然和谐共生"①，这对于健康促进的意义不言而喻。良好的城市环境是最普惠的民生福祉，是维护和促进健康的有力保障。加强污染物协同控制，统筹水资源、水生态治理，加强土壤污染源头防控，推进城乡人居环境整治，这既有利于推动美丽中国建设，也是城市健康环境建设的最终体现。

（三）国外健康城市、健康社区建设情况

1. 世界卫生组织（WHO）倡导的安全社区

WHO"安全社区"是以高风险群体或环境为保障目标，维护弱势群体的安全，其重点是协作、伙伴关系和社区能力建设，以降低伤害发生率并促进减少伤害的行为。自"安全社区"的概念提出以来，已得到广泛的认同和快速发展。安全社区建设之初主要集中在发达国家，自2006年起，逐渐向发展中国家推广。当前WHO认可的"安全社区"主要分布于中国、瑞典、丹麦、挪威、英国、美国等地。例如瑞典的自行车头盔推广方案、南非的反暴力方案、韩国的交通安全倡议以及新西兰的土著社区伤害预防方案等。

2. WELL健康社区

随着社会经济的发展和社区居民对于舒适度和健康性的需求提升，健康社区也成为健康城市的一个重要基础单元。WELL健康社区标准是目前国际上相对比较成熟的标准，用于衡量、认证和监测那些影响人们体验的建筑环境

---

① 习近平：《高举中国特色社会主义伟大旗帜　为全面建设社会主义现代化国家而团结奋斗——在中国共产党第二十次全国代表大会上的报告》，人民出版社，2022，第49页。

的特性。其宗旨是通过全面了解社区如何采取实际可行的策略和干预措施，来提升居民在社区生活各个层面的健康和福祉。截至 2022 年 5 月，全球已经有 100 多个国家 34200 多个项目参与了 WELL 认证和评价，约 3.2 亿多平方米，已经获得认证或评价的项目/物业有 20600 多个，约 2.0 亿多平方米。①

3. 发达国家健康社区建设案例

美国、日本等国家非常重视健康城市与健康社区的建设。美国疾病预防与控制中心 2003 年启动了健康社区项目，旨在通过地方、州、地区和国家合作伙伴关系，努力提高社区的协作能力，通过可持续、创新和循证的社区健康促进以及慢性病预防干预措施（重点针对缺乏运动、不健康的饮食习惯、吸烟和二手烟暴露）改善社区居民健康，从而引导政策、制度和环境向更好的方向发展。② 通过该项目资助了 331 个社区及 52 个州和地区的卫生部门。日本经过近些年的摸索与实践，社区健康管理有了进一步发展与完善，其评估体系相对科学、全面，社区居民体检率、疾病认知度以及癌症筛查普及率逐年上升，改善社区文化环境与行为干预工作成效明显，为慢病与老年人群的综合健康管理也提供了值得借鉴的方法。

总之，不同国家的健康社区侧重点或实施手段不同，但核心都是通过对社区健康管理的危险因素进行干预，营造更健康的环境，制定更积极的公共卫生政策，从而改善人群健康与福祉。

二 中国在城市健康环境创建中的典型成效

（一）提升人居环境质量，打造绿色健康城市家园

1. 加强生态保护，打造美丽城市

党的十八大以来，生态环境保护行动持续推进，我国持续深入打好

---

① 李坤：《WELL Community 健康社区标准简析》，《绿色建筑》2019 年第 1 期。
② *Healthy Communities Program*，https：//www.cdc.gov/nccdphp/dch/programs/healthy communities program/index.htm.

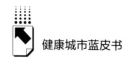

"蓝天、碧水、净土"保卫战，现代环境治理体系更加健全，实现了一系列突破性进展，使得天更蓝、水更清、山更绿。我国地表水Ⅰ至Ⅲ类断面比例上升至84.9%；与2015年相比，2021年全国地级及以上城市PM2.5平均浓度下降34.8%，优良天数比例达到87.5%。[①] 这也为老百姓带来了更加绿色的生活环境，使其健康更有保障。全国各地深入推进生态环境治理，以实际行动助力健康环境建设。党的二十大又对深入推进环境污染防治做出一系列部署，进一步完善了健康环境促进政策。

2. 聚力"五美"建设，把城市建成大花园

建设新时代美丽城镇是我国多地发展战略规划的重大部署，也是践行初心使命、实现人民对美好生活向往的实际行动。一批环境美、生活美、产业美、人文美、治理美的现代化美丽城镇不断涌现，它们把握美丽城镇建设的价值导向，推进产镇融合、和谐发展，打造文化阵地，聚力"五美"建设，描绘出一幅幅美丽城镇新图景。如浙江省宁波市紧扣美丽大花园建设，高标准打好治气、治水、治土清废战，把爱国卫生运动和健康宁波行动统筹结合，持续巩固发展国家卫生城市创建成果，使健康环境成为城市发展的名片。现阶段，宁波市生态环境质量明显改善，空气质量优良率达到92.9%。公共卫生设施建设改造也在有序推进，新增居民绿道214公里。截至2021年，全市居民期望寿命82.40岁，健康素养水平达到37.3%。[②]

（二）物质文明与精神文明协同发力做好健康社区建设

1. 加强城市规划，建设健康社区

城市是人类物质文明和精神文明的重要载体，通过城市规划合理地制定城市规模和发展方向，对城市空间建设进行合理部署，不断完善城市管理和

---

① 《全国人民代表大会常务委员会执法检查组关于检查〈中华人民共和国环境保护法〉实施情况的报告》，全国人民代表大会网站，http：//www.npc.gov.cn/npc/c12491/201611/a985adbe87864d0498fe18e89b84d627.shtml。
② 《宁波居民健康素养水平持续提升》，宁波市人民政府网站，http：//www.ningbo.gov.cn/art/2022/2/24/art_1229099768_59044204.html。

服务，以满足人们的物质文明和精神文明日益发展的需要。如成都市在天府新区系统性开发建设过程中，充分吸收了健康社区的理念和原则，取得了许多开创性成果。一是结合缺失的公共服务，在不同街区内设置"邻里中心"，纳入文化、体育、卫生、教育、商业的综合性服务中心，为10分钟步行范围内的居民服务，提升土地混合使用效率。二是营造公共开放空间，包括社区内部的慢性网络系统、口袋公园等，促使居民在日常生活中养成健康的休憩出行习惯，也为居民提供空气相对清新且有益身心健康的开放空间场所。①

2. 加强标准引领，促进城市健康环境软件和硬件设施协同发展

标准化建设是新形势下优化城市健康环境的重要手段和技术支撑。科学编制标准化体系，立足城市健康环境实际情况，才能推动健康社区建设高质量发展。例如在新冠疫情期间，针对城市中的重点公共场所发布了《公共场所卫生防护技术指南》《办公场所和公共场所空调通风系统运行管理指南》《商场和超市卫生防护指南》等指南方案，加强重点场所防控治理，达到切断传染病传播途径、保障城市健康环境的目的。一些地区也进行了有益的探索，如江西省制定《健康社区建设规范》，深圳市制定《智慧健康社区建设规范》（DB4403/T 168-2021）等，为政府对社区进行科学管理提供了依据。通过对重点场所、健康社区等一系列的标准化，对组织机构、人员建设、基础设施、城市服务的内容及方式等方面做出了规定，为健康城市建设提供了衡量的准则，促进城市健康环境高质量发展。

3. 为群众提供便捷优质的社区服务，提升群众幸福感和归属感

随着健康中国行动的深入开展，公众的健康意识不断增强，对卫生健康服务的质量要求也不断提高。树立"大卫生、大健康"理念，增强全生命周期健康管理理念，以社区为切入点，充分保障居民的各项健康服务，让辖区群众的幸福感和归属感得到进一步提升。如四川省成都市聚焦群众需求，从

① 《住房和城乡建设部办公厅关于印发完整居住社区建设指南的通知》，住房和城乡建设部网站，https://www.mohurd.gov.cn/gongkai/zhengce/zhengcefilelib/202201/20220110_ 764055. html.

"小切口"入手解决"大问题",成华区根据城市居民社区特点和实际情况,制定"综合利用社区/物管资源,推动健康教育工作进家庭"的健康促进工作策略,开展了"社区·物管·家庭"的城市社区健康教育和健康促进工作探索,以社区居委会为主导,小区物管公司为抓手,社区卫生服务中心为技术支撑,建立共管共享健康促进工作模式。实践证明,通过街道社区协调,以小区物管为切入点,由辖区社区卫生服务中心提供技术服务,在提高和扩大城市社区慢性病防控服务的可及性和覆盖面上都收到了较好效果,让广大的社区居民在家门口就能享受到方便快捷的健康服务,对促进社区居民健康素养的提高、改变社区居民健康风险行为等方面也起到了积极作用。据统计,试点社区居民平均健康知识知晓率为91.78%,平均健康行为形成率达到89.36%。①

(三)大力推进健康环境促进行动

1. 将健康融入所有政策

健康环境促进行动是健康中国行动的一项重要任务,推动将健康融入所有政策,旨在将健康环境理念和要求融入群众生产生活的各个方面,全生命周期健康管理,贯穿城市规划、建设、管理全过程各环节。近年来,各地结合当地经济社会发展状况,有很多值得推广的经验。如河南省鹤壁市近年来围绕健康中国战略,积极践行"将健康融入所有政策",持续推动凝聚"主动健康"社会共识,搭框架、建机制,全域全面全员开展健康城市建设。通过开展健康乡镇、健康村、健康单位、健康社区、健康小区、健康企业等健康细胞创建活动,积极倡导"每个人是自己健康的第一责任人"理念,全面实施控烟行动,举办市级示范性健身活动,提升公共体育场馆开放率,推动合理膳食、垃圾分类、传染病防控等健康行为与生活方式,取得了积极的成效。从2017~2021年,每万人口拥有公共卫生人员数从4.4人增加到7.0人;增设健身器材650台,修缮健康步道92公里,打造日间照料中心

---

① 《全民预防保健的四川行动》,四川省人民政府网站,https://www.sc.gov.cn/10462/10464/11716/11718/2017/8/10/10430281.shtml。

和街道综合养老服务中心 212 个，都为文明健康绿色环保生活方式的养成奠定了基础。① 重大慢性病过早死亡率从 19.2% 降低到 12.98%。

2. 提高公民环境健康素养，促进健康环境创建

健康环境的创建离不开全民素养的提高，健康环境不仅要靠蓝天、碧水、净土三大保卫战、社区环境治理行动，更需要提高居民环境健康素养。提高素养需要政府、社会、公民协同推进。例如疫情期间，卫生健康领域专家以传统媒体及网络新媒体等方式广泛开展环境卫生和消毒科普宣传，为全国疫情防控提供了科学实用的信息。对社会公众多途径全方位开展环境卫生、科学消毒、精准防护等科普知识宣传，让"戴口罩、一米线、咳嗽礼仪、手卫生"等正确防护和科学消毒理念短时间内为公众接受并实施，迅速提升了公众的主动防护技能和环境卫生意识，大大提升了各行各业、家庭个人环境卫生和消毒措施的依从性和实施效果。各级疾控机构每年以世界水日、世界环境日等科普日为抓手，开展环境健康季度宣传活动，持续开展中小学生"环境健康杯"征文绘画比赛，线上线下举办各种形式的科普活动，促进公众环境健康素养不断提高。依托健康环境促进行动，持续推进健康教育进社区、进学校和进单位，提高居民环境健康素养。

三　城市健康环境创建中存在的主要问题

（一）全国健康城市建设发展不平衡

中国式现代化是人口规模巨大的现代化，是共同富裕的现代化。14 亿多人口的规模，资源环境条件的约束是我们最突出的国情。总体上来说，我国不同区域、不同经济水平和不同规模的健康城市建设水平差异较大。一二线城市和东南部沿海城市相对领先，城市的健康设施状况与其经济发展水平

---

① 《鹤壁市坚持创新探索深入推进全国健康城市建设》，河南省卫生健康委员会网站，https：//wsjkw.henan.gov.cn/2023/03-08/2702904.html。

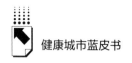
呈正比。城市健康老龄化也存在区域发展不均衡的问题，呈现明显的"南高北低，东高西低"现象。从具体指标来说，中心城市在教育、医疗、文化、体育、养老等核心领域的供给水平有一定的优势，一般地级市则有待加强；东南沿海城市在绿色出行、公厕建设、应急避难所的建设等支撑设施方面较为领先，东北和中西部地区则相对落后；在社区医疗使用分担率、垃圾和污水处理等设施使用方面全国大部分城市均较好，但东北和西部地区相对落后。

（二）健康城市建设软实力仍需提升

中国式现代化是物质文明和精神文明相协调的现代化，要坚持"两手抓、两手都要硬"，在城市基础设施建设完善的同时，城市环境管理能力和居民健康素养等软实力仍需提高。例如垃圾分类管理存在的问题，源头分类准确率不高；分类收运处理体系还未健全，导致先分后混问题；相关法律有待健全，管理体制不够完善；等等。农贸市场、车站等公共场所的管理存在问题。农贸市场涉及的众多管理部门职责不明确，没有法规规章和地方管理办法等。根据生态环境部 2020 年公布的调查结果，我国居民环境与健康素养水平为 12.5%，其中，城市居民环境与健康素养水平是 16.9%，即我国每 100个 15~69 岁居民中，具备环境与健康素养的人数不足 17 人，素养水平总体较低。① 根据《健康中国行动（2019—2030 年）》行动目标，2030 年我国居民生态环境与健康素养水平要达到 25% 及以上，目前仍有较大差距。

（三）城市生态环境规划水平亟须提升

公共卫生事件与人类的行为活动有着密不可分的联系。传染病疫情流行时，城市环境卫生水平差的地区成为主要的滋生和传播地。究其根本，一是在城市化进程加速发展的今天，人类肆意扩张城市规模，生态系统被破坏，植被覆盖率锐降，濒危物种数量急剧减少，资源急速消失，使得人居环境与

---

① 《首次中国居民环境与健康素养调查结果》，生态环境部网站，https：//www.mee.gov.cn/ywgz/fgbz/hjyjk/gzdt/202008/t20200810_793281.shtml。

自然环境处于失衡状态，城市难以应对各类自然灾害带来的冲击。二是在城市规划中，缺乏对动物、植物、微生物健康的关注，破坏了生物圈中生物链的运行发展，为突发事件埋下了隐患。这表明在城市规划中，部分地区空间布局不合理，居民区、商业区等人口密集区过于集中，城市公共绿地空间不足、分布不均衡。同时欠缺对城市生态环境及生物的重视，未能形成成熟的城市与生态和谐共生规划策略。①

（四）健康城市、健康社区建设经验欠缺

与发达国家相比，我国健康城市、健康社区整体上还处于初级发展阶段，其建设活动多局限在城市卫生管理部门，城市居民对健康城市理念的认知率还有待提高，部分健康城市建设缺乏系统性的理论指导和对策支持，且现有评价指标体系传播度和接受度偏低。具体来说，我国健康城市建设还存在人均公园绿地面积偏低、城市慢行系统建设刚刚起步、病媒生物密度监测工作薄弱、城市突发公共卫生事件处理的能力有待提高等问题。此外，城市垃圾分类处理系统也还未成熟，例如，垃圾分类基础设施不足、居民生活垃圾分类意识不强、可回收垃圾收集处置终端不足等。总之，在卫生健康领域的国际合作与交流上还需进一步加强，积极借鉴发达国家健康城市与社区的建设经验及相关技术指南与标准，助力我国健康城市发展。

四 针对中国式现代化建设中城市健康环境创建的对策建议

（一）加快构建具有中国特色的城市健康环境建设体系

现代化的本质是人的现代化。我国是一个人口大国，规模超过现有发达国家人口的总和。这样规模巨大、艰巨复杂的现代化实践，在人类历史上从来没有过，没有现成的经验可供借鉴。我们应积极探索基于此国情的特有的

---

① 韩林飞：《健康城市与完善的城市生态规划》，《城市发展研究》2020年第3期。

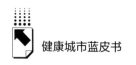

发展途径和城市治理方法。"将健康融入所有政策"是推进"健康中国"建设、实现全民健康的必由之路。同样在城市健康治理上，健康入万策也应成为工作前行的标尺。积极动员政府各部门、社会各方面力量共同努力、加强沟通、通力协作，从医疗护理、公共卫生、体育健身、市容绿化等多个与百姓健康息息相关的领域进行科学谋划、系统施策，为中国特色城市健康治理提供指引，最终助力我国 14 亿多人口整体迈进现代化。

（二）结合地区的经济社会发展水平差异，因地制宜推动健康城市建设

中国式现代化是共同富裕的现代化，当前全国健康城市建设取得了明显进展和成效，但全国健康城市建设发展仍存在不平衡问题，不同经济社会发展状况要和健康城市建设协同发展。我国地域广阔，各地经济社会发展的类型和水平差异显著，不同区域、层次、类型的健康城市建设也各有特点。中小城市健康城市环境建设要以城乡垃圾、污水、厕所为重点，加强基础设施建设，对城乡接合部、农贸市场等重点区域场所开展环境卫生的集中整治，打造一个干净整洁的城市人居环境。对于人口规模较大的城市，在加强基础设施建设的同时，要注重涵养健康理念，提升健康素养。

（三）推进健康城市物质文明与精神文明建设协调发展

物质文明建设可以提升国家硬实力，而精神文明建设可以提升国家软实力。健康城市环境建设不仅要加强基础设施建设，开展环境卫生整治，还要加强城市环境管理能力、提高居民健康素养，推进健康城市物质文明与精神文明建设协调发展。一是完善体系建设，完善市、区、街镇三级管理架构，健全市、区、街镇、村居、楼组五级工作网络。二是健全制度保障，进一步推进健康城市建设相关立法工作，制定配套管理规范和标准。三是加强人才培养，建设集公共卫生、社会治理、健康传播等专业于一体的复合型人才队伍。四是开展全民科普，在突发公共卫生事件、社会热点和科普宣传日等时机加大科普力度，确保健康教育和健康促进覆盖全体居民。

（四）共建人与自然和谐共生的城市家园

"人与自然和谐共生"是中国式现代化的显著特征，是习近平生态文明思想对人类现代化发展道路和人类文明形态发展方向所做出的原创性贡献。城市建设过程中优先考虑无污染、可循环的材料和能源，对已开发的区域进行干预、治理并采取恢复性措施，考虑建立湿地公园、生态综合体等亲近自然的区域，积极寻求城市、自然、生物的健康与和谐统一。城市规划、建设与治理要遵循客观规律、顺应时代变化，从"山水林田湖草沙"生命共同体的整体视角出发，强化顶层设计、突出规划引领，全面提升生态系统服务和人类福祉。例如雄安新区的建设规划理念就是以建设"绿色生态宜居新城区"为目标，在规划过程中，通过构建起由大型郊野生态公园、综合公园及社区公园等组成的宜人便民公园体系，提高绿化覆盖率，塑造高品质城区生态环境，打造人与自然和谐共生的城市环境。

（五）加强国际合作，推进健康城市、社区建设与国际接轨

中国式现代化是走和平发展道路的现代化，在健康城市环境创建中，我们要总结借鉴国际健康城市建设经验，积极参与国际健康创建项目，调研总结国外健康城市建设的进展及相关措施，结合我国国情，制定符合实际的、创新性的健康城市规划，为进一步深入开展健康城市建设工作提供经验。要加强健康城市研究国际交流与合作，传染病疫情的全球性灾害暴露了当前城市系统在应对传染性疾病等事件方面的不足，健康城市的理论研究和实践探索必将成为全世界非常重要的课题。

"把健康摆在优先发展的战略地位，立足国情，将促进健康的理念融入公共政策制定实施的全过程，加快形成有利于健康的生活方式、生态环境和经济社会发展模式"[1]，为系统阐释推动中国式现代化城市健康环境创建指明了方向。

---

[1] 《"健康中国2030"规划纲要》，人民出版社，2016，第3页。

B.3
北京历史水系保护与发展研究

——以"三山五园"地区为例*

马东春**

摘　要： 保护好、传承好、弘扬好历史水系，在创新中发展，在发展中创新，在保护和发展中注入新时代文化要素具有重要意义。"三山五园"地区是北京历史文化名城保护体系的两大重点区域之一。从"三山五园"地区历史水系来看，其特征是水要素自然禀赋优越，水系格局完整功能丰富，水脉文脉交融辉映。目前，北京的历史水系格局已发生重大改变，现有的水文、水资源条件、生态环境、水系功能及城市发展对水系的需求发生了很大改变。要恢复"三山五园"地区历史水系，主要的内容是水系格局的重构与再造、水系功能性的加强与恢复、水系文化内涵的凸显和挖掘、水系的共治共享和共同提升。因此，在接下来的工作中，要做好顶层设计，多部门联动，统筹协调推进；加强精细化管理，在确保水安全的前提下，优化水多种功能；科技赋能，一河一策，实现水系"智"理；加强公众参与和公众教育，共享建设成果。

关键词： 历史水系　水系保护　"三山五园"地区　北京

---

* 本文为北京市社会科学基金重点项目（项目编号：22LSA003）"首都功能核心区历史水系演变及恢复研究"的阶段性成果。

** 马东春，北京市水科学技术研究院技术总师，博士，教授级高工、高级经济师、注册咨询工程师，主要研究方向为生态学、水利史与水文化、生态经济、公共政策与水资源管理等。

历史水系是指在历史上具有重要意义，在人类文明进步、城市发展提升、生态环境发展等方面有重大影响的自然水系和人工水系。北京因水而生、因水而兴，北京历史水系发展久远，涉及城市建设、日常生活、农田灌溉、防洪防旱、城市供水与排水、航运漕运等诸多领域，古代的先人们在亲水、用水、治水、管水的过程中以及长期的生产生活实践中因地制宜创造了无数与水相关的历史文化遗存，体现出中华民族灿烂文化和劳动人民的卓越智慧。新时期，保护好、传承好、弘扬好历史水系蕴含的文化内涵，在创新中发展，在发展中创新，注入新时代文化要素具有重要意义。本文以"三山五园"地区为例探讨北京历史水系的保护与发展具有重要的现实意义。

"三山五园"地区是北京历史文化名城保护体系的两大重点区域之一①，具有独一无二、深厚历史积淀的文化景观，是中华民族的重要文化瑰宝，包括了万寿山、玉泉山、香山、颐和园、静明园、静宜园、圆明园、畅春园在内的区域。"三山五园"地区是以清代皇家园林为代表的各历史时期文化遗产及其独特的山水形胜整体格局和人与自然和谐的空间秩序的统称。历史水系是该地区具有丰富历史文化价值的自然或人工水域及滨水区域，是"三山五园"地区文化景观美的灵魂和历史文化的重要载体，是风韵和灵气之所在。历史水系变迁影响和构成了"三山五园"地区的发展，是其文化的时空连续和延展，是其发展衍生的血脉和精髓。

一 "三山五园"地区历史水系发展脉络

在金代以前，"三山五园"地区曾是永定河故道。海淀东南部是开阔高爽的"海淀台地"，西北部是低平多水的"清河洼地"。约2000多年前，海淀成为古蓟城通向北方要道上的一个聚落。

金代兴建中都后，首次将顺地势东流入清河的玉泉山泉水，改向南流注入瓮山泊（今昆明湖），并开凿南通高梁上源的人工渠道，把泉水向东南引

---

① 《北京城市总体规划（2016年—2035年）》，中国建筑工业出版社，2019，第6页。

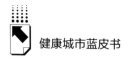

入大宁离宫的湖泊，为玉泉水系的形成奠定了基础。金章宗将此命名为"玉泉垂虹"，作为燕京八景之一。西山八大水院"因泉而建"，成为北京西郊园林的起源，香山潭水院和玉泉山泉水院后来发展扩大成为静宜园和静明园。

元代，开通金水河，引玉泉山水直入皇宫，注入太液池，修建"跨河跳槽"。玉泉山和西山之水大多流入大都，减少了进入万泉河和清河的地表水量，也减少了海淀地区水灾的影响。元二十九年，新辟白浮泉，开辟了新水源，瓮山泊的水量大大增加，成为半人工的水库，通惠河也浮舟通漕。

明迁都北京后，为保证通惠河漕运供水，"修西湖景东的牛栏庄及青龙、华家、瓮山三闸（《明实录》）"，疏浚"西湖景"至通州河道，又修玉河、万泉河等堤岸，增加下游水源。明永乐后白浮翁山河断流，西湖的水源只能以玉泉山泉水补给。在海淀与翁山低地，水岸相映、稻田连片，呈现雅致的水乡美景，成为京城旅游避暑胜地。明后期，海淀成为园林聚集之地，形成京国园林趋海淀、贵戚圃墅相望的景象，名园如武清侯李伟的清华园和米万钟的勺园。

清康熙年间，建玉泉山行宫，清华园旧址上修建畅春园，引万泉河水作为畅春园、圆明园等皇家园林及众多私家园林的水源。清乾隆年间，西郊园林日见形胜，分别建静宜园、长春园。整治西郊水道，开辟新水源，疏浚瓮山泊。后建清漪园，扩建海淀园林。又引香山诸泉，铺设引水石槽，经玉泉将其导入昆明湖。后开东南泄水河（南旱河），将西山诸泉之水引入玉渊潭。依托水系，扩建静宜园、静明园、长春园，加之贵戚私园日盛，最终形成以"三山五园"为核心的西郊园林集群。清咸丰年间，水面和河道形成可流动循环的水系统，水系达鼎盛。

封建王朝衰弱，外辱侵略掠夺使"三山五园"被焚掠破坏，民国时期部分私园被出售作为学校，水系疏于管理。

新中国成立以来，多次进行了河道疏浚，但因水资源匮乏，加之城市建设，历史水系发生了很多变化。

二 "三山五园"地区历史水系特征

（一）水要素自然禀赋优越

"三山五园"地区具有丰富的水源和众多的湖沼淤地。地下水丰富，有潜水溢出地表形成湖泊。自然湿地分布广泛，物种丰富，自然生态状况完整。依山傍水，香山、玉泉山、万寿山（瓮山）逶迤布列，重峦叠嶂，绿水青山，景色宜人，酷似江南风光，是帝王显贵建设行宫苑园的绝佳之地。

（二）水系格局完整功能丰富

元代，城市水系格局基本形成，西山诸泉成为宫苑用水的主要来源。明代城址南移，未对城市水系进行新的开发。清代沿用明朝旧城，水源基本依赖西山诸泉，由于西郊园林兴起和漕运需要，大规模整治西山水系。康乾盛世，"三山五园"水系交织成网，构成山水田园有机融合的完整格局，发挥了防洪、调蓄、景观、生产等多种功能。

（三）水脉文脉交融辉映

该区域特殊的地理特征使其成为永定河、大运河漕运、皇城水文化的交汇点，文化类型和文化元素丰富，是传统历史文化与新兴文化交融的复合型地区，充分体现出城市发展、人类活动和河流演变相互影响、相互融合的城水、人水关系。

三 现状与问题

"三山五园"地区水系及稻田中（如表 1 所示），14 条水系现状情况较好，即有型有水，但属于季节性有水，水深较浅；6 条水系现状为有型无水，待恢复水面；3 条水系现状为无型无水，待恢复景观性能；已恢复了部分历史稻田。目前，已经形成了以金河为轴和以万泉河为轴两大片区水网循环系统，玉泉山引水渠、北旱河、北长河、金河、南长河、万泉河等都进行了生态化提升改造。清河、南长河、南旱河等河道治理、扇面湖恢复也将有序展开。①

表1　"三山五园"地区历史水系及稻田现状位置及概况

序号	历史水系名称	现状位置	现状概况
1	静明园水系	玉泉山水系	有型有水
2	清漪园水系	颐和园水系	有型有水
3	万泉河	万泉河	有型有水
4	清河	清河	有型有水
5	北长河	北长河	有型有水
6	玉河	颐和园水系	有型有水
7	金河	金河	有型无水
8	马厂诸河	—	无型无水
9	东北泄水河	北旱河	有型无水
10	北旱河南支沟	北旱河南支沟	有型无水
11	东南泄水河	南旱河	有型无水
12	西山引水石槽	—	无型无水
13	静宜园水系	香山水系	有型有水
14	圆明园水系	圆明园水系	有型有水
15	圆明园扇面湖	圆明园大宫门外	有型无水
16	含晖楼水面	圆明园水系	有型有水
17	高水湖	影湖楼公园	有型有水
18	养水湖	现北坞公园	有型有水
19	泄水湖	现南水北调库区	有型有水
20	私园赐园	北京大学、清华大学内	有型有水
21	西花园	现海淀公园	有型有水
22	承泽园	北京大学、清华大学内	无型无水
23	玉泉山南支沟	玉泉山南支沟	有型无水
24	功德寺稻田、颐和园西稻田、六郎庄稻田	功德寺、北坞公园内、海淀公园内	无种植水稻

---

① 《山水交融气恢宏 三山五园恢复历史水系格局》，《北京晚报》2023年6月18日。

（一）现状历史水系格局已发生重大改变

很多重要的水系，如玉泉南水系、金河常水景观及连接两园的二孔闸水系已消失；人工水利设施引水石渠消失；很多大面积的湖面缩减或消失，如大宫门扇面湖、历史上的私园水面等；高水湖、养水湖、泄水湖近年得到一定规模的恢复，但仍无法与历史规模相比。京西稻田20世纪80年代中期达9.7万亩，现已消失。作为历史积淀深厚的地区，水文化遗存还需进一步挖掘和保护。

（二）现有的水文、水资源条件、生态环境发生很大改变

目前北京作为水资源严重短缺的超大型城市，多年平均降雨量585毫米，2020年北京人均水资源量为117.65立方米，远低于国际公认的严重缺水警戒线，不足全国人均水平的5%，世界人均水平的1.4%①。水作为"三山五园"地区发展中最重要的、具有决定性作用的自然资源，是提升资源环境承载能力和可持续发展的刚性约束。"三山五园"地区玉泉泉群等名泉1980年泉底彻底干枯。

（三）水系功能及城市发展对水系的需求发生改变

水系功能性等发生了变化，历史上，"三山五园"水系承载着供水、济漕、园林观赏、农田灌溉、行洪、水利调蓄等功能；现代，水系承载着供水、行洪、水利调蓄、生态涵养、园林观赏、西郊地下水战略水源地的重要补给区等功能。城市发展的定位发生变化，历史上，"三山五园"地区作为城市西北郊，城郊分开，属城"外"；现代，"三山五园"地区作为城市建成区，纳入城市体系，属城"内"。历史上，"三山五园"地区是水源风景区、皇家行宫与皇家园林聚集区、清代政治军事特区，是清末期与紫禁城比

---

① 《北京市水务统计年鉴（2020年）》，北京市水务局网站，https://swj.beijing.gov.cn/zwgk/swtjnj/202109/P020230418628652050176.pdf。

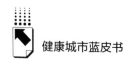

肩的国家政治中心；现代，是首都重点保护的历史片区，共同承担着四个中心职能。城市发展对"三山五园"水系的需求发生变化。

四 历史水系保护和发展的总体思路与构想

历史水系保护和发展要结合目标设定，考虑实施维度，设定重点考量指标，加强顶层设计，有序推进和实施（如表2所示）。历史水系保护和发展的目标设定包括：①历史水系格局：保护和保存、修复和再造、新建和重构，重点考量指标包括水面面积、历史水系故道岸线保护、水系宽度、历史水系恢复度、水系连通度等；②水系功能性恢复：防洪能力、排涝能力、水环境治理和优化、水生态改善，重点考量指标包括调蓄能力、排洪能力、易涝点的消除、排水设计标准、内涝防治标准、水体水质标准、黑臭水体个数、生态岸线个数、生物多样性、水生生物群落及生态系统状况、生态服务功能等；③水系文化：水系遗产保护、遗产活化与利用、人水关系，重点考量指标包括水文化遗产保护状况，水利工程遗产保存和使用情况，水系可达性、水系及水设施服务能力、解说、宣传教育等；④水系共享：美学体验、景观受益、休闲游憩、运动竞技，重点考量指标包括观景便宜度、水景观历史风貌体现度，水景房数量、水景观服务人群数量，游憩活动类型，服务人群数量和频率；运动竞技类型，服务人群数量和频率；等等。

表2 历史水系恢复目标设定和重点考量指标

目标设定	实施维度	重点考量指标
历史水系格局	保护和保存	水面面积、历史水系故道岸线保护、水系宽度
	修复和再造	历史水系恢复度
	新建和重构	水系连通度
水系功能性恢复	防洪能力	调蓄能力、排洪能力
	排涝能力	易涝点的消除、排水设计标准、内涝防治标准
	水环境治理和优化	水体水质标准、黑臭水体个数
	水生态改善	生态岸线个数、生物多样性、水生生物群落及生态系统状况、生态服务功能

目标设定	实施维度	重点考量指标
水系文化	水系遗产保护	水文化遗产保护状况
	遗产活化与利用	水利工程遗产保存和使用情况
	人水关系	水系可达性、水系及水设施服务能力、解说、宣传教育
水系共享	美学体验	观景便宜度、水景观历史风貌体现度
	景观受益	水景房数量、水景观服务人群数量
	休闲游憩	游憩活动类型,服务人群数量和频率
	运动竞技	运动竞技类型,服务人群数量和频率

恢复"三山五园"地区历史水系,进一步落实《北京城市总体规划(2016年—2035年)》,坚持"创新、协调、绿色、开放、共享"的发展理念,坚定高质量发展的工作思路,打造"三山五园""安全、洁净、生态、优美、为民"的水务体系,系统保护"三山五园"优秀的传统历史水文化遗存,传承发扬"三山五园"地区历史水文化精神,发展弘扬"三山五园"地区历史水文化的生命力,利用优化"三山五园"地区历史水文化资源,从历史发展角度,充分体现五位一体的建设,体现出水的使用价值、生态价值和审美价值等。

(一)水系格局的重构与再造

"三山五园"地区历史水系格局大致分东中西三部分:东部万泉河水系在元明时期水量丰沛,在今中关村西一带形成"丹棱沜",清代作为畅春园、圆明园等皇家园林及众多私家园林的水源,向北汇入清河;中部玉泉水系经北长河与昆明湖相连,通过长河、高梁桥流入北京旧城,为京城提供水源;西部西山诸泉经排洪沟分为三支,一支向北经北旱河北支沟汇入清河,另一支向东经北旱河南支沟连接玉泉水系,还有一支向南经南旱河流入玉渊潭,进而与旧城水系相连。历史上各皇家园林与私家园林依水而建,各园之间水脉相通,金河、北长河等水系均可通航。

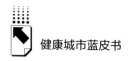

按照《三山五园地区整体保护规划（2019 年—2035 年）》，结合三山五园水系分布实际情况，在"三山五园"地区规划范围 68.5 平方公里内，恢复马厂水系、马厂南水系，恢复圆明园扇面湖 1 处湖面，补水的历史水系河道包括金河、北旱河南支沟、玉泉山南支沟、北长河、万泉河 5 条河道，提示性恢复引水石槽（玉泉山西段）1 段，再现功德寺稻田、颐和园西稻田、六郎庄稻田 3 片稻田。

从水系格局上重构和再造历史水系基本骨架，按照"水绕三山，连通五园，内外循环，上承下接"，东、中、西布局，点、线、面结合，① 完善"三山五园"地区水系骨架，使其具有韧性、弹性和可持续性；连通三山五园水系，再现河湖渠田多元水要素风貌，展现历史水系恢宏融入新时代风貌的山水胜景。

同时，继续深入挖掘首都历史文化，推进三山五园历史水系的恢复，将以水为主线的文化软实力打造成高质量发展的硬支撑，展现新时代首都风范、古都风韵和时代风貌，擦亮北京历史文化"金名片"。

（二）水系功能性的加强与恢复

历史水系恢复既要考虑对历史文化价值的保护、传承，又要考虑现代城市变化与发展诉求，特别是对水系功能性的加强和恢复。"三山五园"地区作为首都重点保护的历史片区，共同承担着四个中心职能，将建成为国家历史文化传承的典范地区，并使其成为国际交往活动的重要载体。

历史水系的恢复充分体现五位一体的建设，体现出水的使用价值、生态价值和审美价值等，强调"构体系、保龙头"，注重多维度"源→河→田""取→用→排""渗→蓄→滞"，最大效率地盘活水资源。以自然水系为骨干，统筹山、水、林、田、湖、草等生态要素，重点打造生态文化走廊。强化水生态管控空间的管理，统筹区域发展，综合考虑水量、水质、水生态，

---

① 《〈三山五园地区整体保护规划（2019 年－2035 年）〉公示》，首都文明网，https：//www.bjwmb.gov.cn/zxgc/sskd/202101/t20210119_ 824018. htm。

维系流域良好生态。以水系串联起南北文化带，北部通过连通五园之间的水系串联起颐和园、圆明园等重要景区及大宫门、青龙桥等城市节点；南部结合生态文化游憩带连接香山、西山等城市蓝网绿网空间，完善水系生态功能，促使水域空间的有效利用。

"三山五园"规划范围基本处于西蓄的范围内，易受来自香山洪水的威胁。因此首先要做好防洪安全，固守底线，按照"拒、绕、排"的思路，落实好"城防、人防、物防"措施，结合"湖—区—塘—田"分布和蓄滞能力，以及重点保护对象空间分布，发生特大暴雨导致洪涝时，有序调度，降低洪水危害。

（三）水系文化内涵的凸显和挖掘

促进优秀水文化保护传承。加强"三山五园"地区水利遗产的资源调查研究，编制水利遗产名录，推动水文化遗产的保护、开放和共享。推动申报"三山五园"地区国家水利遗产认定，体现三山五园历史水系特征。制定出台管理制度，推动遗产管理单位加强水文化保护和管理。挖掘具有红色基因的治水资源，确定重要标识地，发挥教育功能，赓续红色血脉。

推动水文化繁荣发展。提升"三山五园"地区历史水系恢复工程的文化内涵。依据工程特点配建水文化、水利科普展示场所，在北大、清华、人大等高校博物馆，以及颐和园博物馆、圆明园博物馆等加入三山五园历史水系发展专题展示。开展"三山五园"地区历史水文化立碑标识工作。三山五园历史水系恢复作为富含水文化元素的精品水利工程，强化创新设计引领，鼓励展现中国文化元素和文化魅力的水利工程设计，注入新时代文化风尚和水利精神，并做好示范推广工作。

（四）水系的共治共享和共同提升

历史水系的保护和发展中水系的共治共享和共同提升是体现人与水、人与自然和谐共生的生态文明思想和落实以人民为中心发展理念的重要实践。

北京"三山五园"地区历史水系的保护和发展要强化水生态管控空间

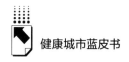

的管理，提供更便利的生态活动空间，以自然景观为主，建设滨水休闲带，打造成立体化滨水游憩画廊、滨水休闲胜地。推动实施"水系+体育""水系+文化"等滨水空间利用，可因时利导，划定特定安全区域，开展夏季赛艇运动、冬季滑冰运动等，开发历史水系航线等，串联历史水脉和文脉，宣传水文化，保护水利遗产。制定相关方案，对接防洪规划等，开展河湖及滨水空间开放利用与水务管理统筹研究，推动建立水务牵头、属地负责、专业运营的滨水空间开放的运行维护管理机制。实施水生态空间生态化管理养护，维护良好的水事秩序，促进水生态空间"宜业、宜居、宜乐、宜游"。

五 政策建议

（一）做好顶层设计，多部门联动，统筹协调推进

历史水系恢复工作通常涉及多部门，各部门和属地区政府应充分认识历史水系恢复的重要意义，切实提高政治站位，统一思想，强化责任担当。共同做好顶层设计，做好总体谋划，建立健全统筹协调机制，整体推进和督促落实职能，确保历史水系恢复的有序实施。

（二）加强精细化管理，在确保水安全的前提下，发挥水的多种功能

加强精细化管理，"以人民为中心"，在确保水安全的前提下，发挥水的多种功能。优化水生态空间，对河床断面、河道形态、河岸植被的修复，改善生物群落结构，提高生物多样性，提高河道景观空间质量，构造城市生态空间格局，促进生态系统稳定，实现景观、环境、经济、社会等多方面效益，实现高质量发展。

（三）科技赋能，一河一策，实现水系"智"理

通过信息化、智能化和智慧化的手段，使水系管理适应需求，真正实现

以人为本。持续推进现代化通信技术、物联网技术、遥测遥感技术等在水系管理中的深度应用，以水务信息化引领和带动水务现代化建设，通过科技赋能，实现水系"智"理的高质量发展。

（四）加强公众参与和公众教育，共享建设成果

增强公众水参与意识，发挥公众的创造力和制衡作用，弥补公共管理方面的不足，对建设资源节约型、环境友好型社会具有重要意义。共享建设成果，建立民众与水的亲密关系，促使他们保持维护水清洁的主动意识并逐步参与水的公众监督管理。

健康社会篇
Healthy Society

B.4
健康企业建设方法和评估分析
——以江苏省为例

张巧耘　朱宝立*

摘　要： 江苏省以政府层面发文开展健康企业建设以来已历时13年，政府将健康企业建设纳入健康城市健康村镇建设的总体部署，出台了建设评估标准及管理制度，专业机构研究探索了相关关键技术，企业以WHO健康工作场所行动模式为理论依据稳步推进健康企业建设。共建成794家省级健康企业，15家国家健康企业建设企业优秀案例。健康企业建设促进了用人单位落实主体责任，劳动者健康素养得到提升，职业健康专业水平得到提升。同时，各地健康企业建设发展仍不均衡，各指标扣分率存在差异，在高度、深度、广度上依然具有上升空间，针对性地提出了构建

---

* 张巧耘，江苏省疾病预防控制中心主任护师，东南大学公共卫生学院硕士研究生导师，主要研究方向为职业人群健康促进与健康管理、职业人群心理健康；朱宝立，江苏省疾病预防控制中心党委书记，主任医师、教授，南京医科大学博士研究生导师，主要研究方向为职业健康与中毒控制、卫生应急、卫生健康标准。

信息化平台、动态管理等持续推进健康企业建设的对策建议。

关键词： 健康企业 健康社会 江苏

2009 年 6 月，江苏省爱卫会发文（苏爱卫〔2009〕6 号），在全省范围内开展"江苏省健康促进示范企业"督导评估工作。随着党的十九大将"实施健康中国战略"纳入国家整体发展战略统筹推进，江苏省将健康企业建设作为健康中国在企业的良好实践进行推进。江苏省是全国第一个以政府发文形式推进健康企业建设的省份，本文通过总结其健康企业推进方法和经验，洞察存在问题，提出应对策略，以期为全国推进健康企业建设提供参考。

一 健康企业建设现状

江苏省于 2007 年参与了中国疾病预防控制中心职业卫生与中毒控制所牵头开展的"健康促进企业"试点项目，探索工作场所健康促进模式、路径和策略[1]，构建企业健康促进现况评价指标体系[2]，并在不同行业不同规模企业进行运用和验证。[3] 在此基础上，2009 年政府发文在全省开展健康促进示范企业建设，2016 年起改成健康企业，2018 年出台地方标准《健康企业评估规范》（DB32/T 3444-2018），通过整合多方资源，通过开发"工具

---

[1] 李霜、李涛、张巧耘等：《工作场所健康促进试点项目干预策略探索》，《中华劳动卫生职业病杂志》2013 年第 4 期；张巧耘、朱宝立、张恒东等：《指导企业开展工作场所健康促进的路径探讨》，《中国工业医学杂志》2010 年第 5 期；张巧耘、柯亚芬、陈献文等：《"五理"学说在私营企业健康促进中的运用》，《中国工业医学杂志》2015 年第 5 期。

[2] 张巧耘、汪庆庆、王欢等：《企业健康促进现状评价指标体系的构建》，《中华劳动卫生职业病杂志》2013 年第 3 期。

[3] 张巧耘、汪庆庆，王建锋等：《企业健康促进现状评估指标体系的应用和验证》，《中国工业医学杂志》2014 年第 3 期。

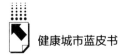
包"、小微企业帮扶、分层培训、媒体助攻等方式,实现共建共享,大力推进健康企业建设,至2021年底共建成744家省级健康企业[①],分布在江苏省13个设区市。其中15家获评国家健康企业建设企业优秀案例,7家获评行政优秀案例,7家企业获人民网·人民健康与中国健康管理协会主办的"2020健康企业优秀案例"表彰。

江苏省按照地理位置划分为苏南、苏中和苏北。苏南包括苏州、无锡、常州、镇江及南京,苏中包括扬州、泰州及南通,苏北包括徐州、宿迁、连云港、淮安及盐城。分析显示,苏南地区省级健康企业占53.76%,远超苏中地区和苏北地区的24.73%和21.51%。江苏省统计局的数据显示,江苏省13个地市中,苏南5市GDP占据人均前5名,苏中3市占据中间3名,苏北5市同时也是最后5名。健康企业数量与GDP水平总体趋势基本一致,呈现正相关(见图1),相关系数(r)= 0.610(P = 0.027),但也存在个别差异。如苏州和南京的健康企业数相对于GDP排名略低,而扬州的健康企业数略多,这与当地政府推进健康企业的力度差异有一定关联。

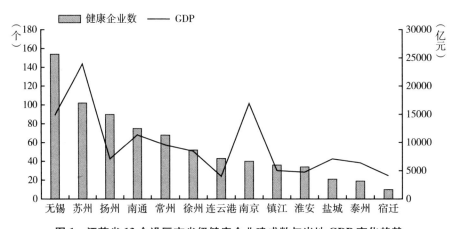

图1 江苏省13个设区市省级健康企业建成数与当地GDP变化趋势

资料来源:健康企业建成数由课题组整理,GDP资料来自江苏省统计局。

---

① 张巧耘:《整合力量建设健康企业 共同促进职业人群健康》,《健康中国观察》2023年第6期。

二 健康企业建设方法

健康企业建设是个系统工程，指导方针是党委和政府领导、部门统筹协调、企业负责、专业机构指导、全员共建共享，需要政府、企业及专业机构各司其职，共同发力，推进健康企业建设向纵深发展。

（一）政府层面

1. 完善考核机制

"健康企业覆盖率"被列入《全国健康城市评价指标体系（2018版）》[①]，江苏省通过颁布健康企业建设评估标准及管理办法，公布健康企业建设名单，实现动态管理等，将健康企业建设纳入健康城市、健康村镇建设总体部署，纳入职业健康保护行动监测和考核范围，列入政府高质量发展奖励指标。

2. 强化激励机制

健全健康企业激励机制，包括对下属行政层面、企业层面及专业机构层面的激励，评选健康企业建设行政优秀案例、企业优秀案例及优秀个人。提高健康企业的获得感，推进健康企业建设活动落实落地。

3. 建立宣传媒体矩阵

在传统媒体和新媒体上设立健康企业建设专栏，广泛宣传健康企业建设典型事例、特色做法、建设成效，提升社会认可度。如在《江苏工人报》上开辟健康企业巡礼栏目，对健康企业优秀案例进行现场深度采访，挖掘企业领导层的健康企业建设理念、激励劳动者参与健康企业建设的策略、将健康融入企业愿景和所有政策的方法、建设中遇到的困难和攻克的措施等，用媒体人的角度提炼健康企业的亮点和特色做法，每月刊登一期，具有良好推广效果。

---

① 《全国爱卫会关于印发全国健康城市评价指标体系（2018版）的通知》，全爱卫发〔2018〕3号。

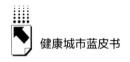

4. 开展争创"职业健康达人"活动

"职业健康达人"是指用人单位中自觉树立健康意识、主动践行健康行为、积极参与健康管理、善于传播健康理念、具有较强健康影响力的职业健康代表人物。争创"职业健康达人",是激发劳动者积极参与健康企业建设的重要抓手,将开展"职业健康达人"活动纳入申报健康企业的基本条件,要求公示相应评选标准和评选办法,少于 100 人的企业,原则上"职业健康达人"评选不少于 2 名;100~1000 人的企业,不少于员工总人数的 2%;大于 1000 人的企业,不少于 20 人。[①] 当地卫生行政部门联合工会,举办"职业健康达人"技能大赛,共同展现职业健康达人风采。竞赛包括理论知识综合笔试、身体基本素质测试、个人防护用品穿戴、自救互救技能比赛及健康影响力能力展示等环节,有利于牢固树立健康意识和理念,提升健康人民素养,传播健康知识,主动参与健康管理,带动身边劳动者增强健康意识、践行健康行为。2022 年江苏省举办的"职业健康达人"技能竞赛列为全省"建功'十四五'奋进新征程"引领性技能竞赛项目,并给出 3 个"江苏省五一创新能手"指标,极大地提高了劳动者参与健康企业建设的热情。

(二)健康企业建设专业机构

健康企业建设专业机构通常包括疾病预防控制中心、职业病防治院(所)、职业健康行业协会等,为健康企业建设的政策制定、师资培训、考核评估、经验总结推广等提供专业技术支撑。

1. 转变观点主动出击

健康企业建设是健康中国国策在企业的具体体现,是职业健康专业人员的职能所系,需变督导观念为服务理念,切忌"等靠要",要主动服务对接,提供技术支撑。主动与企业联系,提供专业资源;主动与媒体合作,加大宣传力度,提高健康企业含金量及知名度。加强自我推介,优化健康企业建设与评估主渠道。

---

① 《关于开展争做"职业健康达人"活动的通知》,国卫办职健函〔2020〕1069 号。

2. 科研引路，不断深入

健康企业建设涉及面广，职业健康专业人员需要学习相关疾病防治知识，如人机工效、心理学以及社会学、健康教育、传播学等，关注职业人群健康促进新趋势，开展相关科研①，提升专业水平。

（1）将健康企业建设难点及行业建设模式化。开展健康企业建设关键技术研究，形成电子行业"1-4-5"助力模式（建立1个心理助力中心，开展4种行为干预，提供5项心理援助服务）以及"1-4-6"常态化模式（每季确定1个主题，每月4期健康教育宣传栏，每月推出6期电子海报及微文）；小微企业"借力模式"，借力开展健康管理与服务、定期开展健康教育培训活动、开展心理咨询等心理服务；研究"健康企业五理学说"及"音符路径"2个健康企业指导路径；建立职业危害重点行业煤炭采选及铅酸蓄电池生产企业职业健康管理模式，为健康企业建设的推进提供"抓手"。

（2）将健康企业建设评估中的重点、难点指标进行标准化。近年来的新冠疫情使得企业在传染病防治方面的重要性和急迫性前所未有，研制了《新型冠状病毒肺炎疫情防控技术规范》工作场所系列篇（DB32/T 3761.4-2020、3761.15-2020、DB32/T 3761.17-2020），指导企业复工复产；健康企业建设中，涉及员工心理健康的直接指标含50分，也是目前企业最薄弱的环节，不少企业通过购买外部资源，完成心理健康服务，但因缺乏相关知识背景，往往效果不佳，于是出台团标《工作场所员工心理援助计划的导则》（T/JPMA 009-2020），规范员工心理健康服务。

3. 开发领导层提升健康企业重视程度

健康企业建设关键在领导，专业人员需学习拓展传播技能及必要的营销策略，多方联合"造"话题，日常传播"蹭"热点。利用职业健康安全热点事件或者体检后疑似职业病导致员工恐慌时，乘势推进，以案例以及党的

---

① 张巧耘、张恒东、韩磊等：《健康企业评估体系及建设关键技术研究与应用》，《中国科技成果》2022年第18期。

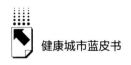

二十大报告指导企业高管，特别是党群领导，重视健康企业建设。完善工作网络，赋权增能基层专业人员及企业专职人员，分层培训到位，提升健康企业建设水平。

（三）健康企业建设的实施方法

以世界卫生组织健康工作场所行动模式为理论依据，遵循组织动员、整合资源、需求评估、优先排序、制定计划、活动实施、项目评估和持续改进八个步骤。①

1. 组织动员阶段

首先由企业主要负责人书面承诺建设健康企业并向全员告知，向员工宣传健康企业建设的目的、意义和内容，采取多种措施，促使员工积极参与健康企业建设。

2. 整合资源阶段

为健康企业建设提供组织保障和资源保障。包括整合内部资源和外部资源，内部资源通过成立健康企业领导小组，由主要领导担任负责人，组员包括安全、健康、环保、党务、人力资源、财务、工会、社团、生产、后勤辅助等部门，确保人、财、物资源保障，实现共建共治共享；外部资源包括当地专业机构如疾病预防控制中心的健康科普资源、医疗机构的健康管理资源、工会组织及街道的健身场所资源、学校的心理咨询师资源等，利用社区健康资源如健康主题公园、慢病示范区创建成果等鼓励员工采取健康生活方式。

3. 需求评估阶段

可采用匿名问卷调查、与员工群体访谈及个体深度交流等方式，了解员工一般健康和职业健康"知、信、行"相关信息，收集分析例年来员工福利体检、女工体检资料、职业健康监护档案、职业病危害因素现场监测资料、病假记录、医疗报销记录、员工"金点子"及意见调查等。

---

① 李涛、孙新：《职业健康法律法规与管理实践》，中国人口出版社，2023，第206~208页。

4.优先排序阶段

以需求为导向，对照健康企业建设评估指标体系，对标找差，分析企业资源，立足现状，将对健康产生直接影响的因素（如职业病危害因素超标岗位）、管理层和员工均提出的亟待解决的问题、简便易行快速见效的项目（如减脂减重）等列入优先采取的措施。

5.制定计划阶段

通过综合分析，结合企业资源，制定 2~3 年健康企业建设中长期工作规划和年度计划，并进行可行性评价，分析组织、人员、制度、经费等保障措施是否可行，等等。

6.活动实施阶段

以健康企业建设评估指标体系为基础，将指标分解到部门，明确具体实施的责任人和时间节点，充分发挥多方资源，结合员工喜好调动员工的积极性，提高员工参与度，将大健康理念融入企业管理运行全过程。

7.项目评估阶段

收集与需求评估相对应的各项资料，与基线调查结果进行比较，逐条对照健康企业建设评估指标体系，并收集员工满意度，综合评价健康企业建设的成效。

8.持续改进阶段

对健康企业建设进行阶段工作总结，为下一周期的工作提供改进建议和相关策略。

三　建设成效

（一）用人单位主体责任进一步落实

通过深入开展健康企业建设，以点带面促进了用人单位主体责任的进一步落实。江苏省工作场所职业病危害因素监测数据分析显示，2019~2022年，监测用人单位的职业病危害因素申报率从 86.3% 上升到 100%，职业病

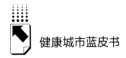
危害因素定期检测率和职业健康检查率分别从 40.2%、41.6%上升到 65.8%、67.1%，主要负责人、管理人员和劳动者职业卫生培训率分别从 78.6%、76.5%、85.2%上升到 81.7%、80.8%、90.5%，防尘、防毒、防噪声设施设置率分别从 86.8%、66.7%、62.4%上升到 90.5%、78.2%、65.4%①，个体防护用品的发放率和佩戴率均有不同幅度的提升。

（二）职业人群健康素养不断提升

江苏省在健康企业评估指标中明确要求，申报健康企业的用人单位 80%以上员工需采用"职业健康素养学习测评系统"或"江苏省居民健康素养学习测评系统"提升健康素养。每年至少开展五次健康讲座，内容应包含慢性病、传染病防治、健康生活方式、职业紧张及心理卫生等相关内容，员工健康素养水平不得低于当地平均水平。据课题组调查统计，2022 年江苏省建设健康企业的用人单位劳动者职业健康素养水平为 70.28%，远超江苏省重点人群职业健康素养 48.94%的平均水平。

自 2020 年中华全国总工会启动争做"职业健康达人"活动开始，通过宣传发动，2021 年江苏省共评选了 2541 名"职业健康达人"，2022 年已评出 9925 名"职业健康达人"。② 通过争做"职业健康达人"活动，将成果延伸到日常工作中，发挥职业健康达人的影响力和感染力，使得更多的工友和同事一起注重职业健康，共同奏响职业健康的"协奏曲"，提升了劳动者的职业健康素养水平。

（三）专业技术水平得到提升

江苏省疾病预防控制中心专业人员牵头进行的"健康企业评估体系及建设关键技术研究与应用"获 2021 年中国职业安全健康协会科学技术二等奖。江苏省在全国工作场所健康促进传播材料制作大赛、首届和第二届职业

---

① 江苏省工作场所职业病危害因素监测数据。
② 课题组调查统计。

健康传播作品征集活动中均获得最佳组织奖（排名第一），获奖作品数量名列前茅；开发的"健康企业建设工具包"惠及各级疾控及各类企业，开发的健康企业建设系列软件点击评估 4511 万人次；全省发表健康企业相关代表性论文 70 篇，并获第六届吴执中职业医学论文最高奖，其中 SCI 27 篇，影响因子 136.585，他引 542 次；累计发放各种健康企业宣传材料 800 多万份，受众达 600 余万人次；培养研究生 36 名。

四　存在的问题

（一）各指标扣分率存在差异

健康企业建设评估含 4 个一级指标、14 个二级指标和 60 个三级指标，通过对 2020～2021 年健康企业省级抽查评估数据分析，各指标扣分情况存在明显差异，其中失分占比最高和最低的十项指标如表 1 和表 2 所示。

表 1　健康企业建设评估失分占比最高的十项指标

单位：%

指标	失分占比
25. 设立医务室并符合相关标准	60.52
35. 提供心理评估、心理咨询、教育培训等服务	59.31
34. 制订并实施员工心理援助计划	59.12
28. 开展员工健康评估并实施分类健康管理和指导	57.41
33. 设立心理健康辅导室	46.76
47. 定期评估职业健康监护资料	35.15
32. 开展女职工健康检查，检查项目覆盖妇科和乳腺检查	29.01
41. 在存在或者产生职业病危害的工作场所设置警示标识和中文警示说明；对存在或产生严重职业病危害的工作岗位设置职业病危害告知卡	28.28
53. 广泛开展多种形式的健康知识普及，倡导健康生活方式和健康工作方式	27.36
59. 开展"健康达人"或"职业健康达人"评选活动	27.22

资料来源：课题组调研整理。

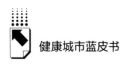

表2　健康企业建设评估失分占比最低的十项指标

单位：%

指标	失分占比
50. 依法依规安排职业病病人进行治疗、康复和定期检查	0.00
9. 按时、足额缴纳工伤保险保费	1.05
8. 依法与劳动者签订劳动合同	1.23
16. 废气、废水、固体废物排放和贮存、运输、处理符合国家、地方相关标准和要求	1.36
48. 配合做好职业病诊断与鉴定工作，安排疑似职业病病人进行职业病诊断，依法提供与职业病诊断、鉴定有关的职业卫生和健康监护等资料	3.03
49. 妥善安置职业禁忌、职业相关健康损害和患有职业病的员工	3.23
21. 厕所设置布局合理、管理规范、干净整洁	3.27
13. 生产环境布局合理，生产布局符合国家相关标准要求	3.94
37. 企业主要负责人和职业卫生管理人员接受职业卫生培训，遵守职业病防治法律、法规，依法组织本单位的职业病防治工作	4.04
1. 成立健康企业建设工作领导小组，由主要领导担任负责人	4.51

资料来源：课题组调研整理。

（二）内涵理解存在偏差

1. 健康企业与职业卫生示范企业概念混淆

部分地区对健康企业定义和内涵理解不透，将职业卫生示范企业代替健康企业。健康企业犹如"三好生"，而职业卫生示范企业仅是"学习标兵"，在1000分的健康企业健康评估指标中，仅235分为职业健康相关内容。健康企业是指依法履行职业病防治等相关法定责任和义务，全面承担企业社会责任，工作环境健康、安全、和谐、可持续发展，劳动者健康和福祉得到有效保障的企业。遵守《职业病防治法》及相关法律法规是健康企业的前提条件，同时还应从职业病防治上升到职业健康保护，关注工作相关疾病的防控，并落实"大健康"理念，确保劳动者的健康权益、幸福感和获得感。

2. 缺乏健康管理基本理念

健康管理是对个体或全体的健康进行全面监测、分析、评估、提供健康咨询和指导以及对健康危险因素进行干预的全过程。[①] 健康企业建设评估指标中，第 28 条要求开展员工健康评估并实施分类健康管理和指导，第 47 条要求定期评估职业健康监护资料。目前大多企业普遍缺乏健康管理理念，将福利体检和职业健康检查作为单一任务，为体检而体检，并未对体检结果进行动态分析，未根据员工健康状况实施分类干预和指导，干预活动针对性不强，且缺乏效果评估。

3. 健康企业建设面有待拓宽

根据职业健康现状，目前健康企业建设以存在职业病危害因素的企业为主，鼓励职业病危害严重行业的企业特别是中小微企业积极主动开展健康企业建设活动，推进职业病危害专项治理重点行业企业率先行动。但健康企业建设面向各级各类企业开展，具有经营活动的企业，包括工业企业、农业企业、商业企业、交通运输企业、服务企业等，均可开展健康企业建设。近两年建成的省级健康企业中，江苏省仅 9 家为非工业企业，因此仍需探索不同行业开展健康企业建设的模式。

4. 缺乏全员参与

目前仍然存在仅靠卫生行政部门推进的问题，企业内部也是安全卫生环保部门"单打独斗"，各部门尚未形成合力。劳动者缺乏全过程、全员参与，部分企业开展健康活动仅凭借领导或执行人主观臆断，未充分征求劳动者意愿；活动也未针对全体目标人群，部分企业仅对中层干部或班组长开展健康干预，并未涵盖全人群尤其是外包工；活动结束缺乏效果评估，或仅征求个别人的意见。此外，在征求意见时缺乏集体表达，应尽量由工会小组长或健康活动兴趣团体组长等人员反映员工真实心声，以免担心"打击报复"等而出现信息偏倚。

---

① 陈君石、黄建始：《健康管理师》，中国协和医科大学出版社，2007，第 11~13 页。

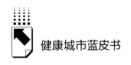
五 应对策略

（一）构建健康企业，建设信息管理平台

健康企业建设方兴未艾，为简化健康企业建设和评估流程，为企业提供共享资源，提升健康企业建设水平，便于实施分级评估及动态管理，分析健康企业建设难点，需搭建健康企业建设申报、评估、资源信息管理平台。

1. 平台框架

以"一个建设标准、一套管理模式、一体化运行流程"为要求，统筹推进健康企业信息管理平台建设。平台包括用人单位建设申报、续展申报、材料审查、现场评估、市级抽样评估、省级复核评估、核减评估、职业健康素养调查以及资源分享等功能。

2. 实现全流程动态管理

平台实现了自主申报、自评佐证材料上传，逐级抽样评估资料等全程信息动态化管理，同时融合职业病危害项目申报信息，逐步消灭"数据孤岛"。各级卫生健康部门可通过数据分析，强化结果运用，持续推进健康企业建设工作。

3. 健康企业建设工具包

通过分析健康企业建设指标中企业所需的健康资源，统一设计相关材料并进行分享，包括慢性病、传染病、心理健康、合理膳食（营养膳食）、职业健康、健康企业建设优秀案例等不同题材，支持PDF、图片、视频、压缩文件等附件上传。针对心理健康服务的薄弱环节，上传开发的"职业人群焦虑症状自测及干预系统""职业人群抑郁倾向风险自评系统""职业紧张自测及干预指导系统"等软件，支持全省行政、专业机构以及用人单位进行在线查阅或下载阅览，避免了重复开发。

4. 查询统计

平台具备健康企业信息查询、评估进度查询、分布查询、得分查询等功能，按照地区、行业、经济类型、企业规模等维度进行数据的综合分析，帮助管理部门掌握建设健康企业发展趋势、得分及差异、进度及分布等情况。

（二）建立联动机制

1. 部门联动

2020 年起，江苏省健康企业建设评估工作由原来的爱卫部门牵头改为职业健康处牵头，组织卫生、人社、环保、工会等部门，明确职责分工，定期召开联席会，沟通信息，联手合作，督导实施，整合多方资源共同推进健康企业建设，实现共建共治共享。

2. 企业联动

包括内部联动和外部联动。内部联动由企业领导牵头，明确所有健康企业相关部门的职责和建设指标，分工到人，形成合力；外部联动指充分利用周边政府、专业机构、公益组织等资源，创造支持性环境，鼓励员工采取健康生活方式。实行"好邻居"计划，如与附近医学院校开展志愿服务共建活动，让学生志愿者到企业开展健康科普，为员工提供免费测量血压、体重、腰围等服务；建成健康企业的用人单位发挥"传帮带"作用，提供材料准备、现场氛围营造、指标内涵分解等方面的指导。

3. 专业联动

包括疾控科室联动和职防所内部联动。疾控科室联动：疾病控制相关科室如健康教育、慢性病、传染病及营养指导所现有传播材料资源和师资资源；职防所内部联动：整合职业健康相关工作，与职业健康保护行动、《职业病防治法》宣传周、争创"职业健康达人"、职业健康传播作品征集活动、职业健康素养监测与干预、职业病危害现场监测、职业健康检查等相结合，共同推动健康企业建设，提高职业人群健康素养。

（三）实施动态管理制度

被评定为健康企业的用人单位创新工作思路和工作方法，不断完善健康企业长效管理和运行机制，全面落实健康保护措施，切实保障和维护职工的

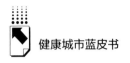

健康权益。健康企业有效期三年，每三年复核一次。到期前三个月在信息平台上对照评估标准提交三年内健康企业建设总结、自评表、是否存在自动撤销健康企业称号的一票否决项的承诺书。续展复核流程力求简化，专家组根据以上材料集体研究是否同意续展，非必要无须进行现场评估。明确退出机制，在健康企业基本条件的基础上，严格要求，同时指出一旦发现弄虚作假，存在不符合申报条件之一的、逾期未申请复核的，均自动撤销健康企业称号。

（四）提高内生动力

1. 提高企业建设积极性

各级政府研究制定财政税收、工伤保险等优惠政策并给予一定的经济奖励；进行相关卫生经济学研究，用科学数据证明建设成效；与媒体合作，加大宣传力度，提高健康企业的含金量及知名度。

2. 提高专业人员工作积极性

加强分级培训，举办相关技能竞赛，开展评比表彰，不断充实简单易行的健康企业建设工具包，提高基层专业人员开展健康企业建设与评估的技能和工作积极性。

健康企业建设有利于全面落实企业职业健康主体责任，为劳动者提供健康安全的工作生活环境，倡导健康工作生活方式，不断提高劳动者健康素养。目前全国健康企业建设尚处于探索、引导、推广阶段，需从高度、深度、广度上下功夫，注意赋权、整合、动态和激励。需要我们以做善事的心态，以整合共享共融的心胸，以高度的责任心和使命感为企业和为劳动者办实事办好事，通过建设健康企业，促进劳动者身心健康和企业可持续发展。

B.5

北京"老漂族"养老生活
调查报告（2022年）*

韩晓婷**

摘　要： 人口流动已成为我国当前社会的基本特征，跟随成年子女流动的老年人形成了庞大的老漂一族，他们常常被称为"老漂族"。有关调查显示，多数"老漂族"是因照顾孙辈、子女而流动，往往会在流动地生活数年。对于带娃老年人来说，日常他们要照顾孙辈、做家务，休闲时间取决于孙辈、子女休息的时间，城市归属感低，在流动地就医存在诸多困难，多数人不了解社会优待政策也不知道如何享受政策。对于京漂老年人养老生活中存在的突出问题是，异地就医问题普遍困扰着老年人，社区工作对"老漂族"的重视不够，老年优待政策的社区宣教不足。针对这些问题，有必要提高跨省异地就医备案科学性，健全异地就医门诊或购药即时结算制度；完善养老托育体系，将"老漂族"工作逐步纳入政府工作；加强福利政策宣传，增强"老漂族"对相关政策的了解。

关键词： "老漂族"　异地就医　健康社会

---

* 本文为中央和国家机关工委"关键小事"项目"'老漂族'养老问题研究"的阶段性研究成果。该项目荣获中央和国家机关青年理论学习小组"关键小事"调研公关活动优秀成果三等奖。

** 韩晓婷，北京社会管理职业学院（民政部培训中心）副教授，民政政策理论与文化研究中心研究员，主要研究方向为老年社会发展、养老服务机构运营与管理。

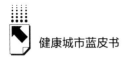

习近平总书记指出："满足数量庞大的老年群众多方面需求、妥善解决人口老龄化带来的社会问题，事关国家发展全局，事关百姓福祉，需要我们下大气力来应对。"① 截止到 2022 年底，我国拥有老年人 2.8 亿人②，占总人口的 19.8%，是当前世界上老年人口数量最多、老龄化速度最快、应对人口老龄化任务最重的国家。在老年人口中，我国流动老年人将近 1800 万人，约占全国总流动人口（2.47 亿人）的 7.3%，其中专程来照顾晚辈的老人比例高达 43%。③ 2019 年流动总人口为 2.36 亿人，尽管流动总人口数有所下降，但进城养老的流动老年人数量却在增加。④ 随着城市化进程逐步深入，人口流动仍将在未来较长一段时间内持续存在，"老漂族"现今已然成为常态化的社会人口现象。

2022 年末，北京常住人口 2184.3 万人，其中常住外来人口 825.1 万人，占常住人口的比重为 37.8%。⑤ 若以《北京市 2022 年国民经济和社会发展统计公报》中北京市常住总人口各年龄段占比作为参照值，则北京常住外来老年人口为 189.8 万人（见表 1）。此外，大量的"京一代"需要父母进京带孩子。我们暂且将常住外来老年人口理解为流动老年人口，那么保守估计北京至少有 200 万的流动老年人。尽管北京常住外来人口年龄结构比与常住总人口年龄结构比不会完全相同，例如外来人口多为劳动力人口，因此常住外来人口中处在 15~59 岁的劳动力人口占比可能偏高，少儿和老年人占比可能偏低，因为是大致测算，所以本报告暂不考虑这些差异。作为北京城市化建设的背后支持者，流动老年人承担了帮衬子女、抚育孙辈的重任，他

① 《习近平在中共中央政治局第三十二次集体学习时强调 党委领导政府主导社会参与全民行动 推动老龄事业全面协调可持续发展》，共产党员网，https：//news.12371.cn/2016/05/28/VIDE1464436205928109.shtml？isappinstalled=0。
② 《中华人民共和国 2022 年国民经济和社会发展统计公报》，中国政府网，https：//www.gov.cn/xinwen/2023-02/28/content_5743623.htm。
③ 国家卫生和计划生育委员会流动人口司：《中国流动人口发展报告 2016》，中国人口出版社，2016，第 64 页。
④ 肖子华：《中国城市流动人口社会融合评估报告》，社会科学文献出版社，2021，第 23 页。
⑤ 《北京市 2022 年国民经济和社会发展统计公报》，北京市人民政府网站，https：//www.beijing.gov.cn/zhengce/zhengcefagui/202303/t20230321_2941262.html。

们在子女生活地往往要生活数年，形成了边带娃边养老的独有现象，这个群体的老年生活状态值得更多的关注。

表1 2022年末北京常住外来老年人口大致测算

指 标	2022年末常住总人数(万人)	占总常住人口的比重(%)	2022年末常住外来人数(万人)
	2184.3	100.00	825.1
按年龄组分：0~14岁	264.0	12.1	99.8
15~59岁	1455.2	66.6	549.5
60岁及以上	465.1	21.3	189.8

一 北京"老漂族"养老生活现状

（一）"老漂族"的概念界定

关于"老漂族"的概念，不同的研究略有区别，主要分为广义和狭义两种。广义的指老年流动人口，狭义的指进城照顾第三代的流动老年人。[1] 结合广义和狭义的概念，本报告将"老漂族"定义为：以帮衬成年子女（主要为照顾孙辈）为目的，跨越一定行政区划（县级及以上），流动到成年子女所在地生活但户籍所在地未变更的准老年人和老年人。

（二）已有相关研究

在中国，"老漂族"问题属于新出现的社会问题，关注度不高，相关信息多集中于新闻报道和社会评论，理论研究相对较少。通过对中国知网数据

---

[1] 王建平、叶锦涛：《大城市老漂族生存和社会适应现状初探——一项来自上海的实证研究》，《华中科技大学学报》（社会科学版）2018年第2期。

库进行检索追溯，2011年，中国社会科学院唐钧首先提出"老漂"概念①，随后学者陆续开展了关于这一群体的研究，主要集中在社会学领域，研究主题主要集中于"老漂族"的社会适应和社会融入，少量集中在"异地养老"。中国知网数据库显示，尽管与"老漂族"相关的论文发表数量有所增加，但绝对数不多（见图1）。"老漂族"作为"双弱势群体"②，无论是学术界、社会公众，还是政府对其的关注度都有限。

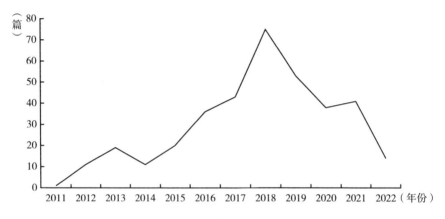

图1 中国知网中"老漂族"中文论文发表数量

资料来源：根据中国知网中的文献整理得到；2022年数据截止到6月。

二 调查概况及调查对象特征分析

为了解"老漂族"养老生活的具体事，发掘他们的急难事，找准问题症结，我们于2022年5~6月，在文献研究基础上，以在京"漂"及跟随在北京工作的子女客居住河北的少量老年人为调查对象，在对样本进行初步判断前提下采用就便抽样，对在京（冀）帮衬子女（给子女带孩子）的25位准老年人/老年人开展半结构访谈，调查对象基本情况详见表2。

---

① 唐钧：《关注"老漂"一族》，《中国社会保障》2011年第10期。
② 指年龄弱势群体和流动弱势群体。

表2 调查对象基本情况

编号	性别	年龄	来京/冀时间	文化水平	户籍所在地	来自地区	现居住地
A1	女	69	10	小学	江苏	农村	北京通州区
A2	女	61	10	初中	河北	农村	北京通州区
A3	女	58	5	高中	山东	城镇	北京朝阳区
A4	女	62	9	初中	山西	城镇	北京通州区
A5	女	65	8	高中	河南	城镇	北京通州区
A6	女	59	3	小学	山西	农村	北京朝阳区
A7	女	59	5	小学	山东	农村	北京大兴区
A8	女	62	4	高中	辽宁	城镇	北京大兴区
A9	女	70	2	文盲	河北	农村	北京大兴区
A10	女	58	1	小学	河南	农村	北京房山区
A11	男	69	2	小学	辽宁	农村	北京昌平区
A12	女	72	1	小学	贵州	农村	河北三河市
A13	女	70	6	小学	辽宁	农村	河北三河市
A14	女	60	5	中专	河北	城镇	河北三河市
A15	男	65	5	中专	河北	城镇	河北三河市
A16	女	60	5	初中	河北	城镇	河北三河市
A17	女	61	2	小学	辽宁	农村	河北三河市
A18	女	62	15	初中	辽宁	农村	河北三河市
A19	男	68	10	高中	江苏	农村	北京大兴区
A20	女	60	3	小学	黑龙江	农村	北京大兴区
A21	女	70	1	初中	四川	城镇	北京通州区
A22	男	68	5	大专	江西	城镇	北京朝阳区
A23	女	68	3	大专	江西	城镇	北京朝阳区
A24	女	63	4	高中	陕西	农村	北京朝阳区
A25	女	63	2	初中	江西	农村	北京朝阳区

资料来源：课题组调研所得数据。

（一）"老漂族"流出地广泛，以华北、东北地区人数最多，现居北京朝阳区、大兴区和河北三河市居多

若以户籍地为流出地可知，本次调查对象流出地广泛，其中以河北、辽宁两地最多（见图2），这与"七普"的调查结果基本吻合①，流入地分别

① "七普"的调查结果显示，人口流入北京最多的10个地区中，河北排名第一，辽宁排名第六。

包括北京的朝阳区、大兴区、通州区、昌平区、房山区以及河北的三河市。调查对象中，农村户籍人口占比 60%，高于城镇户籍人口占比（40%）。

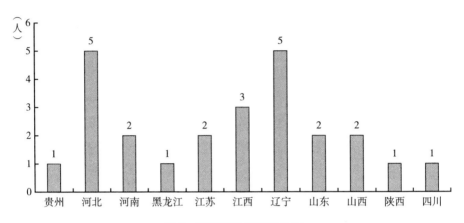

图 2　调查对象流出地分布

资料来源：课题组调研所得数据。

（二）京漂老年人的平均年龄为 64 岁，低龄老年人占比近七成，"漂龄"平均为 5 年，京漂男性老年人平均年龄比女性老年人高 4 岁

调查对象年龄最小的为 58 岁，最长的为 72 岁，平均年龄为 64 岁，其中 60 岁以下的准老年人占比 16%，60~69 岁的低龄老年人占比 68%，详见图 3。原卫生计生委流动人口计划生育服务管理司司长王谦介绍，2015 年我国的流动老人中，约有 80% 的老年人低于 70 岁。[1]本次调查的京"漂"低龄老年人占比较以上数据偏低，但准老年人和低龄老年人总计占比（84%）略高于以上数据。京"漂"男性老年人的平均年龄为 67.5 岁，京"漂"女性老年人的平均年龄为 63.4 岁，男性老年人的平均年龄比女性老年人的平均年龄大 4 岁。

从"漂龄"来看，最短的为 1 年，最长的为 15 年，平均"漂龄"为 5

---

① 《北京流动人口增幅三年"减速"近 90%》，中国政府网，https：//www.gov.cn/xinwen/2016-10/26/content_ 5124308. htm。

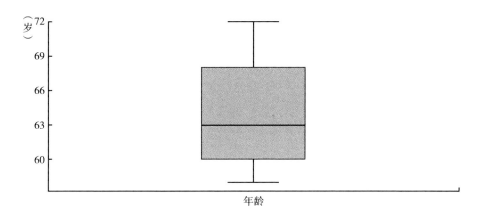

图 3　调查对象年龄分布箱线图

资料来源：根据调查数据整理。

年，其中编号 A18 的样本为异常值，其"漂龄"最长。通过进一步分析发现，该调查对象的老伴户籍已迁入现居住地，其家庭已经进入"再市民化"进程，详见图 4。

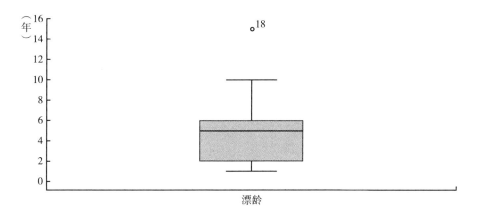

图 4　"漂龄"分布箱线

资料来源：根据调查数据整理。

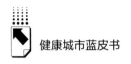

（三）婴幼儿、学龄前儿童是京漂老年人主要的照护对象，九成多老年人是帮儿子家看孩子，几乎所有老年人都与子女同住，四成老年人独自照看孙辈

照看对象的年龄在 0~13 岁，其中 0~3 岁的有 11 人，4~7 岁的有 9 人，8 岁及以上的有 5 人，由此可见，婴幼儿、学龄前儿童是"老漂族"照看的主要群体（见图 5）。在"帮谁照看孩子"的问题上，只有 2 位受访对象是帮衬女儿，92% 的老年人都是在帮衬儿子。再看"老漂族"的居住方式，只有 1 名受访对象为独自居住，96% 的老年人与子女同住。对于"独自还是老两口一起照看孙辈"的问题，独自照看孙辈的老年人占到了四成（见表 3）。

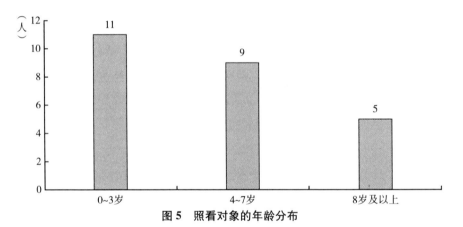

图 5　照看对象的年龄分布

资料来源：根据调查数据整理。

表 3　有关其他信息

依据	指标	数量（人）	占比（%）
1. 帮衬儿子还是女儿	儿子	23	92
	女儿	2	8
2. 居住方式	独自居住	1	4
	与儿子/女儿一家居住	24	96
3. 照顾孙辈的力量	独自	10	40
	老两口	15	60

资料来源：根据调查数据整理。

三 北京"老漂族"养老生活现状

基于调查结果，本报告分别从城市适应、家务承担、休闲生活、心理需求、异地就医、老年优待政策知晓和享受、其他有关事项七个维度对调查结果进行分析。

（一）城市适应维度："老漂族"适应流动地生活普遍需要半年到两年，适应度高的老年人更喜欢流动地，老年人普遍缺乏本地归属感

近85%的"老漂族"用半年到两年的时间就基本适应了流动地的生活，极个别老年人虽然"漂龄"较长但始终无法适应现在的生活。调查发现，现居地环境相较以往的嘈杂度、空气质量、是否有老伴跟随流动、人际交往情况以及交通便捷化等因素是影响流动老年人适应性的主要因素。近七成的老年人表示喜欢现居住地，对居住地生活适应度越高其对现居地喜欢程度越高，关于喜欢的理由主要包括能满足对代际情感的需要、流动地便捷化程度高、流动地气候条件好、能满足内心的傲娇感、有充实的精神文化生活。

近85%的调查对象表示没有本地归属感，原因比较集中地体现在说话有口音、与他人沟通有一定的困难，此外"老家情结"、不情愿地被流动也是影响因素。除个人性格影响外，研究发现市际流动、拥有住房以及较长的"漂龄"等有助于增强老年人的本地归属感。

（二）家务承担维度：老两口一起照看孙辈的接近五成，三成多的老年人需要独自带娃，老年人和子女在其他家务分担方面呈现明显"周中-周末"分布

9位调查对象表示，工作日照看孙辈的责任完全或主要由自己承担，由老两口一起照看的有12人，和亲家轮流照看的只有3人，1位调查对象表示家政服务人员照看孙辈，详见图6。由此可见，36%的流动老年人日常需

要独自照看孙辈，带娃压力相对较大。除了照看孩子之外的家庭劳动，大多数老年人表示工作日是自己/老两口来做，少量老年人表示工作日儿媳妇下班后会做一点；大多数老年人表示周末主要是子女做，自己/老两口辅助。关于家务劳动的强度，大部分老年人表示"还可以/还行""能承受"，个别表示"不累"，两成多老年人表示"很累"，"（外）孙子（女）小的时候更累"是老年人的普遍反馈。

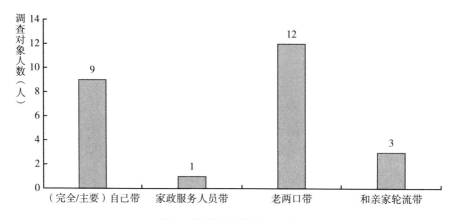

图 6　照看孙辈的主要方式

资料来源：根据调查数据整理。

（三）休闲生活维度："老漂族"每日有较充足的休息时间，休闲方式大多是非组织性的个体活动，老年人对社区活动知晓度或关注度低

调查对象每天的空闲时间相对丰裕，散步、看手机、逛公园、唱歌、跳广场舞等受到了"老漂族"的普遍青睐，也有个别老年人认为在家打扫卫生、与子女聊天就是自己的休闲生活。周末子女一般都会带着老年人一起外出活动，近五成老年人不知道所在社区举办文化体育活动，近三成老年人参加过社区志愿者、合唱团、舞蹈队、羽毛球等社区文化体育活动，北京朝阳区和河北三河市的受访对象表示所在社区文化活动较多。

（四）心理需求维度：与子女间沟通较多，也能较大程度满足自身情感需要，近三成老年人会偶感孤独，看音视频或同亲人、邻居聊天是主要的排解方式

约85%的调查对象表示与子女沟通较多，和子女沟通时有较大满足感；15%的调查对象表示子女很忙，沟通时间较少，尽管自己可以理解，但还是希望子女可以多陪自己说说话。多数老年人在刚开始漂流的时候，孤独感较强，72%的老年人表示现在已经没有孤独感了，28%的老年人表示有时候会感到孤独、会想家。当感到孤独时，他们会看看电视、手机，和自己的亲人通视频电话或同北京的邻居聊聊天，或者出去走走。

北京朋友少，亲戚少，出门就不认识了，去哪儿玩交通又太复杂，也会受到疫情影响。（访谈记录）

说话有口音，和别人交流有障碍，也不认识什么人，更没人说话了。（访谈记录）

（五）异地就医维度：七成多老人自己或老伴需经常性就医，跨省异地就医结算仍有诸多不便，购买常用药的成本上升

48%的调查对象表示自己身体较好，52%的老年人表示有慢性病或近期生过较大疾病，20%的老年人表示自己身体较好但老伴需要长期服药/就医。由此可见，72%的老年人或其老伴需要医疗服务。调查显示，所有调查对象都参加了基本医疗保险，参加城乡居民基本医疗保险的人数略多于参加城镇职工基本医疗保险的人数，此外，有16%的老年人在参加基本医疗保险之外拥有商业医疗保险，这类老年人皆为城乡居民基本医疗保险参保人，详见图7。

异地就医备案比例仅有12%，44%的老年人不知道可以办理异地就医备案，36%的老年人虽然知道，但出于感觉办理手续麻烦、没什么用、自己不会得子女有空的时候再弄比较麻烦等原因没有办理。调查显示，64%的老年

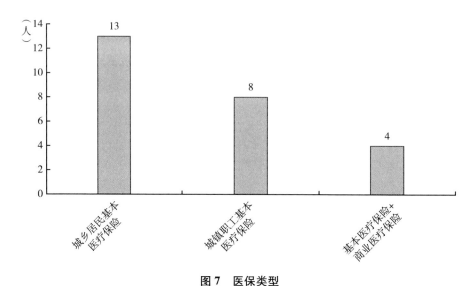

图7　医保类型

资料来源：根据调查数据整理。

人在现住地有过就医经历。由于医保支付问题，居民医保老年人不敢看病，职工医保老年人异地就医也存在多重困难，主要是医保只能在参保地或备案地选一使用，异地就医备案致使医保卡不能在定点药店买药、部分情况下就医仍需回家报销。

【就医方面】

我们是城镇医保。我们来北京，开始几年没有办理"异地就医"，主要是因为我们每年要回家照顾老人一阵子，如果办理了，回家就用不了。结果，在北京期间，先生就病了，脑出血。我就联系家那边的医保中心，但人家说我们没有备案，但是还是会给我们报销，只是报销比例要下降10%~20%。后来，我们就办理了异地就医。可有一次回家，先生发病，脑出血，家门口就医却成了异地了。我联系当地医保中心，人家说办回来可以，但是一年内不能转出去。可我们做不到，因为很快我们又要回北京带孩子。医保中心人员告知，如果不办理转回，就只能先自费，然后拿单据回去报销。那次就医花费了20多万元，这对我们来说是一笔不小的开支，报销需要时间，我们只好东挪西借先交上这钱。病好后，我们就回北京了，我先生还需要复查、每个月常规检查、去医院拿药等，这些票据都要拿回家那边的医保中心去报销，很不方便。（访谈记录）

【买药方面】

我老伴有基础病，用药多，以前有机会，我们都是从老家用医保买很多需要的药背到北京来。但现在带孩子太忙，我们岁数也逐渐大了，加上疫情还挺严重，就不方便回老家买药了。现在买药成了个难事。（访谈记录）

以前没办理异地就医时，在家买半年的药，带到北京，快吃完了，正好回去照顾老人就再买上半年药带到北京。办理异地就医后，我们到指定医院就医，但门诊费挂号费还是50元。我自己本人也办理了慢病，在医院拿一个月药，花的钱比去药店还贵，去药店还省事。本来在家那边还可以用医保卡买药的，现在倒好，在家那边也用不了了（不能在定点药店用医保卡买药）。（访谈记录）

（六）老年优待政策知晓和享受维度：老年人大多通过邻里朋友知道北京有老年优待政策，但对内容了解少，享受的优待政策单一

2015年，北京市出台了《关于进一步加强北京市老年人优待工作的意见》，60周岁及以上的常住外埠老年人也可以享受相应的优待政策。本次调查显示，28%的老年人不知道/没听说过老年优待政策，多数老年人是听别人说才知道北京有老年优待政策的，知道老年优待政策的老年人大多办了公交卡，个别老年人建立了健康档案并签约了家庭医生，少数老年人因为不知如何操作没有办理任何优待政策。

（七）其他有关事项：多数老年人仍需回家处理一些事情，北京的大环境差异使得办理一些日常事务比较困难

24%的调查对象高堂健在，需要赡养，因此需要时常回家。此外，惦

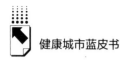

念家人（老伴、子女）、办理退休手续、参加每年单位体检等通常需要回家。对于领取独生子女父母奖励金的老年人，他们就遇到了生死验证难的问题。

> 我在北京期间要做独生子女父母奖励金领取生死验证，难题来了。按照规定，我得拿着身份证和当天报纸，与我一起拍照，我就去找报纸，外面连个报亭也没有，买不到，社区居委会我去找了也没有，最后在家附近的一个保安值班室找到了（报纸），很费劲。每次弄这个我就犯愁。（访谈记录）

总的来看，北京因其开放、包容的文化环境吸引着全国各地的人，降低了"老漂族"的融入难度，大部分老年人在流动一段时间后基本能适应北京的生活，但大部分老年人缺乏本地归属感。京漂老年人大多是帮助儿子家看护孙辈，一般从孩子小就开始看护，他们承担了工作日看娃、全部或部分家务劳动。他们的周末较轻松，会随子女外出休闲。他们日常的闲暇时间相对较多，主要是自己散散步、看看手机、唱歌，很少会参加集体活动，也不了解社区有哪些活动可以参加。老年人的情感需求普遍较低，和子女聊聊天就已比较满足，看音视频或同家人、邻居聊天是他们排解孤独的主要方式。在北京就医困难是老年人普遍反映的问题，尽管近年异地就医政策逐步完善，但仍无法享受到和参保地就医同等的待遇。

四　北京"老漂族"养老生活的主要问题

（一）异地就医问题普遍困扰着老年人

1. 异地就医备案与否都存在使用弊端

不办理异地就医备案，若在京就医，则不能直接结算，而且报销流程繁琐、报销比例降低；办理异地就医，若老年人回家后就医，则就成了异地就医，同样不能直接结算，而且报销流程繁琐、报销比例降低。很多京漂老年人需要时不时回家办事情，老年人的身体状况、长途奔波等都会使其患突发疾病的风险增大。异地就医备案的困境让老年人不得不再三权衡。究其原因，就是很多地方规定长期在外居住人员一年或半年内只可转诊一次。

2. 异地就医备案增加了部分老年人的买药成本

虽然我们调查的对象多为低龄老年人，但其自身或老伴患有慢病需要长期用药的比例近 3/4。如不办理异地就医备案，医保卡在家可以用来买药，多数老年人会在家买上半年或更长时间的药背回北京，药用完了回家的时候再买上很多。为预防在京期间出现重特大疾病需要就医，一些老年人办理了异地就医备案，这样一来在家就不能使用医保卡买药了，尽管对于职工医保老年人门诊买药可以享受医保结算，然而，门诊买药挂号费不能走医保价，而且每次就医购得的药物有限，计算下来往往不如在药店或线上购买经济。此外，门诊买药还费时。眼看着医保卡里的钱一年一年越来越多，然而自己买药却需另外掏钱，很多老年人对此表示很无奈。

3. 异地就医政策宣传不足，缺乏针对老年人的指导性帮助

本次调查显示，约五成的调查对象不了解异地就医政策，包括不知道如何办理、办理后能享受到什么优惠、办理后该如何使用。有的老年人虽然了解一些，但由于自己不会操作或就医路径依赖使然而不主动办理。

（二）社区工作对"老漂族"的重视不够

1. 对京漂老年人的人文关怀少

本次调查显示，所有老年人都愿意参加社区组织的活动，然而现实生活中他们感知到的社区活动并不多，近五成老年人甚至不知道所在社区举办过什么活动。一些老年人表示，从没有社区人员主动关心过他们，为他们介绍一些自身相关的政策。调查显示，部分老年人在闲暇之余会参加各类志愿服务活动，这体现了他们愿意通过参加正式组织活动服务社会的意愿。

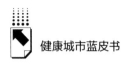

2. 缺乏老年友好的物理环境

京漂老年人的日常生活主要是照看孙辈，自身居住的小区、社区是他们活动的主要场所，尤其是孙辈年幼的时候，更是需要经常遛娃，遛娃时他们也可以和同龄人进行交流。然而，由于小区/社区活动空间狭小或场地条件不具备，他们往往找不到合适的遛娃场所。

（三）老年优待政策的社区宣教不足

1. 老年优待政策知晓度低

调查显示，超1/4的老年人不知道自己可以享受什么优待政策，自己既没有这个意识，也没听说过。北京市2015年就颁布了《关于进一步加强北京市老年人优待工作的意见》，但调查中没有老年人知道这个政策。虽有超两成的老年人听说过老年优待政策，但也仅是知晓，一些老年人因自身不会操作只好放弃本可享受的权益。

2. 多数老年人认为老年优待就是办理免费乘坐市内公交卡

北京市针对外埠老年人的优待有两类三项，一类是卫生保健优待，即可以为65周岁及以上老年人免费建立健康档案、为老年人开展签约式健康管理，另一类是交通出行优待，即老年人持北京通—养老助残卡免费乘坐市域内地面公交车。本次调查中，只有一位老年人建立了健康档案、一位老年人签约了家庭医生，其余的老年人只是办理了免费乘坐市内公交卡。

五 提高北京"老漂族"养老生活质量的应对建议

（一）提高跨省异地就医备案科学性，健全异地就医门诊或购药即时结算

1. 逐步探索跨省异地就医备案弹性机制

2023年6月，国家医保局发布了《关于实施医保服务十六项便民措施

的通知》，对医保关系转移接续、异地就医直接结算、医保电子凭证就医购药等堵点问题，提出了十六条医保便民服务，其中"第十条允许跨省长期居住人员在备案地和参保地双向享受待遇"将解决很多京漂老年人跨省就医问题，然而一些细节问题仍需要进一步探讨。目前，各地对长期在外埠居住人员异地就医备案在一定时间内都有次数要求，例如，一次备案至少六个月。在操作上，应提升异地就医备案次数、备案有效期的科学性研究，建立弹性转出转入机制，满足"老漂族"在参保地和备案地两地随时就医的需要。

2. 做好跨省流动老年人慢病用药结算

当前跨省异地就医直接结算执行的通常是"就医地目录、参保地政策、就医地管理"的原则，参保人员跨省异地就医直接结算的是住院、普通门诊和门诊慢特病医疗费用，但门诊费用结算比例较低，造成慢病老年人看小病自付多。应加大全国门诊结算统筹，降低老年人跨省异地就医小病诊疗费用，此外应深入研究医保卡跨省异地买药问题，切实解决京漂老年人的关心的问题。

3. 进一步发挥社区对异地就医政策的宣教指导作用

目前，异地就医备案渠道广泛，参保人员既可通过线下办理，也可在国家医保服务平台 App、国务院客户端小程序、国家异地就医备案小程序等线上渠道申请办理异地就医备案手续。但受教育程度影响，京漂老年人大多不会熟练使用智能手机、电脑、网络等现代通信技术，应在社区层面上加强对异地就医备案办理、结算等的宣传和指导，确保他们能够获取信息并能够切实享受到该项惠民政策。

（二）完善养老托育体系，将"老漂族"工作逐步纳入政府工作

1. 加快提供家庭婴幼儿托育喘息服务

城市化进程中，隔代抚育现象较为普遍，京漂老年人更是因为此而流动。工作日，照看孙辈、做家务，比较辛苦，一些老年人甚至感到极度疲惫。从调查结果看，他们大部分为准老年人或低龄老年人，体力精力相对是

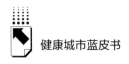

好的。作为活力老年人，他们社会参与的需求也较高。周末，工作一周的子女也希望有时间好好休息，尤其是平时工作强度大或娃小较难带的时候。在街道或社区层面打造养老托育服务中心，为家庭提供婴幼儿托育喘息服务是有必要的。

2. 将福利公平贯彻到"老漂族"中

有研究表明，相对贫困的家庭更容易发生人口迁移，事实上，经济限制也往往是"老漂族"形成的主要原因。因此，京漂老年人往往与子女一同居住，养老也主要依靠家庭，出于流动原因，他们既无法享受流出地的各种养老福利，也难享受到与流动地老年人同等的养老福利。2021年，习近平总书记考察河北承德滨河社区居家养老服务中心时指出，满足老年人多方面需求，让老年人能有一个幸福美满的晚年，是各级党委和政府的重要责任。① 理应让每一个京漂老年人享受社会文明发展的成果。可以底线公平为"老漂族"福利改善机制的理论基础，坚持福利多元主义，创新"老漂族"福利供给方式，建立政府承担"老漂族"基本福利、鼓励其他组织提供非基本福利、倡导"老漂族"有限承担的总体模式。

3. 重点在街道社区层面发力尝试解决"老漂族"的关心事

在社区居家养老服务层面，要将京漂老年人可以享有的基本养老服务纳入进来，例如政府为每月照看婴幼儿的老年人购买保健或健康指导服务。此外，街道社区应加强对"老漂族"的关心关爱，协助其构建人际关系网络、解决个人难题，比如为需要做独生子女父母奖励金领取验证的老年人提供报纸或报纸购买渠道。也可以通过"银龄行动"项目提高京漂老年人的社会参与度，在服务社会的同时也能提高他们的本地归属感。应将社区层面的"一老一小"活动场所建设纳入城市建设总体规划，为"老漂族"创造交流互动、散步遛娃的物理环境。

---

① 《习近平在河北承德考察时强调 贯彻新发展理念弘扬塞罕坝精神 努力完成全年经济社会发展主要目标任务》，《人民日报》2021年8月26日。

（三）加强福利政策宣传，增进"老漂族"对相关政策的了解

"老漂族"对相关福利政策的感知程度低，一方面是缺乏了解政策的相关渠道，往往是听其他老年人说，而其朋友圈又比较有限；另一方面是缺乏政策解读能力。我们认为可以发挥社区这个主阵地的作用，指派社区工作人员加大对"老漂族"享有福利权利的宣传和推广，通过社区组织知识讲座、智能手机使用、相关 App 及小程序操作指导等活动，提升他们对政策的了解程度并实际协助他们完成相关福利项目办理。

健康服务篇

Healthy Service

B.6
中国公立医院高质量发展
研究报告（2010~2021年）

崔月颖　王溪　程久　冯芮华*

摘　要： 我国公立医院已经进入高质量发展时期，在构建高水平公立医院
网络、加强临床专科建设和科研攻关、推进医疗服务模式创新、
改革人事薪酬分配制度，以及持续深化医疗服务价格和医保支付
方式改革等方面，取得了积极进展和显著成效。同时，仍然存在
医疗卫生服务体系条块协同性不强、公立医院补偿机制尚未全面
建立、基于价值的战略购买机制尚未健全、临床专科能力发展不
平衡不充分等突出问题。未来须在完善公立医院补偿机制、改革
医保支付方式、健全公立医院薪酬制度和加强公立医院精细化管

---

* 崔月颖，中国医学科学院医学信息研究所副研究员，主要研究方向为卫生经济与卫生政策；
王溪，中国医学科学院医学信息研究所研究实习员，主要研究方向为卫生经济与卫生管理；
程久，中国医学科学院北京协和医学院在读研究生，主要研究方向为卫生经济；冯芮华（通
讯作者），博士，中国医学科学院医学信息研究所副研究员，主要研究方向为卫生经济与卫
生政策。

理方面下功夫见实效。

关键词： 公立医院 高质量发展 新医改

我国从 2010 年开始启动公立医院改革试点，2017 年由"局部试点"发展到"全面推开"，由"单项突破"发展到"全局推进"，改革持续深化（见图 1）。2018 年底启动现代医院管理制度改革试点工作，用制度巩固和扩展 10 余年公立医院综合改革发展成果。2021 年，为了更好地满足人民群众对健康的需要，我国先后发布了《国务院办公厅关于推动公立医院高质量发展的意见》《公立医院高质量发展促进行动（2021-2025 年）》《公立医院高质量发展评价指标（试行）》，公立医院迎来转变发展方式、运行模式，推动质量变革、体系变革、效能变革、动力变革的重要机遇期。

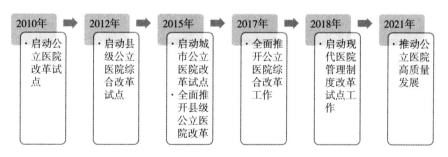

图 1 中国公立医院改革进程（2010~2021 年）

资料来源：作者整理。

一 进展与成效

（一）构建公立医院发展新体系

加强顶层设计，着力构建以国家级医学中心和国家级、省级区域医疗中

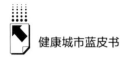

心为骨干，高水平市级和县级医院为支点，紧密型城市医疗集团和县域医共体为载体的高水平公立医院网络，发挥协同作用，推动我国医疗服务体系实现高质量发展。

一是注重发挥国家医学中心和区域医疗中心的引领和辐射作用。加速推动优质医疗资源扩容下沉和区域均衡布局，让优质医疗资源加速向人民群众延伸。依托现有资源，对国家医学中心和区域医疗中心进行规划设置和布局建设，重点开展疑难重症疾病诊断治疗技术攻关，促进医学科技的创新和成果转化，实施高层次医学人才培养，从而引领和带动全国医疗水平整体提升。强化市级医院能力建设，突出省级高水平医院的龙头带动作用，规划并遴选建设一批省级区域医疗中心。2023年《政府工作报告》指出，截至目前，我国已设置 13 个专业类别的国家医学中心和 76 个国家区域医疗中心。[1]

二是注重发挥县级医院的基础性作用。开展"千县工程"县医院综合能力提升工作，支持县级医院争创三级医院，加强县级医院以人才、技术、重点专科为核心的医疗卫生服务能力建设，推动县级医院发挥基础性作用。根据第三方评价结果，2020 年 700 多家县医院已具备三级医院的医疗水平[2]，《"千县工程"县医院综合能力提升工作方案（2021-2025 年）》进一步指出，2025 年全国至少 1000 家县医院达到三级医院医疗服务能力水平。

三是注重发挥整合型医疗服务体系的协同作用。建设紧密型城市医疗集团和县域医共体，提高辖区内整体医疗水平，基本实现"大病不出区""大病不出县"。2019 年在全国启动紧密型县域医共体建设试点，促进分级诊疗制度形成，目前已覆盖 800 多个县（市、区），试点地区县域内住院人次占

① 《最全！一图读懂 2023 年〈政府工作报告〉》，中国政府网，http：//www.gov.cn/xinwen/2023-03/05/content_5744713.htm。

② 《关于政协十三届全国委员会第四次会议第 3194 号（医疗体育类第 226 号）提案答复的函》，国家卫生健康委员会网站，http：//www.nhc.gov.cn/wjw/tia/202202/a5157f9c0fcb45a59583de63a68af9be.shtml。

比78%，县域内就诊率90%，分别比2019年提高了2.5个和6个百分点，县域内居民就医需求得到进一步满足。[①] 2023年2月，国家卫健委在各省份选择2~3个设区的市（直辖市的区），开展紧密型城市医疗集团建设试点工作。

（二）引领公立医院发展新趋势

加强临床专科建设和科研攻关。"十二五"和"十三五"期间，中央财政从人才培养、临床诊疗技术研发和关键设备购置等方面支持了覆盖全国31个省（自治区、直辖市）和新疆生产建设兵团300余家三级医院的1700余个临床重点专科建设项目，我国临床专科能力得到快速提升，特别是儿科、重症医学、麻醉等薄弱专业得到加强。为进一步促进医疗卫生服务体系高质量发展，"十四五"期间，我国推动实施临床重点专科"百千万工程"，由中央财政带动地方投入，从国家、省、市（县）不同层面，分级分类建设临床重点专科。紧密结合国际医药卫生科技前沿趋势和发展动态，重点支持相关学科开展再生医学、精准医疗、脑科学、人工智能、生物医学等领域的创新，在"卡脖子"关键核心技术上取得一定突破。面向人民生命健康，我国已经建立了50个国家临床医学研究中心，聚焦重大疾病和重点人群，推动前沿技术研发和转化应用，加快实现生物医药高水平科技自立自强。为进一步加强医学科技创新体系建设，2021年开展第五批国家临床医学研究中心申报和认定工作。

推进医疗服务模式创新。我国持续推广多学科诊疗、预约诊疗、优质护理服务、日间手术、临床路径管理和分娩镇痛等一系列改善医疗服务和患者就医体验的举措。截至2022年9月，预约诊疗服务已覆盖全国50%二级以上公立医院，4800多家医院能够提供分时段精准预约诊疗。2000多家医院能够提供多学科诊疗服务模式。大约60%的三级公立医院和36%的二级公

---

① 《国家卫生健康委员会2021年11月30日新闻发布会文字实录》，国家卫生健康委员会网站，http://www.nhc.gov.cn/jws/s7873/202111/acad55e5403c49a385d4d1d556f348aa.shtml。

立医院开展了日间手术，日间手术模式有效地缓解了"住院难"和"手术难"问题。[①] 大力推进智慧医院建设，着力加强电子病历、智慧服务、智慧管理"三位一体"的智慧医院建设和医院信息标准化建设。大力推动"互联网+"医疗服务，截至2022年上半年，全国已建成1700多家互联网医院，远程医疗协作网已覆盖所有地级市的2.4万余家医疗机构。[②]

（三）激活公立医院发展新动力

改革人事薪酬分配制度。2021年，人社部等5部门印发的《深化公立医院薪酬制度改革实施方案》，重申"两个允许"要求，规范薪酬总量管理，提高医务人员薪酬水平，全面推进公立医院薪酬制度改革。整体上看，全国公立医院人均工资水平稳步提高（见图2）。公立医院人员经费支出占业务支出的比重总体上也呈现上升趋势，由2009年的25.5%提高到2021年的41.1%，基本实现改革之初设计的40%的目标（见图3）。改革和创新人事管理，2016年开始试点推行编制备案制管理，变编制管理为人员使用控制数管理，事业单位性质和公益属性保持不变。2021年推行卫生专业技术人员职称制度改革，完善人才评价机制，选择三级医院试点开展高级职称自主评审。公立医院落实总会计师制度，强化医院财务和预算管理。

持续深化医疗服务价格和医保支付方式改革。为持续优化医药费用结构，改善医疗服务项目比价关系，根据国家医保局2021年、2022年先后印发的《深化医疗服务价格改革试点方案》《关于进一步做好医疗服务价格管理工作的通知》指示精神，2022年扎实开展医疗服务项目价格编制工作，在全国范围内全面建立医疗服务项目价格项目动态调整机制，30个省份已经完成了2022年度的价格调整评估工作，其中有12个省份，还有5个省份

---

① 《国家卫生健康委员会2022年9月28日新闻发布会文字实录》，国家卫生健康委员会网站，http://www.nhc.gov.cn/xcs/s3574/202209/5ded50a3e2aa4fce9e6937b7ec5f90c6.shtml。

② 《关于政协第十三届全国委员会第五次会议第02428号（医疗卫生类221号）提案答复的函》，国家卫生健康委员会网站，http://www.nhc.gov.cn/wjw/tia/202209/5843ceaa983a44cebeafe6af8c438908.shtml。

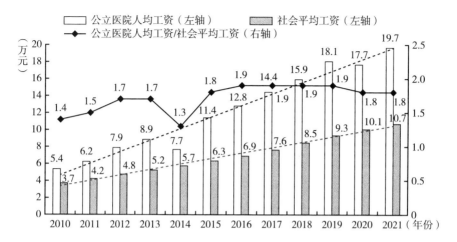

图2 2010~2021年公立医院平均工资水平与社会平均工资水平比较

资料来源：2011~2022年《中国卫生健康统计年鉴》；2011~2022年《中国统计年鉴》。

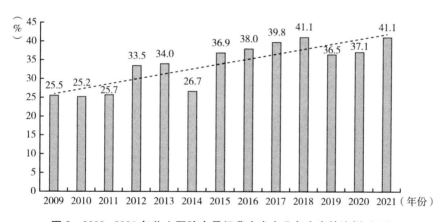

图3 2009~2021年公立医院人员经费支出占业务支出的比例（%）

资料来源：2010~2022年《中国卫生健康统计年鉴》。

的部分地市，经过评估已具备调价启动条件。不断充分发挥基本医保的基础性作用，强化医保基金收支预算，建立以按病种付费为主，按人头付费、按服务单元付费等复合型付费方式，逐步减少按服务项目付费。在试点基础上，2021年开展《DRG/DIP支付方式改革三年行动计划》，到2025年底，实现符合条件的开展住院服务的医疗机构全覆盖。2022年，206个统筹地区实现 DRG/DIP 支付方式的实际付费，覆盖了 52% 的定点医疗机构和 78% 的病种，按 DRG/DIP 付费的医保基金支出占医保基金住院支出比例达到 77%。① 公立医院医疗收入结构持续优化，药品收入占比不断下降，2021 年降到 29.4%，医疗服务收入（不含药品、耗材、检查、化验收入）占比稳步提高，2021 年达到 42.4%，可支配医疗收入（不含药品、耗材收入）占比提高到 56.1%，如图 4 所示。

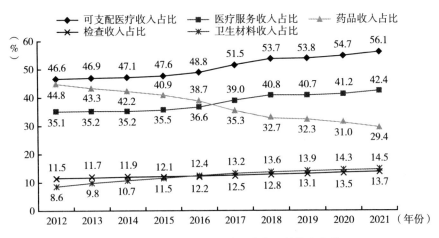

图 4　2012~2021 年公立医院医疗收入结构变化情况

资料来源：2013~2022 年《中国卫生健康统计年鉴》。

二　问题和挑战

（一）医疗卫生服务体系条块协同性不强

我国医疗卫生资源"倒三角"配置的结构性失衡问题日趋严峻，三级医院规模不断扩张，逐渐成为优质医疗资源的聚集地，详见图 5。尽管积极

---

① 《2022 年医疗保障事业发展统计快报》，国家医疗保障局网站，http://www.nhsa.gov.cn/art/2023/3/9/art_ 7_ 10250. html。

开展紧密型县域医共体和城市医疗集团建设，但是医疗卫生服务体系碎片化和整合不足问题依然存在，尚未完全建立分级、分层、分流的诊疗体系，分级诊疗效果不明显，大医院人满为患，小医院门可罗雀，尚未建立起有效的合作协同机制，分级诊疗内生动力不足，详见图6。次均门诊和住院费用不断上涨，医疗卫生资源利用效率低下，详见图7。

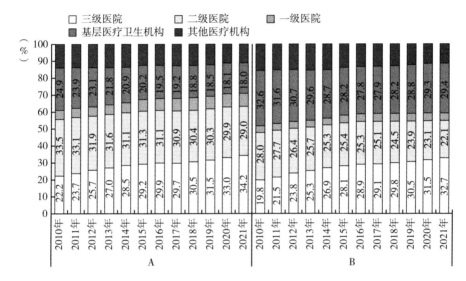

图5　2010～2021年床位数（A）和卫生技术人员数（B）
在不同层级医疗卫生机构之间的分布

（二）公立医院补偿机制尚未全面建立

一般而言，取消药品耗材加成后减少的合理收入，原则上通过提高部分医疗服务价格补偿80%，财政投入补偿10%，医疗机构通过加强成本控制自行消化10%。[1] 从实际情况来看，近几年来尽管各省份均动态调整了医疗服务价格，但是调整项目和幅度较为有限，医疗服务价格调整不到位，医疗服务收入占比提升幅度不高，2017～2021年，提高3.4个百分点。另外，政

---

[1]　Xu J., Jian W., Zhu K., Kwon S., Fang H., "Reforming Public Hospital Financing in China: Progress and Challenges", *BMJ*, 2019, 365: 14015.

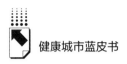

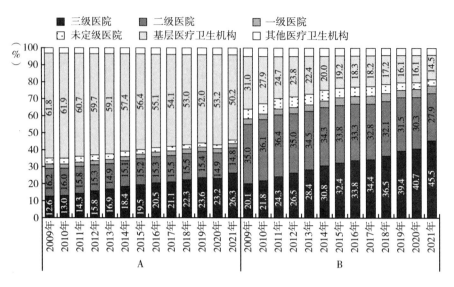

**图6 2009~2021年诊疗人次（A）和入院人次（B）
在不同层级医疗卫生机构之间的分布**

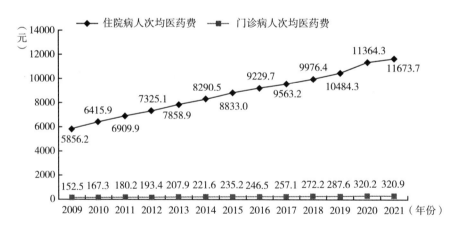

图7 2009~2021年公立医院门诊病人和住院病人次均医药费

府对公立医院实行六项补助政策，定项但不定量定时，并且财政投入与公立
医院编制数量挂钩，财政投入上升幅度有限①，如图8所示。在支付方式改

---

① National Health Commission, *China's Health Statistics Yearbook 2021*, Peking Union Medical College
Press, 2021.

革尚未成熟的情况下，一定时期内医疗服务价格调整和政府投入增加还不足以补偿公立医院药品耗材"零加成"带来的收入缺口，医院收入下行压力较大。[①]

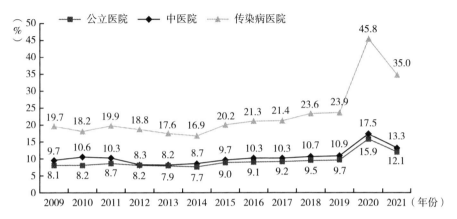

图8 2009~2021年公立医院、中医院和传染病医院财政拨款收入占总收入的比例

（三）基于价值的战略购买机制尚未健全

虽然实行总额预算管理，但是会发生费用转嫁，增加病人的自付费用负担。按病种支付方式改革覆盖面有限，虽然有一定的控费作用，其本质还是基于医疗服务量的付费（pay-for-volume），有待于按价值支付（pay-for-value）的实施。由于卫生服务体系和信息系统的碎片化，捆绑支付方式（bundled payment）难以实行。公立医院人员编制和财政补助挂钩，按照编制数拨款的弊端日益凸显。

（四）临床专科能力发展不平衡、不充分的矛盾依然突出

一方面，专科医疗资源分布不平衡。从区域分布来看，优质专科医疗资源主要分布在经济发达的省份及省会城市，而中西部及非省会城市的专科医

---

① Winnie Yip, Hongqiao Fu, Angela T. Chen, et al., "10 Years of Health-care Reform in China: Progress and Gaps in Universal Health Coverage", *Lancet*, 2019, 394: 119-204.

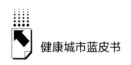
疗服务能力发展不足。在专科层次上，部分专科医疗机构基础薄弱，发展缓慢，医疗质量和技术水平整体不高，无法满足人民群众的卫生健康需求，尤其是康复、病理、精神、儿科等专业。另一方面，医学前沿跟踪不够，缺乏在关键技术领域取得突破的能力，无法跻身于国际一流行列，尤其是在解决新发重大卫生健康问题方面，缺乏足够的能力，集中表现在神经系统疾病、恶性肿瘤、心血管系统疾病、传染病等相关专业方面。

三 政策建议

（一）完善公立医院补偿机制

深化医疗服务价格改革，建立科学合理的医疗服务价格动态调整机制，明确价格调整的启动条件和约束条件，落实落细"腾空间、调结构"，抢抓窗口期，及时启动价格调整。建立并完善常态化、制度化药品耗材集中带量采购机制，持续扩大采购范围，贯彻落实好集中带量采购药品耗材医保资金结余留用政策。[1] 强化政府投入责任，全面落实政府对公立医院的六项投入政策，建立公立医院政府投入动态增长机制，促进和引导公立医院全面回归公益性。创新完善公立医院编制管理，推动实施"以事定费""购买服务""专项补助"相结合的政府投入方式，引导其进一步提高医疗卫生服务效率和水平。加强对财政性资金使用的监管和考核，充分发挥财政性资金在加强居民健康管理、强化公共安全保障、促进公立医院高质量发展、推进分级诊疗、降低医疗费用等方面的激励、引导、约束作用。

（二）改革医保支付方式

发挥医保支付的杠杆作用，推行多元支付方式改革，构建以促进健康为导向的医保支付机制。实行紧密型医疗集团或县域医共体医保基金总额付

---

[1] 韩芳桂：《新医改背景下公立医院补偿机制创新探析》，《中国总会计师》2022年第5期。

费，也可探索将医保资金、基本公共卫生经费、财政补助和药品零差率补助资金统一打包支付，建立"统一预算、总额包干、合理超支分担、结余留用"机制，结余留用的医保资金纳入医疗服务性收入，形成医联体内部统一的利益导向，促进医疗资源下沉和医疗服务模式转变。有条件的地区对中医病种和慢性病分别探索按价值支付和捆绑支付。

（三）健全公立医院薪酬制度

进一步完善公立医院薪酬水平决定机制、薪酬水平和总量核算方法，提高公立医院医务人员薪酬水平。进一步优化公立医院医务人员薪酬结构，将固定薪酬占比提高到60%以上。完善公立医院医务人员薪酬支付方式，建立与医疗收入完全脱钩的岗位薪金制或者年薪制，最大限度地发挥和协调薪酬的激励和保障功能。拓宽公立医院薪酬制度改革经费渠道，做大做强公立医院薪酬存量和增量所需经费。

（四）加强公立医院精细化管理

按病种支付等支付方式改革后，在保证医疗服务质量和安全的前提下，如何加强成本核算和成本控制是诸多医院面临的挑战。科学、精准核算科室成本、医疗服务项目成本、床日成本和病种成本，充分发挥成本核算在成本控制、医疗服务定价以及绩效评价等方面的功能，是推动公立医院高质量发展的必然要求。以收支结余提成和医疗项目点值为主的医院内部绩效考核和薪酬分配模式已经无法适应按病种支付等新医改形势。应建立充分体现工作量、医疗项目风险难度系数、病种风险难度系数、成本控制的绩效激励机制。

B.7
妇幼健康服务发展
研究报告（2017~2022年）
——以连云港市为例

罗贤标　孙芹*

摘　要： 2017~2022年，连云港市以提高出生人口质量、保障母婴安全、促进全生命周期生殖健康为目标，坚持政府主导、政策引领、创新模式、项目带动，启动实施"健康宝贝""健康妈妈""健康生殖"三大工程，坚持预防为主、防治结合，构筑起全方位、全生命周期的妇女儿童健康屏障。工程实施以来，全市出生缺陷综合防治能力明显提升，孕产妇死亡率、婴儿死亡率控制在低位水平，全生命周期生殖健康得到关注与保障。在持续优化妇幼卫生健康服务工作的过程中，连云港市应在现有基础上不断拓展工作路径、深化工作内涵，逐步提升妇幼健康服务水平。

关键词： 妇幼健康　健康服务　连云港市

在我国，妇女儿童占总人口的三分之二。儿童是未来的栋梁，而母亲是栋梁的培育者。保护妇女儿童的身心健康，关系到整个中华民族素质的提高，关系到健康中国建设目标的实现，更关系到中国式现代化新实践。

---

* 罗贤标，连云港市爱国卫生运动委员会办公室常务副主任，公共卫生硕士，主管医师，主要研究方向为健康连云港建设；孙芹，连云港中医药高等职业技术学校教师，副教授，硕士，副主任医师，主要研究方向为预防医学、卫生保健。

连云港市地处江苏省东北端，土地总面积 7615 平方千米，2022 年末全市常住人口 460.05 万人，其中城镇常住人口 290.22 万人。目前连云港市女性人口 226.4 万人，0~14 周岁人口 98.4 万人。目前全市医疗卫生机构总数 2729 个，其中医院 92 个，基层医疗卫生机构 2604 个，三甲妇幼保健院 1 个，三级儿童医院 1 个，妇幼保健院（所、站）8 个。①

本文对 2017 年以来连云港市实施"健康宝贝""健康生殖""健康妈妈"三大工程以来的工作情况进行了分析，总结经验、梳理问题、思考举措，不断提升妇幼卫生健康服务水平，助力健康连云港建设。

一 连云港市妇幼健康主要指标现状

婴儿死亡率、孕产妇死亡率和 5 岁以下儿童死亡率是重要的健康指标，也属于健康城市 42 项评价指标。产前检查率、产后访视率、孕产妇系统管理率和 3 岁以下儿童系统管理率是反映妇幼健康水平的直观指标。近年来，随着连云港市不断强化妇幼健康服务措施，妇幼健康指标水平显著提升。

（一）婴儿死亡率、5岁以下儿童死亡率

婴儿死亡率与妇幼保健事业密切相关，是反映社会经济及卫生状况的一项敏感指标。近年来，连云港市婴儿死亡率和 5 岁以下儿童死亡率均保持在较低水平，2022 年分别降至 2.57‰、4.24‰。国家和连云港市 2017~2021 年婴儿死亡率和 5 岁以下儿童死亡率变化趋势见图 1、图 2。

（二）孕产妇死亡率

从孕产妇死亡率来看，连云港市 2017~2022 年连续 6 年保持在较低水平，2022 年全市孕产妇死亡率为 7.44/10 万。国家和连云港市 2017~2021 年孕产妇死亡率变化趋势见图 3。

---

① 本报告数据均来自连云港市卫生健康委员会网站。后不赘述。

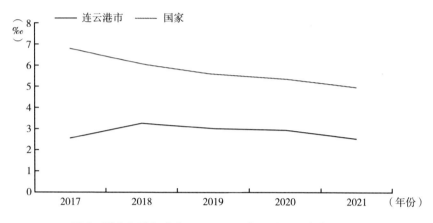

图1 国家和连云港市 2017~2021 年婴儿死亡率变化趋势

资料来源：本报告图表数据均为根据连云港市卫生健康委员会网站所公布数据整理所得。后不赘述。

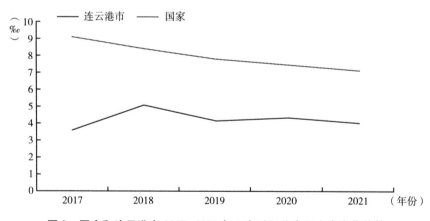

图2 国家和连云港市 2017~2021 年 5 岁以下儿童死亡率变化趋势

（三）产前检查率和产后访视率

2017~2021 年，全市产前检查率和产后访视率均保持在较高的水平。国家和连云港市 2017~2021 年产前检查率和产后访视率变化趋势见图4。

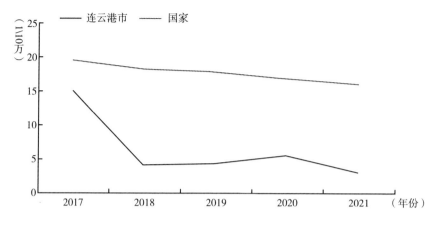

图3 国家和连云港市2017~2021年孕产妇死亡率变化趋势

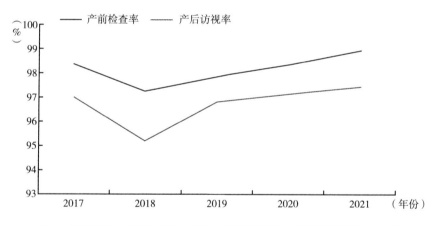

图4 国家和连云港市2017~2021年产前检查率和产后访视率变化趋势

（四）住院分娩率和系统管理率

提高住院分娩率对于降低贫困地区孕产妇死亡率具有十分重要的意义，多年来全市住院分娩率均为100%。孕产妇系统管理是我国基本的公共卫生服务措施，是增强妇幼卫生保健意识、促进人口健康、降低母婴死亡风险的重要措施，对于我国人口整体素质的提高有重要意义。同样，不断提升3岁以下儿童系统管理率对发现的疾病能及时给予科学有效的治疗，从而提高婴幼儿的健康水平。2017年以来，全市孕产妇系统管理率和3岁以下儿童系统管理率均保持在较高水平。2022年全市0~6岁儿童眼保健及视力检查覆盖率97.48%，2021~2022学年在园儿童视力筛查覆盖率100%。2017~2021年连云港市孕产妇系统管理率和3岁以下儿童系统管理率变化趋势见图5。

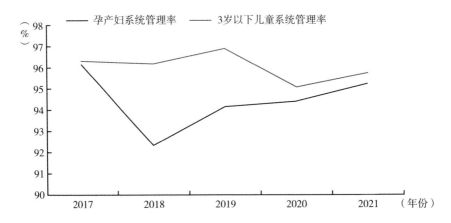

图5　2017~2021年连云港市孕产妇系统管理率和3岁以下儿童系统管理率变化趋势

二　连云港市妇幼健康服务情况

近年来，连云港市先后实施"健康宝贝""健康妈妈""健康生殖"妇幼健康三大工程，着力保障母婴安全，促进全生命周期生殖健康。随着"三大工程"覆盖面的扩大及服务项目的增加，越来越多的连云港家庭能够享受到这项"健康红利"。

（一）实施"健康宝贝工程"

2017年底，连云港市政府印发《连云港市"健康宝贝工程"实施方案》，连续多年将该工程纳入全市民生实事项目。"健康宝贝工程"实施以来，服务对象逐步覆盖至全市常住人口，聚焦常见多发、可筛可治、费用可控的重点病种，实行"财政主导、医保支撑、部门补助、群众共担"，将免费服务项目从"6+3+3"拓展至"6+X"，形成覆盖城乡居民、兼顾普通人群与高危人群、涵盖出生缺陷三级预防及干预措施的系统工程。全市通过评审共设立了 123 家筛查采血机构、4 家产前筛查机构、1 家产前诊断中心和新生儿疾病筛查中心、8 家先天性心脏病诊断机构和 1 家治疗机构、1 家听力障碍诊治中心和儿童结构异常诊疗中心，整合筛查、诊断、治疗及康复资源，推进落实出生缺陷三级预防措施，构建覆盖全市的综合防治体系。

"健康宝贝工程"实施以来，已为连云港市近 14 万名孕妇发放免费券39 万张，完成各类筛查、诊断等 43.5 万余例，累计为群众减免费用达8236.58 万元，共有 170 名染色体异常、1139 名结构异常、50 名遗传代谢病、113 名听力障碍、524 名先天性心脏病患儿被及时确诊并干预，为社会和家庭减轻经济负担。特别是针对筛查出的风险人群开展针对性诊治、随访等服务，获得了群众的一致好评。目前，连云港市孕妇产前筛查率不断提升，新生儿疾病筛查率稳定在 98% 以上。

（二）实施"健康妈妈工程"

2017 年，连云港市出台《"健康妈妈工程"实施方案》，将"健康妈妈工程"列入全市"十三五"妇女儿童发展十大项目，并纳入《健康连云港"2030"行动规划》和《连云港市"高质发展、后发先至"三年行动计划》。强化项目管理，持续加大投入，推动工程顺利开展，进一步夯实母婴安康基础。

连云港市坚持政府推动，城乡统筹，将"两癌"免费筛查纳入政府民生实事，项目启动至今已为 120 余万适龄妇女提供了免费两癌筛查，治疗了3000 余名癌前病变及癌症患者。不断完善信息化管理，2018 年连云港市在全省率先开展"两癌"检查现场无纸化录入，实现了信息化管理和数据监控，有效提升了数据完整性和真实性。2022 年率先实现人工智能宫颈细胞学实验室筛查结果和省平台的自动传输，全市 13 万份 TCT 检测结果实现了自动上传。完成全市"两癌"检查项目 18.3 万份的 TCT 检测，阳性率

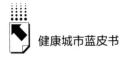

6.3%，最终宫颈癌和癌前病变的检出率为 535/10 万，阳性率和检出率位居全国前列。优化项目管理制度和流程，培训、考核、质控等工作覆盖全部县区筛查机构，通过市、县、乡"2+2+2"追访模式、物流及电子化等创新措施有效提升转诊率，加强阳性病例追踪随访，有效提升了"两癌"筛查阳性病例管理率。

（三）实施"健康生殖工程"

2019 年，连云港市实施"健康生殖工程"七彩行动（2019~2025 年），围绕全人群、全生命周期开展健康生殖系列活动，旨在进一步提升生殖健康服务的科学性、针对性、有效性，提高群众生殖健康知识水平及自我管理能力。针对不同人群的不同生命周期，连云港市开展了具有妇幼特色的生殖健康服务。具体内容见表 1。

表 1　连云港市实施"健康生殖工程"七彩行动

主题	内容
儿童期"呵护萌芽'绿色'行动"	注重儿童内分泌、心理生理问题早诊早治及中医内调外治
青春期"青春无悔'青色'行动"	重点开展青少年性保护教育、青春期心理保健、普及生殖健康知识
孕前期"静待花开'红色'行动"	重在联合民政开展一站式免费婚孕检，普及优生优育知识
孕产期"平安妈咪'粉色'行动"	着重强化孕期管理，提高早孕建卡率和孕期健康管理率，规范产后康复
节育期"温馨关怀'紫色'行动"	免费提供避孕节育服务，开展流产后关爱，拓展"两癌"检查项目，推广中医适宜技术
更年期"宁静中年'蓝色'行动"	重在引导机构开设更年期专科门诊
老年期"爱伴夕阳'金色'行动"	关注老年期女性预防保健，重点预防妇科肿瘤等常见病，关注老年男性生殖健康

成立市级人工智能宫颈癌防治技术中心，宫颈癌阳性病例检出率创历史新高；建设全省首家市级"两癌"项目培训基地和质控中心，实现筛查机构与检查环节的培训、质控全覆盖；市妇幼保健院获批成为连云港市宫颈乳腺病防治中心，打造三级预防专科建设；2021 年在全省率先开展未成年初

中女生免费 HPV 疫苗接种，"两癌"项目被纳入市政府民生实事项目。全市妇女宫颈癌和乳腺癌防治意识明显增强。

通过开展妇幼健康"三大工程"，连云港市着力补齐妇幼保健服务短板，有效增强了妇幼保健机构的服务能力，出生缺陷防治服务体系不断完善，母婴安全保障网络持续加强，全生命周期服务理念深入人心，形成了促进卫生健康事业发展、提升卫生健康部门形象的示范效应。同时，孕产妇早孕建卡率和健康管理率得到稳步提升，高危孕产妇管理日益规范，有效降低了孕产妇和婴儿死亡率，形成了破解孕产妇健康管理难题、提升妇幼项目内涵质量的带动效应。

三　连云港市妇幼健康服务工作启示

妇幼健康工作涉及千家万户的幸福生活，更关系到广大人民群众的身体健康，在推进妇幼健康服务工作时，连云港市秉持以人民健康为中心的理念，扎实完成各项重点工作任务。

（一）坚持政府主导、部门联动

在实施健康宝贝、健康妈妈、健康生殖"三大工程"的过程中，连云港市政府高度重视，出台实施方案并组织实施，将其纳入妇女儿童发展规划的实事项目之一予以推进。在财政资金紧张的情况下拨付专项经费推进妇幼健康服务工作。其他相关部门通力配合，齐心协力推进各项惠民政策。"健康宝贝工程"的 12 个服务项目中只有高危人群 3 个项目需要个人承担部分费用，其余都由政府买单，普通人群项目中原有 6 个项目按照原有项目方案执行，费用由各级财政承担，为个人免费项目；新增的 3 个项目按照物价局收费标准，由社保和各级财政共同分担，为个人免费项目。高危人群项目由社保、市区财政、市残联、市妇幼保健院和群众共同分担，为部分补助项目。

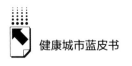

（二）坚持体系建设、提升能力

连云港市采取"分片包干、包干到户"的策略，划定责任片区，县区全部建成市级孕产妇和新生儿危急重症救治中心，全市共建成省级中心 2 个，市级中心 12 个，县级中心 2 个，实现了中心辖区全覆盖。各中心通过建立专科联盟、会诊、转诊等双向协作关系，建立"横向到边、纵向到底、立体交叉"的救治网络，救治专家组、血站、救治中心、助产机构在市救治指挥中心调度管理下，覆盖所有助产机构。全面开展全市层面的业务培训，实现理论、技能考核全员覆盖，连云港市逐步完善妇幼健康质控工作，环节涵盖项目实施全过程。连云港市构建了市、县、乡三级机构转诊体系，转诊工作实现信息化，为确保标本转运质量，实行高效便捷的物流化转运。开展市、县、乡三级追访模式，有效提升患者依从性和项目转诊率。整合资源，将群体筛查与个体诊疗相结合、临床与保健相结合，按照三级综合防治体系成立宫颈疾病诊疗中心，将健康教育渗透在宫颈癌疫苗、筛查与治疗各项工作中，三级预防工作相互渗透，紧密结合。

（三）坚持创新方式、提升效果

优化妇幼健康服务方式，在实施出生缺陷预防工程中，打造"两个平台"，创新防控模式。一是打造"健康宝贝工程"信息化平台。依托全省妇幼健康信息系统开发建设"健康宝贝工程"模块，在原有基础上进一步优化群众领取"健康宝贝工程"电子券流程，简化审核手续，提高资金结算速度，宣传出生缺陷防治内容，实现电子券线上申领、发放、使用、管理和信息统计的全流程一体化管理，既方便了群众享受惠民政策，也提升了信息化管理水平。二是打造"一站式"免费婚、孕检平台。在全省率先推进"一站式"免费婚、孕检平台建设，在各县区成立了由妇幼保健机构与婚姻登记中心合作的一站式免费婚、孕检机构，实行"婚姻登记、婚检、孕前检查、叶酸发放"一站式服务，有效避免了孕前出生缺陷防控机构多、层级多、流程复杂的问题，提升了项目服务质量，孕前检查任务完成率

100%。实现产前筛查和新生儿疾病筛查愿筛尽筛全覆盖，建立并推广涵盖多层面、长期可持续性的出生缺陷防控新型惠民体系。

（四）坚持综合防控、重在预防

连云港市着力整合全市资源，提升宫颈癌筛查项目质量，加强宫颈病专科诊疗服务能力建设，打造宫颈癌三级预防体系建设。一是强化健康教育。编写了生殖健康系列教材，发布"七彩行动"动漫视频和LOGO，成立了7个专家小组，建立"七色鹿"公益专家团队，定期开展宣教活动，每年宣教覆盖人群达10余万人。二是强化HPV疫苗接种。开设宫颈癌疫苗门诊，鼓励医疗机构完善宫颈癌三级预防措施，在疾控中心指导下开展疫苗接种工作，不断加大疫苗接种力度，接种信息全部录入省预防接种管理平台，至今已接种1.8万余人。三是强化宫颈癌筛查。每年参加"两癌"检查项目的宫颈癌筛查人数约为13.5万人，职工体检人数约为4万人。连云港市自2009年开始开展"两癌"检查项目，至今已建立了完善的市县乡筛查体系、完整的管理模式和优质的质控体系，筛查阳性率为291/10万。

四　连云港市妇幼健康服务工作展望

连云港市在着力推进妇幼健康服务工作中取得了一些成绩，但更需要关注工作短板和弱项，虽然孕产妇死亡率等指标保持在较低水平，但是指标水平还有起伏；通过筛查等手段发现妇幼"两癌"，但是基层的诊治能力亟待提升；面对庞大的妇幼服务群体，全市妇幼服务体系还不够完善，信息化水平仍有待提升。

上述问题要在下一步工作中予以解决。

一是着力提升妇幼健康医疗救治能力，以培养学科带头人和建设重点专科为抓手，通过自主培养、引进人才、外送锻炼等多种形式，不断提升孕产妇、婴幼儿的危急重症医疗救治能力，不断降低孕产妇死亡率、婴儿死亡率和5岁以下儿童死亡率等。

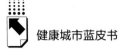

二是着力提升妇幼健康信息系统水平，依托全民健康信息平台强化技术支撑，实现孕产妇、婴幼儿、儿童等卫生健康信息全市一体化共享，实现各级各类医疗机构能及时全面了解健康信息，为后续的健康服务提供科学依据，实现"信息多跑路、患者少跑路"。

三是着力提升妇幼健康服务体系建设，以市妇幼保健院为龙头单位，有计划、有步骤地建设若干个区域性妇幼健康服务阵地，以远程会诊为抓手强化妇幼健康服务体系纵向建设，让基层老百姓真正享受到全市高质的妇幼健康服务。

四是着力提升创新能力，通过应用人工智能宫颈细胞学检测和乳腺超声技术，提升宫颈癌和乳腺癌的早诊早治率，提高诊断准确性并缓解医疗资源紧张的问题，开发连云港市宫颈癌和乳腺癌综合防控信息系统，构建"防—筛—诊—治—康"五位一体的综合防治服务模式，有效提升综合防控能力。

五是着力加大党委和政府推进力度，以健康连云港妇幼健康行动为抓手，分解细化建设工作事项，强化党委和政府主体责任，加大推进力度，确保序时实现工作目标。

健康文化篇
Healthy Culture

B.8

北京中医药文化传播的
经验、问题及对策*

王志伟　袁有树　贾　暄**

摘　要： 北京市首创"冬奥+中医药"文化传播新模式，建设面向基层的中医药健康文化"本草小象馆"，推进"中医药文化进校园"取得实效，打造"地坛中医药健康文化节"品牌，开展面向海外华侨华人的"中医药四季大会"，充分发挥了中医药文化引领作用。今后需要做好以下几个方面的工作：强化政府部门间联动，形成中医药文化传播合力；鼓励专家发挥专业优势，助力中医药文化高水平传播；搭建符合受传者特点的中医

* 本文为北京市社会科学基金决策咨询类重点项目"健康北京建设背景下中医药文化传播路径及实施成效研究"（项目编号：22JCB037）的阶段性成果。

** 王志伟，博士，北京中医药大学国家中医药发展与战略研究院常务副院长，教授，主要研究方向为中医药管理、医院管理、医疗保障；袁有树，北京中医药大学国家中医药发展与战略研究院科研助理，北京中医药大学中医学院中医学专业博士研究生，主要研究方向为中医药管理；贾暄，北京中医药大学国家中医药发展与战略研究院科研助理，北京中医药大学管理学院社会医学与卫生事业管理专业硕士研究生，主要研究方向为医院管理。

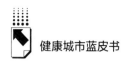
药文化传播矩阵，有效提高受传者对中医药文化信息的鉴别能力；加大对中医药文化精髓的宣传力度，推进中医药文化精准化个性化传播；优势互补，创新中医药文化传播形式，有效提高中医药文化传播团队专业素养；建立中医药文化素养分类调查与评价体系，完善"中医药文化进校园"实施成效评价体系。

关键词： 中医药　文化传播　健康文化　北京

北京市作为中医药发展的首善之都，应积极发挥中医药文化引领作用，全力构建中医药文化高地，逐步增强首都中医药文化对全国的辐射效应。但是，对照将北京建设为全国文化中心的战略定位，中医药文化传播的贡献度还有待进一步提升。本文在充分调研的基础上，总结首都中医药文化传播的经验亮点，明晰中医药文化传播的卡点难点，进而提出具有针对性的对策建议，以期更好地推动首都朝着世界历史文化名城、世界文脉标志阔步迈进。

一　北京中医药文化传播发展现状

在我国建设社会主义文化强国的战略背景下，北京市科学规划建设全国文化中心的发展目标和发展路径，加快建设中国特色社会主义先进文化之都，为加快首都中医药文化传播、促进中医药文化创新性发展和创造性转化提供了良好条件。

（一）拓展中医药文化传播形式

1. 推动中医药健康文化数字化传播

推动建设适合于当代社会现状和公民特征的中医药文化传播途径，有助于中医药科学在提高人类健康水平的道路上发挥更关键的作用。① 从 2019 年起，北京市利用新媒体矩阵开展中医二十四节气系列养生科普宣传，通过网站、微信公众号以及专题直播的形式，从起居养生、饮食养生、情志养生、运动养生、保健方法、食疗养生六方面，将节气文化与中医药健康养生保健方法融合，制作节气养生短视频，推出养生科普文章，指导百姓运用中医药进行自我调护，有效提升中医药文化传播知晓率与推广普及度。

2. 打造中医药科普文化主题活动集群

自 2009 年以来，北京市结合区域特色优势先后启动以北京中医药文化宣传周暨地坛中医药健康文化节为代表，以石景山西山中医药文化季、通州运河中医药文化节、延庆本草文化节等为区域特色，以西苑医院膏方文化节等新兴中医药文化活动为补充的重点突出、遍地开花的中医药科普文化主题活动集群。通过健康讲座、专家义诊、互动体验、知识竞赛、文艺汇演、药膳品尝等多形式的中医药文化宣传，普及中医药健康养生知识，助力营造"识中医、爱中医"的良好社会氛围。

（二）契合中医药文化传播对象需求

1. 开发中医药文化校本课程

北京市自 2008 年启动"中医药文化进校园"活动以来，现已进入良性发展阶段，多所学校根据中小学生不同阶段学习能力，编写北京青少年中医药读本（小学版）、中医药三字经、中医药养生谣、中医药漫画等校本教材。北京宏志中学构建了涵盖基础类、拓展类、综合类的"有层次、有特色、重体验、能选择"的中医药文化教育课程，持续完善中医药文化教学体系。

2. 增强中医药文化传播趣味性

北京市切合中小学生兴趣爱好，通过制作视频动画、设计知识绘本、表

---

① 潘教亦、孙世运、何富乐：《基于健康信念模型的中医药健康科普信念模式构建》，《健康研究》2023 年第 1 期。

演文艺节目等方式，增强中医药文化传播趣味性，对中医药文化进行多维度、深层次宣传，促进中医药文化传播入脑入心。如海淀区人大附小录制了《涵养正气防新冠》《杏林春暖送瘟神》等科普视频和以中医抗疫为素材的短话剧《医者仁心》，师生原创录制《地黄谣》《牛蒡》《我爱百草园》等儿童启蒙中医歌谣，增进学生对中医药文化的认同与了解。朝阳区创作并推出首部中医药文化进校园动画片《生活点滴有中医》，增强学生对中华传统文化的亲近感。石景山区为中小学生制作简单易懂的中医近视防控宣教片，帮助学生培养良好的健康生活习惯。

（三）深化中医药文化传播内容

1. 开展中医药文化资源普查

北京市于 2019 年正式发布《北京中医药文化资源调查实施方案》，在全国率先启动省域范围内的中医药文化资源调查工作。各区依据中医药文化调查项目分类，通过资料查阅、实地走访调查、发布"寻人"启事等举措，深入开展中医药文化资源调查，挖掘整理散落民间的传统知识技能，厘清北京中医药文化历史脉络，系统梳理首都中医药文化资源的基本情况及其发展态势，形成北京市中医药文化资源分布地图。部分区域系统整合调查成果，形成地方中医药文化资源名册，如昌平区形成《昌平区中医药文化资源名册》，延庆区制作《延庆区中药资源图鉴》，密云区形成《密云区中医药文化资源调查报告》，为进一步推动中医药文化创新性传播与创造性转化打下坚实基础。

2. 加强中医药文化遗产保护

推进中医药文化遗产保护是延续中医药文化根脉的有力保障，更是新时代中医药人的历史使命。[①] 北京市不断加大对中医药非物质文化遗产代表性项目的传承及保护力度。2021 年，北京市确定丰盛正骨、燕京萧氏妇科、

---

① 刘洪、李文林：《习近平关于传承和发展中医药文化遗产重要论述的时代价值》，《南京中医药大学学报》（社会科学版）2021 年第 3 期。

中医推拿按动疗法等 9 个传统医药项目为第五批市级非遗代表性项目[①]；2022 年，北京地区的孔伯华中医世家医术、安宫牛黄丸传统制作技艺、葛氏捏筋拍打疗法等 9 项传统医学项目入选国家级中医药非物质文化遗产代表性项目名录。中医药非物质文化遗产代表性项目具有独特的文化内涵，加强对中医药文化遗产的挖掘、保护与阐释，有助于提升中医药文化传播内容的内涵，促进中医药文化创新成果的传播。

（四）提升中医药文化传播效果

1. 推进中医药文化素养教育基地建设

中医药健康文化素养旨在评价居民对中医药健康文化知识的了解和熟悉程度，以及居民对中医药健康生活方式的践行程度。[②] 2017 年，北京市依托石景山业余大学及其统领的石景山区社区教育资源，试点开展北京中医药文化素养教育基地建设。2021 年，确定了人大附中、宏志中学、朝阳区实验小学等共 5 家单位为第二批"北京市中医药文化素养教育试点基地"。2022 年确定中国人民大学附属小学、北京市第十二中学、首都师范大学附属中学等 6 家单位为第三批北京市中医药文化素养教育试点基地并下拨资助经费，进一步完善北京中医药文化传播平台建设。

2. 定期开展中医药健康文化素养调查

自 2016 年起，北京市每年开展公民中医药健康文化素养入户调查，从中医药健康文化知识的普及率、阅读率、信任率等五个维度，开展居民中医药健康文化素养评价。根据 2021 年公布的《北京地区公民健康中医药文化素养指数》，北京市居民中医药健康文化素养水平为 26.3%，位居全国前列。其中，居民中医药健康文化知识普及率为 93.0%、阅读率为 91.5%、信任率为 93.4%，表明北京市中医药健康文化知识的普及工作初显成效。

---

① 《北京市人民政府关于公布北京市第五批市级非物质文化遗产代表性项目名录的通知》，京政发〔2021〕28 号。
② 季舒铭、陆一鸣、康国荣等：《2017 年甘肃省 15~69 岁居民中医药健康文化素养水平及影响因素研究》，《中国健康教育》2019 年第 2 期。

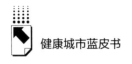

（五）激发中医药文化传播主体积极性

1. 创新研发中医药文创产品

推动中医药与文化创意产业融合发展，形成中医药文化创意产业，是中医药文化建设的内在需求，是中医药文化产业适应时代发展的必然需要。北京市积极鼓励中医医疗机构参与文化创意产品设计，从 2016 年开始，鼓楼中医医院作为北京市第一家研发中医药文创产品的中医医院，与设计公司联合研发中医药文创产品，至今已研发了核桃壳眼镜灸架、虎符刮痧板、神医华佗"U"形颈枕、古代宫门造型手机壳等上百种文创产品。当前，北京市不少公立医疗机构与药店纷纷投身于中医药文创产品研发热潮，通过研发中医药文创产品让自身利益更大化的同时，极大提高了中医药文化传播主体的积极性。

2. 大力发展中医药文化旅游

发展中医药文化旅游，对于弘扬中医药文化、推动中医药服务的创新和扩展有着十分重要的作用。[①] 北京市于 2011 年开始开展中医药文化旅游示范基地评选工作，引导建设一批融观赏休闲、京城文化、养生保健为一体的中医药旅游基地。2018 年发布《中医药文化旅游基地设施与服务要求》标准，对中医药文化旅游基地的基本要求、特色设施、服务与管理要求等内容进行规范。2021 年编制《北京定制旅游产品手册——中医养生文化旅游》，推动中医药定制旅游产品走向市场，激发中医药健康旅游产业活力。截至 2023 年 11 月，已推出 5 批 59 家中医药文化旅游基地、13 条中医药养生旅游路线、40 个国际医疗旅游服务包，为提升首都中医药文化社会认可度与影响力发挥了积极作用。

二　北京市中医药文化传播经验亮点

北京市充分发挥中医药文化资源优势，形成独具魅力的中医药文化品

---

① 孙涛、徐千禧、吴章平等：《中医药文化旅游资源挖掘整理研究——以苏州市为例》，《中医药管理杂志》2022 年第 24 期。

牌，推动中医药文化理念形成、设施建成、行为养成，加快建设中医药文化传播中心，推进中医药走向世界。

（一）首创"冬奥+中医药"文化传播新模式

将中医药与"冬奥—科技—文化"主线紧密结合，以高科技手段和创新理念作为中医药深厚文化底蕴的载体，打造具有北京特点、世界影响的"冬奥+中医药"文化传播新模式。一是以中医药文化元素为核心，紧扣生命、生活、生态理念，运用8K、5G等高科技手段，在冬奥会运动员驻地村打造"10秒"中医药体验馆，设计"八卦多面屏""望而知之屏""药食同源墙"等融合国风创意的沉浸式体验场景。二是录制央视"健康冬奥"之"冬奥会医疗保障的民族魂——中医诊疗"节目，设计《冰雪运动——中医科普常识手册》，推广普及中医药健康知识，以丰富的中医知识、创新的设计理念向世界展示中医之美。

（二）建设面向基层的中医药健康文化"本草小象馆"

为促进中医药文化深植广大人民群众心中，使中医药成为群众促进健康的文化自觉，① 北京市依托信息化技术平台，在16区基层社区建设集中西医检测、健康管理、文化科普、互动体验于一体的100家中医药健康文化体验馆（本草小象馆）。将体验式文化传播理念与实景式生活模式相结合，将现代中西医检测手段与中医药大数据相结合，实现养生科普场景化、保健技巧生活化、健康管理随身化，为广大人民群众提供科学、权威、综合、便捷、个性化的中医健康生活解决方案。

（三）推进"中医药文化进校园"取得实效

2011年4月，北京市教委批准北京宏志中学与北京中医药大学合作办

---

① 《国家中医药管理局　中央宣传部　教育部　国家卫生健康委　国家广电总局关于印发〈中医药文化传播行动实施方案（2021—2025年）〉的通知》，国中医药办发〔2021〕3号。

学，成立中医药"杏林"实验班，探索大学和中学联合进行拔尖创新特色
人才的培养模式和机制，为中医药特色人才培养搭建平台。为有效开展中医
药文化课程教育，宏志中学率先建立了"一地、一区、一园、一室、一廊"
的中医药教育实践基地，即布局百草种植试验基地、百草文化宣传区、百草
知识观光园、杏林讲堂专用教室、杏林文化走廊，为中医药"特色教育"
营造良好氛围。

我们对北京市中医药文化素养教育试点基地 8 家中小学校的 3844 名中
小学生进行了调查，结果显示，参加过学校举办的中医药文化课程或活动的
学生的健康行为率与未参加过此类活动的学生相比，其运用中医药指导日常
生活行为率要显著高于未参加过的学生（p<0.01），见表 1。

表1 参加过与未参加过学校开展的中医药文化课程或活动的学生的健康行为率比较

单位：人，%

组别	行为	健康饮食人数	合理用药人数	科学就医人数	传播健康文化知识人数
参加过（1750）	均能做到	412（23.54）	907（51.83）	337（19.26）	322（18.40）
	部分能做到	1165（66.57）	628（35.89）	1269（72.51）	1070（61.14）
	均做不到	173（9.89）	215（12.29）	144（8.23）	358（20.46）
未参加过（2094）	均能做到	338（16.14）	947（45.22）	342（16.33）	167（7.98）
	部分能做到	1431（68.34）	707（33.76）	1479（70.63）	1070（51.10）
	均做不到	325（15.52）	440（21.01）	273（13.04）	857（40.93）
Mann-WhitneyU检验	sig	0.000	0.000	0.000	0.000

资料来源：课题组根据调研结果整理。

（四）打造"地坛中医药健康文化节"品牌

为进一步彰显首都中医药文化特色，扩大中医药文化传播影响，北京市已连续举办十四届"地坛中医药健康文化节"。2023 年举办的最新一届文化节以弘扬传统文化、推进健康生活为核心，通过线上线下相结合的形式，将中医药文化与红色文化、传统文化、健康文化、区域文化相结合。第一，以七色彩虹为创意，制作涵盖中医药最新政策解读、中医药科技成果转化、中医药"抗疫"成绩单等七大主题展。第二，在"永不落幕的地坛文化节"云平台开展"名中医身边工程"健康宣教与"中医治未病工程"专家直播活动，展出"党史中的医药足迹"与中医药服务健康"三百"图文展。从多维度投射出首都中医药卫生、经济、科技、文化、生态"五大资源"的活力与潜力。

（五）开展面向海外华侨华人的"中医药四季大会"

为响应国家发展中医药事业和传播中医药文化的战略部署，使海内外中医药从业人士有可持续、可依托的交流与合作平台，北京市在连续举办六届"海外华侨华人中医药大会"的基础上，自 2022 年起，创新举办"海外华侨华人中医药四季大会"，开展春、夏、秋、冬四季论坛，从融合、创新、发展、共享入手，设计"要素共享""案例共享""四季之邀"三个板块，就全球中医药与当地传统医药融合发展、远程医疗服务、海外培训教育资源、产业链对接和跨国际区域发展进行深入研讨，有效促进了中医药现代化、产业化和国际化发展。

三 北京市中医药文化传播现存问题及原因分析

本文以哈罗德·拉斯韦尔提出的"5W 理论"（Who、Says What、In Which Channel、To Whom、With What Effect）为基本框架和理论基础，从中医药文化知识传播者、受传者、传播内容、传播媒介、传播评价五个维度分

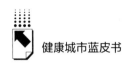

析中医药文化传播中存在的主要问题。其中,传播者是传播活动中运用特定手段向受传者发出信息的行为主体。受传者是传播过程中信息流动的目标点,又有可能成为下一次传播的发起点,即转变为传播者。传播内容是传播者经过筛选和加工后的信息组合。传播媒介是指信息传播过程中信息传送所凭借的工具、渠道或手段,也指经营、管理、控制信息传播的传媒机构和组织。传播效果是指传播行为发生后,引起受传者在思想观念和行为方式等方面,实际发生的变化或呈现的新状态。

(一)传播者

本文将中医药文化传播者分为组织传播者和非组织传播者两大类进行分析。

1. 中医药文化组织传播者在政策制定和落实方面不到位

各级政府和中医药管理部门是中医药文化传播的设计者和有力推动者。近年来,国家层面高度重视中医药文化传承与传播,明确了中医药文化在文化强国建设中的重要位置,相关管理部门多次联合制定政策文件推动中医药文化传播与发展,但是北京市尚未出台相关配套政策文件,使得开展中医药文化传播工作时,相关部门的责任分工不够明确,部门合力推动尚显不足。如2021年国家中医药管理局等部门联合印发《中医药文化传播行动实施方案(2021—2025年)》,明确指出"丰富中医药文化进校园形式"的责任部门是国家中医药管理局和教育部。但是北京市多数区县在落实中以中医药管理部门为主,教育管理部门作用发挥不足。中医药管理部门在中医药文化相关活动的开展上尚可发挥一定牵头作用,但是在课程规划和教材编写等方面并不擅长,且对中小学无直接管理权限,致使工作推进力度不够。

2. 中医药文化非组织传播者传播形式相对保守

中医药文化的非组织传播者主要包括中医师、中医药行业专家学者和部分非专业的中医药爱好者。前两类人员是中医药文化传播的主力军,但他们多倾向于通过纸质媒体约稿、电视节目邀请和线下讲座等传统形式开展中医药文化传播,对于运用新媒体传播中医药文化的态度趋于保守。尽管这些专家的专业水平普遍较高，但大多数还未适应娱乐化、有趣化、互联网化的表达方式。而非专业的中医药爱好者虽然精于新媒体传播方式，但缺乏专业系统的中医药知识，传播内容和传播手段难以实现从"相加"到"相融"的突破，甚至会产生误导现象。

（二）受传者

1. 未根据受传者情况构建中医药文化传播矩阵

受传者处于传播过程的末端，是信息的接收方，受传者的年龄、性别、健康状况、专业背景等都会影响其对中医药文化内容的需求和对传播媒介的选择。北京市基层社区中医药养生保健宣传教育的参与者以老年居民为主，北京卫视经典节目《养生堂》的关注人群也以中老年观众居多，而青少年群体关注人数相对较少，这些都显示出目前尚未根据不同受众群体的特点和喜好构建出多维立体的传播矩阵，中医药文化辐射范围有限。

2. 受传者中医药文化信息的甄别能力需要加强

由于现代科技发展迅速，信息迭代速度加快，内容丰富、形式各异的中医药文化作品日渐增多，对受传者的信息甄别能力提出了更高要求。特别是中小学生群体，正处于生长发育和三观塑造的关键时期，其获取中医药知识的渠道除了接受学校教育外，还涉及多种传播媒介，更应注重培养其思辨能力。本课题组对北京市中医药文化素养教育试点基地8家中小学校的3844名中小学生进行了调查，结果显示，48.8%的中小学生通过电视、微信、互联网来获取中医药文化知识，仅次于参加中医药相关课程或活动获取中医药文化知识的比例，更加说明了培养受传者对中医药信息甄别能力的重要性（见图1）。

（三）传播内容

1. 中医药文化传播内容深度不足

尽管近年来北京市中医药非遗项目、中医药文化资源普查、"老字号"文化旅游资源开发等工作普遍开展，但中医药文化传播仍主要以现象和零散事实展开叙事，以文献研究和现有成果的问题提炼为主，缺乏对原创思维和

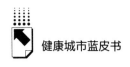

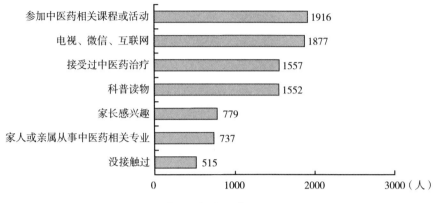

图1　学生了解中医药文化的途径

资料来源：课题组根据调研结果整理。

原创发现的阐释。面向大众的中医药文化宣传多停留在养生保健和疾病治疗层面，对中医药核心理念、辩证思维等内容涉及较少，未能做到对中医药文化进行完整的、深层次的传播。

2. 中医药文化传播内容与受传者需求未实现精准对接

受众对中医药文化知识的需求是多样化的，但目前中医药文化传播的内容尚不能满足不同受众群体的需求。经调研，北京市不同学习阶段的中小学生对中医药文化传播内容和传播形式的喜好存在明显差异。针对小学生，除了最受欢迎的中医药特色实践活动外，对于名人故事的感兴趣程度显著高于中学生；初中生则更偏好参与学习中医诊断疾病基本方法；高中生则对中医哲学理论的接受度最高（见图2）。

但目前，北京市大部分中小学校的中医药相关课程体系尚不健全，兼具专业性、通俗性和趣味性的中医药科普读本和权威教材较为短缺。此外，"中医药文化进校园"活动多集中于"第一课堂"（教室），其与"第二课堂"（校内学习场所）和"第三课堂"（校外实践场所）的结合不够紧密，与"德智体美劳"五育并举融合不够充分。学生群体分阶段传播工作还未形成科学完整的体系，对于在职人群和中年群体的中医药文化传播内容和形式的研究还处于空白状态。

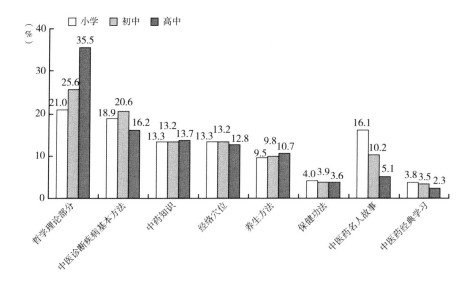

图2 不同学习阶段学生对中医药感兴趣的内容

资料来源：课题组根据调研结果整理。

（四）传播媒介

1. 传统媒体对中医药文化传播的形式内容较为单一

传统媒体对传承与传播中医药文化具有普及性功能，但现阶段仍以知识型传播为主。中医药著作、文章具有单向传输的特点，难以引发大众的广泛兴趣。而电视节目往往以主持人、专家、现场观众这种组合形式为主，又缺乏多样的表现形式。影视作品受众范围虽广，但兼具中医药文化知识严谨性和影视作品观赏性的佳作相对匮乏。

2. 新媒体中医药文化传播团队的专业化程度有待提高

虽然中医药文化知识的应用贴近人们的日常生活，但是其理论往往深奥难懂，在专家发表观点的同时，比较需要新媒体制作团队用通俗易懂的表达方式协助观众理解传播的内容。现阶段与中医药文化在新媒体平台进行传播相适应的策划、创作和管理团队较为缺乏，从业人员素质离"既贯通中医

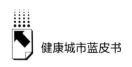

药学专业知识又掌握必要传播技巧"的要求存在一定差距，造成传播效率低下、内容质量参差不齐等问题。

（五）传播评价

1.未实现分类开展公民中医药文化素养调查

科学评测中医药文化传播效果，分析不同受众群体中医药文化素养变化，是对中医药文化传播活动形式和内容的有效检验与反馈，有助于进一步提升中医药文化宣传水平。北京市虽已开展公民中医药健康文化素养调查工作，但针对15~69周岁的常住人口、医学及相关行业内外人员等使用的是同一调查问卷，未实现不同人群分级分类测评。

2."中医药文化进校园"实施成效缺乏客观评价标准

"中医药文化进校园"是向不同学习阶段的学生传播中医药文化、树立中医药文化自信、民族自信的重要活动。根据中小学生不同学习阶段、认知水平和心理特点等，在传播内容、传播形式等方面有所不同，传播效果也应结合这些特点进行科学设计和合理检测。但是目前尚未开发出针对"中医药文化进校园"实施成效的评价标准体系。

四 推进中医药文化传播的对策建议

（一）传播者

1.强化政府部门间联动，形成中医药文化传播合力

进一步健全中医药管理部门与各相关管理部门的协作机制，发挥各部门优势，保证多方力量共同参与、协同推进，确保中医药文化传播工作健康有序开展。将中医药文化传播纳入政府宣传部门的常规工作，推动主要新闻单位、重点新闻网站等各级各类媒体加大对中医药文化的宣传力度，营造珍视、热爱、发展中医药的良好氛围。鼓励中医医院、高校、研究院所等与专业媒体运营团队合作建立权威、有效、准确的中医药科普服务平台，提升中

医药在新型主流媒体的公信力。①

2. 鼓励专家发挥专业优势，助力中医药文化高水平传播

建立科学的激励与奖励机制，鼓励中医药专家积极参与中医药文化传播，为中医药文化传播活动的广泛开展与创新发展注入不竭动力。培养中医药学与传播学的"复合专家"，使其既懂得各类媒体的特点，掌握新型传播的手段，又掌握中医药文化知识。鼓励支持各媒体平台聘请中医药专家顾问，或与中医医院和中医药高校合作，为受众提供更加专业、生动的中医药文化作品。

（二）受传者

1. 搭建符合受传者特点的中医药文化传播矩阵

促进形成细化受众、精准传播的理念，开展针对各受众群体的需求调查分析，根据反馈设计传播矩阵。结合大众需求丰富节目类型，吸引更多的中青年观众，更加有效地传播中医药养生保健知识。充分利用各媒体优势，结合传播内容与受众身心特点，进行有针对性的中医药文化传播，建立全方位、立体式的传播路径，提升中医药文化传播深度与广度，扩大中医药文化影响力。

2. 有效提高受传者对中医药文化信息的鉴别能力

在中医药文化传播中，应用通俗易懂的语言传播中医药文化基本素养和基础知识，如"中医药整体观念""治未病理念"等，使受传者可以通过思考、分析进行理性判断，避免轻信"一个食疗方子走天下"的伪健康信息传播。

（三）传播内容

1. 加大对中医药文化精髓的宣传力度

中医药文化博大精深、兼收并蓄，形成了以阴阳五行、天人合一、辩证

---

① 唐净欣：《新媒体中医药文化传播现状及策略》，《中国报业》2020 年第 24 期。

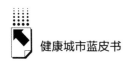

论治、整体观念、脏腑经络、气血津液为代表的学说，传承了《伤寒杂病论》《黄帝内经》《本草纲目》等中医药文化典籍，发明了带有民族特殊性的医疗方法、治疗法则和治疗手段，树立了医者仁心、大医精诚等职业道德精神，体现了中华民族价值观。加强对中医药文化的时代化、大众化、创新性阐释，提炼中医药文化精神标识，阐明其与中华优秀传统文化的内在联系，能有效深化大众对中医药精神文化的理解。

2. 推进中医药文化精准化个性化传播

针对不同的受众群体设计不同的传播内容，充分考虑不同群体的文化程度、需求偏好等，真正促使中医药文化传播深入人心。如开展中医药文化教育，要根据小学、初中、高中、大学等不同阶段学生的身心发展特点和接受能力来设置基础知识和实践体验教学，从不同阶段形成文化自觉、文化自信。

（四）传播媒介

1. 优势互补创新中医药文化传播形式

在传播中医药文化的过程中，传统媒体有着不可代替的权威性，而新媒体在扩大中医药文化传播范围、多样化展现中医文化传播内容等方面有着独特优势，因此新旧媒体媒介有机融合能够更好地促进中医药文化传播。如鼓励各出版社利用短视频、微信公众号等形式宣传中医药图书，借助新媒体视听一体的演绎方式提高公众对于中医药典籍的阅读兴趣。[1] 创新中医药养生保健类电视节目的传播形式，通过叙事和演绎等形式调动观众对中医药文化的了解热情。同时，强化对媒体传播中医药文化的内外监督，确保传播内容的科学性和严谨性。

2. 有效提高中医药文化传播团队的专业素养

建立传统媒体制作团队准入标准，确保制作出的节目既符合电视媒体的特性，又满足广大观众的中医药文化需求。为确保各类 App、微信、微博等

---

[1] 刘佳、毛国强：《融媒体视域下中医药文化的传播路径研究》，《天津科技》2021 年第 6 期。

平台编辑人员的专业素养，对中医药文化宣传网站的责任主编和编辑的"中医药专业背景"做出适当要求。重视中医药传播人才培养，在中医药高校推进文化传播相关学科建设，结合自身专业提升新媒体传播技能，完善中医药人才结构。

（五）传播评价

1. 建立中医药文化素养分类调查与评价体系

受众接受信息的程度会受到个人需求和个人兴趣的影响，中医药文化逐步实现精准化传播会更能适应受众人群的群体特性和个体差异性。因此，中医药文化素养调查应针对不同群体建立相应评价标准。与此同时，应将中医药文化素养提升程度作为各级政府部门和相关机构的考核指标之一，提高全社会的重视程度。

2. 完善"中医药文化进校园"实施成效评价体系

建议市区教育管理部门联合各大中小学校研制针对不同学习阶段中医药学习成果的调查问卷，检验各学校中医药文化普及工作成效，追踪学生成长历程，分析中医药文化进校园活动对学生高考择校、就业和健康状况的影响。通过科学、客观地评估，对中医药相关课程和活动设计、教学过程和学习成果等进行全过程评价，推动中医药文化进校园在教学活动设置、资源配备、教师队伍建设、教学质量提高等方面取得成效。

B.9
健康传播推动健康城市建设的现状、
经验、路径及对策

荆伟龙　刘时雨　蒋雪颖*

摘　要： 健康城市建设以一种全新的、综合的、多维的方法与策略来
处理城市化进程带来的问题。经过几十年的发展，中国健康
城市建设取得了良好成效，健康传播在其中起到非常重要的
推动作用。本文在介绍健康传播内涵、发展与应用的基础上，
对健康传播助力城市建设的方法路径进行了探索，并以多伦
多和北京为典型案例，分析了健康传播如何在健康城市建设
中发挥作用。研究发现，健康传播贯穿我国健康城市建设的
始终，通过个人、社区、社会和国家四重路径助力健康城市
建设，在传递健康信息、提高健康素养、促进社会参与以及
涵养健康文化等方面具有重要作用。此外，健康传播为健康
城市建设应对新挑战、解决新问题提供了有效方法，并为健
康城市的可持续发展提供了动力。在我国未来健康城市建设
中，要注重对传播力量的挖掘与使用，建构科学高效的传播
网络、多元主体参与的建设格局以及及时有效的监测评估机
制，从而助力健康城市建设取得新成果，推动"健康中国"
建设目标早日实现。

---

* 荆伟龙，国家食品安全风险评估中心副研究馆员，主要研究方向为健康城市、健康传播、健
康促进；刘时雨，西安交通大学全球健康研究院博士后，主要研究方向为健康传播、风险传
播、舆论研究；蒋雪颖，北京大学新闻与传播学院博士研究生，主要研究方向为话语研究、
国际传播、健康传播。

120

关键词： 健康城市　健康传播　健康中国

20 世纪，随着工业、科技以及技术的发展，城市化不断推进，在带来大量就业机会、促进经济发展、助力文化繁荣等诸多益处的同时，也带来了诸如环境污染、健康等严峻问题。为了应对上述挑战，西方高收入国家率先开始探索以健康城市为代表的综合解决路径。具体来说，20 世纪 80 年代，加拿大最先提出"健康城市"理念。世界卫生组织采纳了该理念并在 1986 年组织启动健康城市项目，旨在促进和改善城市人口的健康和福祉。以此为起点，健康城市项目开始大范围推广，全球社会掀起健康城市建设浪潮。①

尽管我国在城市化方面起步较晚，但自 20 世纪 80 年代的改革开放以来，其速度与规模均令人瞩目。2022 年末，我国的城镇化率已经达到了65.22%。② 与世界其他国家相似，中国也面临着城市化带来的前所未有的健康挑战，既包括缺乏运动、不健康饮食习惯、不良生活习惯等旧挑战，也包括老龄化、非传染性疾病成为主要负担等近些年逐渐凸显的新挑战。③ 为了应对这些挑战，中国采取了一系列的行动，健康城市建设是其中最重要的行动之一。1994 年，在世界卫生组织的帮助下，我国正式开始健康城市建设。经过 30 年左右的探索，我国在加强公共卫生基础设施建设、传播公共卫生知识、提升公众健康意识、促进健康行为等方面取得了一定成效，形成了具有中国特色的健康城市建设体系。在我国健康城市建设的过程中，健康传播功不可没。具体来说，健康传播在传递健康信息、传播健康政策、促进个人健康行为、提高大众健康素养、动员社会参与、涵养健康文化等方面具有突出作用，在健康城市建设方面有着巨大的潜在影响力和推动力。

---

① 武占云、单菁菁：《健康城市的国际实践及发展趋势》，《城市观察》2017 年第 6 期。
② 《中华人民共和国 2022 年国民经济和社会发展统计公报》，国家统计局网站，https://www.gov.cn/xinwen/2023-02/28/content_ 5743623.htm。
③ Yang, J., Siri, J. G., et al., "The Tsinghua-Lancet Commission on Healthy Cities in China: Unlocking the Power of Cities for a Healthy China", *The Lancet*, 2018, 391 (10135), 2140-2184.

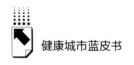
一　健康传播：内涵、发展与应用

（一）健康传播的概念与理论基础

健康传播是传播学的一个新兴分支学科，通过媒介来传递健康信息，从而增加大众健康知识、改善态度并促使人们采取积极的健康决策和行动。[①]随着当今社会健康问题的凸显，健康传播在疾病治疗与预防中发挥着越来越重要的作用，从而受到研究者和实践者的重视。作为传播学与社会学、医学、公共卫生等学科的交叉领域，健康传播的应用十分广泛，既被用来解决烟草控制、精神疾病、慢性病等常态化健康问题，也被用来应对"非典"、埃博拉以及最近的 COVID-19 等非常态化健康问题。

（二）健康传播发展历程

人类社会早期便有了健康传播的实践迹象。尽管在那个时候，健康传播没有以现代科学的形式出现，而是通过口头讲述、经验分享或族群互动等方式展现。人们交流、传递关于疾病预防、草药使用等信息，甚至对可能发生的疫情进行预警，从而使自己或者家人保持健康。到了 20 世纪 60~70 年代，随着人类卫生实践的增多以及媒介技术在健康促进领域的进一步应用，健康传播开始引起学者和专业人士的关注。研究人员开始深入探索如何通过传播的力量来促进健康，包括对健康信息传播模式、以媒体为基础的干预运动、健康促进综合模型等方面进行研究。在 1975 年，健康传播被国际传播学会正式认定为一个独立的学科领域。[②]自此，健康传播的理论和方法不断发展，尤其是信息在增加个人知识、改变其态度和行为等方面的作用成为研

---

① Schiavo, R., *Health Communication: From Theory to Practice*, John Wiley & Sons, 2013, Vol. 217.

② Freimuth V. S., Quinn S. C., "The Contributions of Health Communication to Eliminating Health Disparities", *American Journal of Public Health*, 2004, 94 (12): 2053-2055.

究焦点。

到了21世纪，健康进一步发展成为人类社会最为关注的议题之一。健康传播在更广泛的议题和范围中充分证明了其对于健康的积极促进作用。例如，健康传播不仅在艾滋病、结核病等传染性疾病的防控上表现出色，而且在烟草控制、肥胖、糖尿病等非传染性疾病中发挥着积极作用，甚至其在药物滥用、医患关系、计划生育等更广泛的健康领域中的效果也得到验证。[1]健康传播不仅能够降低个人的患病概率，而且能够有效提高一个社会的健康水平，从而改善整个国家的大众生活质量[2]，甚至可以推动全球健康目标的实现。[3]

与欧美等高收入国家相比，我国在健康传播研究上起步较晚，中国研究者的声音曾在很长时间相对较弱。1987年，我国首次举办健康教育理论研讨会，这标志着中国学界开始正式涉足健康传播研究。2003年"非典"暴发，是我国健康传播研究的重要转折点。在"非典"后，健康传播的相关论文、项目和资金得到了迅速增长。到2016年，"健康中国"战略的提出与实施，进一步强调了健康的核心地位和重要性。习近平提出"构建人类卫生健康共同体"[4] 理念之后，健康传播相关研究和实践实现了前所未有的发展（见图1）。

（三）健康传播与健康城市协同发展

由于在促进健康行为、预防疾病和提高公众健康素养等方面强大的功能，健康传播被用于健康城市建设，不仅为健康城市建设提供理论基础[5]，而且贯穿健康城市建设始终，为健康城市建设可持续发展提供动力。反之，健康城市为健康传播提供了实践的土壤，两者之间存在千丝万缕的联系，密

---

① 张自力：《论健康传播兼及对中国健康传播的展望》，《新闻大学》2001年第3期。
② 张自力：《论健康传播兼及对中国健康传播的展望》，《新闻大学》2001年第3期。
③ Obregon R., Waisbord S., eds, *The Handbook of Global Health Communication*, John Wiley & Sons, 2012.
④ 《习近平在二十国集团领导人第十五次峰会上的讲话》，人民出版社，2020，第7页。
⑤ 章舒莎、李宇阳：《健康城市理论研究综述》，《科技视界》2014年第25期。

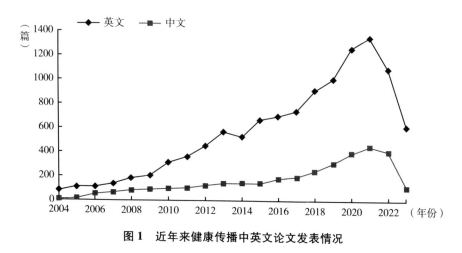

图1　近年来健康传播中英文论文发表情况

不可分、相互促进、相辅相成。

一方面，健康城市是健康传播实践的根基。无论是世界卫生组织提出的健康城市项目还是中国的健康城市建设，都为健康传播提供了实践的土壤。例如，2009年，在北京健康城市早期建设中，北京电视台科教频道推出了《养生堂》栏目，目的在于传播健康知识以提高大众健康素养和健康水平。届时，北京的健康城市建设正在大力推进，为该栏目的创立和发展创造了非常便利的条件。

另一方面，健康传播助力健康城市建设。首先，健康传播为健康城市建设提供了理论依据。健康传播的代表性理论，如使用与满足理论、议程设置理论、创新扩散理论、文化规范理论等，对健康城市建设具有重要指导作用。[①] 其次，健康传播作为重要的策略和手段，在个人、社区、社会等层面促进健康城市的建设，推动健康城市建设目标的达成。最后，健康城市相关战略和策略的实施，需要有效的沟通策略和技巧[②]，健康传播则在其中起到了关键作用。

[①] 章舒莎、李宇阳：《健康城市理论研究综述》，《科技视界》2014年第25期。
[②] Bai, Y., Zhang, Y., et al., "Healthy Cities Initiative in China: Progress, Challenges, and the Way Forward", *The Lancet Regional Health-Western Pacific*, 2022, 27, 100539.

二 健康传播助力健康城市建设：方法与路径

在建设健康城市的时代背景下，健康传播具有巨大的潜力和影响力。健康传播通过多样的方法路径促进健康城市建设，为构建更好的居住环境、涵养社会健康文化、促进全民健康等健康城市重要目标服务，从而推动健康城市建设的成功。

（一）健康传播贯穿健康城市建设始终

在健康城市建设的整个过程中，健康传播都参与其中。在前期，健康传播传递健康城市建设的理念、政策和方案等，为健康城市建设营造良好社会舆论氛围，促进健康城市建设开局良好。此外，健康城市建设是一个综合性的行动，涉及多部门、多层级，跨部门的沟通协调不可避免，而传播则在其中起到良好的沟通和中介作用。在中期，健康传播渗透到健康城市建设的各个环节，进一步发挥作用。具体来说，健康传播能够传递健康信息、提高大众健康素养、改善大众健康行为，并在此基础上，动员大众参与，共建共享。在后期，需要对建设成果进行监测评估，并找到健康城市建设的可持续发展动力。此外，健康传播能够增强人们的主动健康意识，为健康城市可持续发展提供动力（见图2）。

（二）健康传播促进健康城市建设目标实现

2008年，我国发布了《全国健康城市评价指标体系》，设定了5大目标：健康环境、健康社会、健康服务、健康人群和健康文化。这5大目标下包括20个二级指标和42个三级指标。健康传播在具体指标的达成中扮演关键角色。

健康城市建设5个重要目标下的二级指标主要包括空气质量、文化教育、卫生资源、健康素养、健康行为等。健康传播在提高健康素养、促进健康行为、营造健康氛围等方面具有得天独厚的优势，能够非常有效地促进健

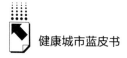
康文化、健康人群 2 大目标的实现。此外，健康传播在信息传递、部门沟通、资源整合等方面所发挥的积极作用，可以有力推动健康环境、健康社会、健康服务 3 大目标的实现（见图 3）。

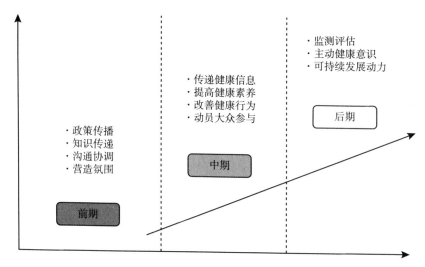

图 2　健康传播贯穿健康城市建设始终

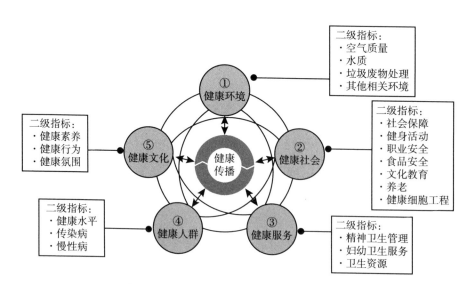

图 3　健康传播促进健康城市建设目标实现

（三）健康传播助力健康城市建设的多重路径

健康传播渗透到健康城市建设的每个层面，为健康城市的整体发展提供支持。

1. 个人层面

个人是健康城市建设的最小单位，也是健康城市建设的最终目的所在。长期以来，健康传播在增加个人健康知识、改善态度从而促进健康行为方面有着显著的作用，有利于推动健康城市在个人层面目标的实现。

一是健康传播是信息提供者。健康传播通过媒介，向大众提供和传递所需要的信息，从而提高居民的健康意识和行为意向。[1] 例如，在新冠疫情期间，通过电视、广播、社交媒体等多种渠道，向大众传递了关于疫情防控、健康饮食、适当锻炼等信息，在减少社会恐慌、维护社会稳定的同时，也帮助了大众做出正确的健康决策和健康行为。

二是健康传播是健康教育者。健康教育是健康城市建设不可或缺的一环。健康传播为健康教育活动的实施提供了有效的平台和手段，增强大众对健康的理解和认知，从而增强健康行为决策的信心，提高自我效能。此外，健康传播为大众传递社会支持，为个人健康决策创造良好环境，促使形成健康行为的规范和习惯。[2] 此外，当前健康传播还被广泛用作干预的手段，应用在控烟、减盐、慢病等重要健康领域，取得了良好的效果。

三是健康传播是社会动员者。健康城市建设，政府的引导固然重要，但是想要真正达成目标，必须动员大众参与。健康传播的社会动员功能能够有效鼓励大众响应政府号召，参与健康城市建设。此外，健康传播通过媒介为大众赋权，使群众获得和提高自身健康决策能力，调动大众健康主管能动性，从而参与到健康城市建设中。

---

[1] Zhang, L., & Wu, M., "The Role of Health Communication in Health Literacy Promotion", In B. J. Ryan ed, *The Handbook of Health Communication*, Wiley Blackwell, 2016, pp. 159-173.

[2] Guttman, N., "Communication, Public Health, and the Urban Environment: Challenges and Opportunities", *Journal of Urban Health*, 2008, 85（3）, 400-405.

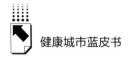

2. 社区层面

社区连接着个人与社会，是打通健康城市建设的重要通道。世界卫生组织将"社区参与作为健康城市建设的基本原则"。在我国的健康城市建设中，要求以社区为中心来进行多部门的合作协调。

健康传播在社区层面发挥重要作用。一方面，健康传播能够提高社区沟通效果，提高社区组织能力，从而为社区赋能，密切社区健康网络。另一方面，健康传播能够鼓励居民对自我的健康进行管理，提升参与社区健康活动的积极性，与其他居民一起，制订行动计划，共同决策，从而推动健康社区建设，推动健康城市的可持续发展。此外，健康传播还可以通过媒体、网络等现代通信技术，促进社区居民之间的健康信息交流和资源共享，增强和提升社区的凝聚力和合作性。研究证明，社区居民参与健康传播活动可以增强社区居民对健康问题的关注和重视，提高健康知识水平及行为能力。[1] 社交媒体、网络等现代通信技术为社区居民提供了交流和互动的空间，使其能够共同探讨健康问题，分享经验和资源，形成健康行为社会规范，从而提高健康水平和素养。[2]

3. 社会层面

健康城市建设需要形成良好的社会文化氛围，使健康成为人们生活的一部分，以及大众的自觉选择。健康传播通过对健康政策、理念、行动和典型案例的宣传，促进健康价值观在社会层面的传播，推动形成良好的健康城市文化认同。例如，通过公共广告、社区活动和社交媒体等渠道，传递健康生活方式，推动居民关注和追求健康，形成健康行为的社会规范和文化。

健康传播具有社会动员功能，其通过对健康行为进行引导，推动大众采取积极的健康行为，从而推动健康资源共享和社会参与。通过健康

---

① Slater, M. D., "Health Communication Campaigns and Their Impact on Behavior", *Journal of Nutrition Education and Behavior*, 2006, 38（6），376-385.

② Lin, C. A., & Shin, D. C., "Using Health Communication and Social Marketing Strategies to Promote Smoke-Free Homes among Asian Americans", *Health Communication*, 2019, 34（3），292-299.

传播，社会大众可以比较公平地了解、获得和利用健康资源，如医疗服务、健康教育资源等，不断消除健康不平等，从而推动健康城市建设的全面实现。

4. 国家层面

健康城市是"健康中国"建设的重要组成部分。健康传播在国家层面对健康城市建设的助力作用主要体现在沟通部门、整合资源、推动政策落实以及塑造健康城市形象等方面。

健康城市建设涉及非常广泛的利益相关方，包括政府、社区、医疗机构、学术机构、企业、非政府组织、社会组织以及大众等。如何统筹、沟通、协调各方参与者的利益并调动其积极性，建构多方参与的建设格局，对于健康城市总体目标的实现十分重要。健康传播在部门沟通、协调中起到了非常重要的作用，能够有效促使健康城市建设的各个机构、组织、群体等利益相关者进行有效的沟通和资源整合，从而实现健康问题的整体性治理。其次，健康传播有助于政策的广泛传播与执行。为了推动健康城市建设，我国政府推出了一系列政策。健康传播能够推动这些政策的传播、推广和落实，通过宣传和沟通，提高大众对健康政策的认知和理解程度，提高大众对健康政策的支持和参与力度，从而推动健康城市目标达成。最后，健康传播能够有效传递健康城市内涵，塑造健康城市形象。健康传播将健康城市内涵和理念传递给市民，并将城市形象展现给大众，从而使更多的居民认识到健康城市建设的重要性，并且参与到健康城市建设行动中。健康传播助力健康城市建设的多重路径见图4。

三 健康传播助力健康城市建设的典型案例

几十年来，健康城市建设已在全球范围内执行和实施。有些城市的健康城市建设取得了非常显著的成就，受到世界卫生组织的表彰，比如多伦多、纽约等。中国最初在几个城市进行试点工作，随后将健康城市建设范围扩大。北京是我国开展健康城市建设的第一批城市，借助良好的政策环境以及

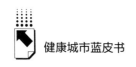

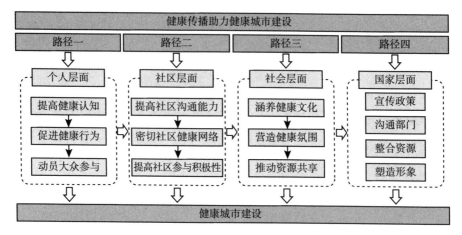

图4　健康传播助力健康城市建设的多重路径

有效的策略，取得了明显进展和良好成效。无论是多伦多还是北京，在其进行健康城市建设的过程中，传播都发挥了重要的助力作用。下文将对多伦多和北京健康城市建设的成功经验，尤其是传播在其中的作用进行分析和总结，为我国未来健康城市建设提供参考。

（一）国际案例：加拿大多伦多

1. 多伦多健康城市建设

加拿大最早提出健康城市概念，[①] 该概念后来被世界卫生组织所采用。多伦多不仅是健康城市概念提出的地点，也是最早执行健康城市计划的城市之一。[②] 1984年，多伦多确立了健康城市建设议程。经过多年的探索实践，多伦多在健康城市建设方面保持着全球较高水平，成为世界卫生组织全球健康城市项目的典型。

2. 多伦多健康城市建设经验

经过几十年的探索实践，多伦多形成了一套行之有效的健康城市建设体系，也积累了非常丰富的经验。

---

① 周向红：《加拿大健康城市实践及其启示》，《公共管理学报》2006年第3期。

② 黄成等：《国内外健康城市项目传播环境研究》，《医学信息学杂志》2011年第5期。

首先，多伦多为健康城市建设构建了畅通高效的组织机构和协调机制。多伦多作为加拿大人口最多的城市，健康问题复杂。"健康多伦多2000"国际会议召开后，多伦多政府花大力气将健康城市理念传递给大众，促使大众对健康城市有一个全面的了解，鼓励大众积极参与健康城市建设。此外，多伦多成立了健康城市建设委员会、办公室等机构，引导其他社会机构，如医疗机构、企业、非政府组织等，共同参与健康城市建设行动。多伦多健康城市呈现系统化、体制化的行动架构及协调机制，有力促进了健康城市项目的落实及具体目标的实现。

其次，多伦多健康城市建设非常注重社区及基层传播的作用。在多伦多健康城市建设中，政府及相关机构充分利用多种途径，激发社区居民对健康城市建设的关注及参与。例如，多伦多健康城市建设机构通过发放家庭宣传单、征集健康城市计划徽章、利用社区宣传栏发布海报、利用社交媒体平台、健康应用程序和公共广告等渠道，向社区居民传递健康信息和知识，如饮食指南、运动推荐和疫苗接种信息等，多途径增强居民健康意识，激发居民参与健康城市建设的积极性。

最后，在健康城市建设实施过程中，多伦多政府极为强调健康传播的权威性和专业性。健康多伦多办公室承担了健康城市建设政策咨询功能，同时也协调公共卫生部门进行社区健康调查，到健康城市一线收集最新的数据。此外，多伦多政府严格把关健康信息的传播者，以行政手段要求相关工作人员掌握专业知识并对其进行培训。

3.多伦多健康城市建设启示

在不断的探索实践中，多伦多健康城市建设取得了一定成效，成为世界卫生组织健康城市建设的典型城市，为我国实施健康城市建设提供了一定的启示。

首先，立体的传播网络。多伦多健康城市建设的实践过程，在一定程度上凸显了公共卫生宣传、基层传播、人际传播的重要作用，形成了自上而下的传播网络。在我国的健康城市建设中，也一直尝试建立高效的传播网络。在未来，我国健康城市建设应突破公共卫生单一领域，向社会、经济、教育

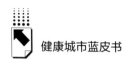

等部门或领域拓展①，寻求跨部门、多领域合作，形成立体化健康城市传播网络。

其次，多元主体参与的格局。健康城市建设行为主体多元、时间跨度长、涉及部门广泛。多伦多健康城市建设的经验告诉我们，健康城市项目的落地实施，需要政府主导协调，社区、公民、非政府组织等多元主体共同努力。通过构建以政府为主导的多级化战略框架，实现跨部门、跨专业、跨地区的协调合作，才能促进健康城市建设有效推进及可持续发展。

最后，以社区为中心的参与。一直以来，多伦多健康城市建设都非常重视和强调社区。甚至以社区为中心，向更大的范围推开健康城市建设。我国的健康城市建设应该重视社区治理，将社区作为打通大众与专家、基层与国家等通道的关键节点。

（二）国内案例：北京

1.北京健康城市建设

1994 年，北京与世界卫生组织在东城区启动健康城市试点，这是我国及北京健康城市的建设起点。经过十多年的探索与实践，北京健康城市进入了实质性建设阶段②，取得了一定的阶段性成果。

2.北京健康城市建设经验

在健康城市建设中，北京形成了一套自己的工作机制，有效地完成了健康城市建设的阶段性目标，为我国进一步推广健康城市建设项目积累了宝贵经验。

一是合理规划并且广泛宣传。市政府制定了如《北京市"十三五时期"健康北京发展建设规划》和《北京市健康城市规划（2017—2030 年）》等政策，都聚焦于健康城市的建设方向。政策出台后，政府进行了大力宣传，使大众了解、理解健康城市建设的理念和行动，并鼓励群众参与进来。

---

① 周向红：《加拿大健康城市实践及其启示》，《公共管理学报》2006 年第 3 期。
② 王鸿春、鹿春江：《北京站在建设健康城市的新起点》，《前线》2011 年第 10 期。

二是实施健康促进活动。北京市开展了健康教育、讲座、体检等活动，以提高居民的健康知识和健康素养水平。此外，北京市还组织了大型的健康主题活动，如北京国际健康博览会，为居民提供获取健康信息和服务的平台。

三是完善传播网络。为了推动健康城市建设，北京市逐步建立和完善健康传播网络，加强各级卫生健康部门之间的合作与交流，鼓励其他参与主体为健康城市建设共同努力。传播网络促进了信息共享、经验交流和合作项目的开展，推动了阶段性目标的达成。

3. 北京健康城市建设的启示

在不断的探索和实践中，北京市在健康城市建设中取得了可喜的成果，逐步建立系统化多层级的工作机制、精准细化的目标体系，逐渐营造更为透明包容的政策环境、更为精准立体的传播体系，为我国其他城市进行健康城市建设提供了诸多启发。

一是形成了一套完善的统筹协调机制。北京市将健康人群、健康文化、健康保障、健康环境、健康产业等各项任务细化分解，推动各级部门和主体落实责任，形成以政府为主导，社区、公众、非政府组织等多元主体共同参与的机制。与此同时，北京市在横向和纵向上不断加强各组织、机构的交流与合作，在一定程度上形成了整体性的、高效率的统筹机制，大大促进了健康城市建设进程。

二是积极推动成系统的健康教育工作。北京市十分注重在健康城市建设中实施健康教育活动，如通过组织"健康北京周"系列宣传活动、"健康中国行"主题宣传活动、组织科普专家深入基层等方式，形成一套全方位、立体化的健康教育工作体系，不断促进居民健康信息素养的提升以及健康态度和行为的改变。

三是建立了立体的健康城市传播网络。随着信息技术的发展，大数据、人工智能等技术和健康传播结合得更为紧密。北京市充分利用最新通信技术，建立了共建共享信息资源平台，并与各个参与主体高效便捷地交换信息，进而进行资源整合。例如，在新冠疫情期间，北京市充分整合了政府、

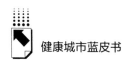
媒体、受众、权威医疗机构等多重力量，及时发布健康信息，开展健康促进活动，从整体上提高了突发公共卫生事件应对能力。在疫情过后，这种立体的传播网络，依然服务于大众健康，持续促进健康城市建设。

四　健康传播推动健康城市建设的策略建议

健康是中国式现代化的题中应有之义，健康城市建设是中国式现代化建设的重要内容。鉴于通信技术发达和人们普遍使用媒体的社会现实，充分发挥传播力量来助力，在中国式现代化建设进程中推动健康城市建设显得尤为重要。在未来，需要从建构立体高效的健康传播网络、形成多元主体参与的健康城市建设格局、建立及时有效的监测评估机制等方面着力，探索健康城市建设可持续发展的新路径，从而推动"健康中国"战略目标早日实现。

（一）建构立体高效的健康传播网络

创建一套适应城市特色的健康传播网络至为关键。[1]一套科学高效的健康传播网络不仅能够满足大众对健康信息的需求、提高社会整体健康素养，而且能够沟通各部门、组织和机构，完成资源整合，推动健康城市建设。建构高效的健康传播网络，需要从传播主体、内容、渠道、受众、效果5个核心方面着手。

第一，要统筹多元参与主体，形成传播协同效应。健康城市建设传播主体丰富，包含了政府、专家、学者、媒体从业者等传统的传播主体，也包括新媒体从业者、网络意见领袖等新兴的传播主体，甚至大众自己也能够成为传播主体。政府要有效地整合和统筹众多传播主体，起到主导和引领作用，充分发挥各类传播主体的优势特长，使其为健康城市建设服务。第二，确保传播内容的科学性和真实性。科学、真实、可靠并且具有吸引力的内容，既能够增加大众的健康知识、提高其健康素养，也能够有效塑造健康城市形

---

① 王娟：《"健康中国"背景下城市健康传播体系构建》，《科技传播》2019年第24期。

象、推动健康城市建设可持续发展。第三，要充分利用多种媒体渠道，形成有效传播网络。健康城市建设既要借助覆盖广泛、权威性强的传统媒体，如电视、广播等，也要充分利用日渐崛起的新媒体，如微博、微信、抖音、快手、B站、知乎等平台，形成传播矩阵。充分利用已经建构好的传播网络，传播健康信息、实施媒介健康运动。第四，要进行充分的大众调研。大众是健康城市建设的出发点和落脚点。健康城市建设想要取得良好的效果，则要切实了解大众的需求。此外，在对大众进行充分了解的基础上进行适当的细分是提高传播效果的有力途径。未来健康城市建设，各城市要根据自身的人口统计学特征、大众需求特点等不同标准，有区别地、有针对性地进行健康宣传或者健康促进活动。第五，要及时进行效果评估，形成完善的反馈机制。信息在健康传播网络中进行传递，最终作用于目标受众从而达到一定的效果。未来的健康城市建设传播效果评估，一方面，要通过定期的问卷、访谈、走访等方式，了解大众在健康知识、态度和行为等方面的改善情况，并将情况进行反馈。另一方面，要对媒体健康运动效果进行评估，不断发现问题，改进设计以达到最佳效果。此外，还需要对组织之间的沟通协调效果进行评估，提高资源整合效率，形成健康城市整体性治理的格局。

（二）形成多元主体参与的健康城市建设格局

健康城市建设参与者众多。共建共享，鼓励政府、社会以及个人积极主动地应对由城市化带来的健康挑战，是健康城市建设取得成功的核心经验。当前，我国的健康城市建设遵循政府主导、大众参与的原则。大众被当作被动接收信息、理念、政策和措施的原子化的人群，积极性不高，参与度较低，不利于健康城市建设的可持续发展。在未来的健康城市建设中，企业、非政府组织、个人等利益相关者都应该被纳入到整个行动中，激发除了政府以外的其他主体的积极性，建构多元参与的建设格局，共同推动健康城市建设。

建构多元主体参与的健康城市建设格局，需要改变现有的自上而下的城市治理模式。一方面，健康城市建设要积极纳入更多的参与主体，并让每一个参与主体找到合适的位置，从而发挥应有的作用。另一方面，要推动社会

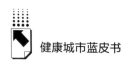

组织、企业、大众等主体参与提高健康城市建设的能力，鼓励其积极行动，共同为健康城市建设出力。此外，要通过多种手段为参与主体赋权，建构共建共享的氛围，全社会共同承担责任、共享利益。

建构多元主体参与的健康城市建设格局，需要树立整体性治理的理念。当前，健康往往被狭隘地理解为获得医疗或公共卫生服务，忽视了环境、经济、社会等对健康结局的影响。在这种认知下，健康往往被认为是卫生健康部门的责任，非卫生健康部门则缺乏做出贡献的动力。因此，开展跨部门的行动或者合作，则需要建立整体性治理的理念。传播作为促进整体性社会治理的有效手段，能够有效协调不同组织、机构之间的关系，促使高效沟通并进行合作。

（三）建立及时有效的监测评估机制

及时有效的监测评估机制能够有力促进健康城市建设当前目标的达成以及为未来目标的设定提供参考。当前我国健康城市建设的评估主要是通过建立评价指标体系或标准等方式来进行，尚缺乏更为综合的、全面的、系统的监测评估体系和机制。在未来的健康城市建设中，建立有效的监测评估机制至关重要。

建立健康城市监测评估机制，主要从以下几个方面着手。一是要对具体的健康促进运动效果进行监测评估。健康促进运动是健康城市建设的具体抓手，要实时监测其实施情况和效果，以此促进健康城市建设落实落地。二是对健康相关舆情动态进行监测评估。分阶段地、有针对性地对大众的认知、态度、行为情况进行调查、评估和反馈，掌握相关舆情。三是对健康城市建设长期规划进行阶段性评估。健康城市建设有短期目标也有长期目标，要对长期目标或者规划进行阶段性评估，以便掌握健康城市建设项目的推进情况，及时修正不足，为未来更好地制定规划服务。

（四）探索健康城市可持续发展的新路径

可持续性发展对健康城市建设至关重要。未来健康城市建设，要充分挖掘和利用健康传播为大众和社会赋能的重要功能,探索健康城市可持续发展的新路径。

一方面,要发挥健康传播在培养个人主动健康意识中的作用,从根本上为健康城市可持续发展提供动力。健康传播能够培养大众主动健康意识,从而激发个人的内生动力,使其在健康行为、疾病预防和健康管理方面采取积极主动的态度和行为。此外,主动健康也能够驱动大众积极参与社区健康活动,从而在社区层面为健康城市建设提供动力。

另一方面,要利用健康传播的社会动员能力,为健康城市打造强有力的社会支撑网络。健康传播鼓励大众之间就健康行为进行分享、交流和互动,建构社会支持网络,在社会层面促进健康。此外,健康传播通过传播健康相关政策和理念,为健康城市建设提供良好的社会舆论和支持环境,为健康城市建设的可持续发展提供支持和动力。

经过几十年的实践探索,我国健康城市建设到了关键阶段。近些年,健康问题多元化和复杂化、突发性公共卫生事件频发、人口出生率急剧下降、老龄化社会快速到来等社会形势给中国健康城市建设带来前所未有的新挑战。中国式现代化又为健康城市建设赋予新使命。新挑战与新使命促使未来健康城市建设要不断探索可持续发展的新路径。我国健康城市建设需要在当前行动的基础上,将健康城市建设与"健康中国"战略、"人类卫生健康共同体"、联合国"可持续发展目标"等国家及全球层面的战略议程结合起来,充分发挥传播力量,建构综合性的、有效的建设框架,推动健康城市建设快发展、显成效,从而促使"健康中国"战略目标如期实现。

健康产业篇

Healthy Industry

B.10
新时期中国健康产业高质量
发展路径研究

王荣荣*

摘　要： 健康产业已成为全球范围内备受关注的新兴产业，是推动国家产业结构升级和经济增长的重要力量。当前我国健康产业总体发展势头良好，但仍存在优质健康产品和服务供给不足、行业集中度低等问题。新时期，我国健康产业发展要深刻把握新发展格局的科学内涵和实践要求，以维护、改善和促进人民群众健康为根本目的，以更高级、更融合、更完备的产业业态为发展目标，持续完善顶层设计，推动产业集聚向集群化方向发展，促进产业融合发展，补短板、锻长板，促进产业链提升，着力推动健康产业高质量发展。

---

* 王荣荣，国家卫生健康委卫生发展研究中心，副研究员，主要研究方向为健康产业、健康中国、卫生规划。

关键词：　健康产业　高质量发展　健康中国

　　健康产业是关系国计民生、国家安全的重要产业。现阶段，健康产业已成为全球范围内备受关注的新兴产业，是推动国家产业结构升级和经济增长的重要力量。推动健康产业高质量发展既是改善民生的需要，也是建设现代化产业体系的需要，是扎实推进中国式现代化的重要内容之一。本文从论述健康产业高质量发展内涵入手，分析当前我国健康产业发展现状及面临的问题与挑战，提出完善我国新发展阶段健康产业政策的思考和建议。

一　健康产业高质量发展的内涵特征和目标要求

　　只有科学把握和正确认识健康产业高质量发展的内涵特征和目标要求，才能为健康产业高质量发展提供理论指导和实践遵循。

（一）健康产业的内涵与属性

1. 健康产业的内涵与外延

　　2019 年 4 月，国家统计局公布的《健康产业统计分类（2019）》首次明确了健康产业的内涵和范围，"健康产业是指以医疗卫生和生物技术、生命科学为基础，以维护、改善和促进人民群众健康为目的，为社会公众提供与健康直接或密切相关的产品（货物和服务）的生产活动集合"，并将健康产业范围确定为医疗卫生服务，健康促进服务，医药制造，中药材种植、养殖和采集等 13 个大类。同年 9 月，国家发展改革委等 21 个部门联合印发《促进健康产业高质量发展行动纲要（2019-2022 年）》，再次明确了健康产业的内涵，"健康产业是全社会从事健康服务提供、相关产品生产经营等活动的集合"。

　　值得注意的是，目前我国尚未发布过健康服务业和健康产业规模的官方数据，且国际上没有相同或类似的口径。国内部分研究甚至部分地方政府政策文件中将卫生总费用误认为是健康服务业或健康产业规模[①]，以此进行国际对比得出我国健康产业占比远低于欧美发达国家的错误结论。这两个指标存在根本差别，卫生总费用的核算对象是医疗服务业，健康产业的核算对象是包含医疗服务在内的与健康直接或密切相关的所有产业活动，如体育健身、健康旅游、健康养老等健康相关服务以及健康服务相关的健康产品制造产业和中草药种养殖产业。从指标使用来看，卫生总费用及相关指标通常被用来反映全社会对医疗卫生的投入水平及筹资公平性等问题，并不是越高越好，我国的卫生总费用相对较低，凸显了我国以较低的社会总投入取得了与高收入国家相当的健康结果，体现了卫生系统绩效和治理体系的先进性，且《"健康中国2030"规划纲要》和《"十四五"国民健康规划》两个文件中将"个人卫生支出占卫生总费用的比重"作为约束个人医药费用负担的指标予以控制。健康产业是健康中国战略的重点任务之一，上述两个文件中均提出了健康产业规模持续扩大的目标要求，即到2025年和2030年健康服务业总规模分别达到11.5万亿元和16万亿元。

2. 健康产业的双重属性

健康产业既具有一般产业的经济属性，又具有维护和促进健康的社会属性。而维护和促进健康是健康产业区别于其他产业的本质属性。这是由于健康产业提供的健康服务和产品既具有一般商品属性，同时部分产品和服务作为公共产品或准公共产品，具有一定的公益属性。这也决定了发展健康产业的根本目的是维护和促进居民健康，重要目的是促进经济增长。[②]因此，推动健康产业高质量发展既要遵循一般的经济规律，更要遵循卫生健康领域的生产规律，要把握好社会效益和经济效益的关系，坚持健康产业维护和促进健康的根本目的，把社会效益放在首位，实现社会效益和经济效益相统一。

[①] 傅卫、郭锋、张毓辉：《健康中国建设中卫生费用与健康产业评价指标的辨析》，《中国卫生经济》2021年第1期。

[②] 吴华章：《促进健康服务业发展的产业政策研究》，《卫生经济研究》2017年第4期。

（二）健康产业高质量发展的内涵和目标要求

对照当前我国高质量发展内涵，健康产业高质量发展要体现创新、协调、绿色、开放、共享新发展理念，要符合智能化、融合化、绿色化及完整性、先进性、安全性的现代化产业体系建设要求，具备智能化、融合化、绿色化特征。结合健康产业的行业特点，我们认为健康产业高质量发展是以维护、改善和促进人民群众健康为根本目的，产业规模持续壮大，创新驱动转型升级，产业结构更加合理，产业链更加完整，社会效益和经济效益不断提升，国际竞争力不断增强，成为我国经济转型升级的重要支柱产业，为健康中国战略实施提供发展动力和物质支撑。

1. 以维护、改善和促进人民群众健康为根本目的

高质量发展的本质是以人民为中心，健康产业高质量发展的根本目的是维护、改善和促进人民健康。在高质量发展阶段，人民的获得感、幸福感、安全感都离不开健康，满足人民日益增长的美好生活需要，就包括满足人民群众对健康的追求。习近平总书记作出的"把以治病为中心转变为以人民健康为中心"[1] 的重要指示，是对卫生健康事业和产业发展提出的新任务和新要求。因此，健康产业的高质量发展必然要以满足人民群众多样化、多层次的卫生健康服务需求为目标，推动卫生健康市场转型升级，同时也为经济社会高质量发展提供更加强大的动力。

2. 以创新发展为驱动健康产业转型升级的第一动力

推动健康产业高质量发展需要坚持新发展理念，把创新放在首位，抓住世界新一轮科技革命和产业变革的机遇，瞄准经济建设主战场和人民健康服务需要，提高健康产业科技竞争力。加快形成以创新为主要引领和支撑的健康产业体系和发展模式，让创新成为引领健康产业高质量发展的第一动力。

3. 以更高级、更融合、更完备的健康产业业态为发展目标

当前我国健康产业以健康服务业为主，健康农业和制造业占比相对较

---

[1] 《习近平谈治国理政》第 2 卷，外文出版社，2017，第 372 页。

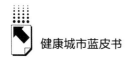

低。健康农业的高质量发展方向主要是中草药种植养殖技术的提升、产品和服务提供方式的转变。医药健康制造业的高质量发展方向则是不断完善产业链条，尤其是在高端医疗装备关键零部件环节实现自主可控。健康服务业相对复杂得多，因为包括医疗卫生服务、健康事务与科研技术服务、健康促进服务、健康保障与金融服务、智慧健康技术服务等，各细分行业特性迥异，既有直接面向最终消费的医疗服务业，也有为健康产业提供整体支撑的健康保障和金融服务，还有与制造业密切相关的药品及其他健康产品流通等配套服务业。从国际经验来看，健康服务业将逐步由以医疗服务为主体发展到以覆盖全生命周期的健康管理与促进服务为主体，从而形成更高级的产业业态。与此同时，健康产业的高质量发展一定是更加融合的产业业态，包括三次产业间融合程度以及各细分领域间跨界融合程度要进一步加深。

二　中国健康产业发展总体情况

（一）健康产业政策体系日益完善，发展环境持续优化

近年来，国家和地方政府高度重视健康产业发展，健康产业政策体系日益完善，发展环境持续优化。2016年10月，《"健康中国2030"规划纲要》将发展健康产业作为五大重点任务之一。党的十九届五中全会明确指出要全面推进健康中国建设，加快发展健康产业。2019年9月，国家发展改革委等21个部门联合印发《促进健康产业高质量发展行动纲要（2019－2022年）》，围绕重点领域和关键环节提出了三年行动计划，首次从国家层面明确了推动健康产业高质量发展的顶层设计。地方政府纷纷加码布局健康产业，将健康产业作为新兴产业或者重点产业进行培育和支持，截至2022年底，浙江、江苏、河北、山西等13个省份出台了"十四五"健康产业发展规划，均结合自身发展基础和优势明确提出了"十四五"时期本省健康产业的发展方向和保障措施。其中，浙江将健康产业作为重点培育的八大万亿级产业之一，安徽将健康产业作为全省十大新兴产业之一高位推进，云南把

健康服务业作为五个万亿级支柱产业之一重点培育打造，广西将大健康产业发展工作纳入各地绩效考核指标，这些都为健康产业发展提供了制度保障。

（二）居民健康消费加快升级，健康产业规模持续壮大

根据广义恩格尔定律，随着居民收入水平的提高，医疗健康消费等服务消费比重将不断上升，同时消费不断"高品质化"。近年来，随着我国居民收入水平不断提高，2021年我国人均GDP达到12741美元，超过世界人均GDP水平，消费结构升级不断加快。尤其是受新冠疫情影响，全社会对健康的认知更加深刻、对自身的健康状况更加关注，全国居民健康素养水平持续稳步提升，国家卫生健康委监测结果显示2021年达到25.4%。[①] 2022年全国卫生和社会工作行业固定资产投资同比增长26.1%，远高于全国固定资产投资增速5.1%的水平。部分地方政府也开展了健康产业或健康服务业规模核算，并提出了未来一段时期的量化发展目标（详见表1）。

表1　地方健康产业规模现状与目标

地区	健康产业规模现状	健康产业规模目标
江苏	按营业收入口径计算，2020年健康产业规模达到14593亿元，健康农业、健康制造业、健康服务业占比分别为0.3%、45.5%、54.2%	到2025年，力争健康产业总规模实现22400亿元
浙江	2019年全省健康产业总产出达9315亿元，较2015年（5392亿元）增长72.76%，健康产业增加值达3719亿元。健康产业一、二、三次产业比例为1.7：25.9：72.4	到2025年，健康产业总规模、增加值分别突破1.5万亿元、6000亿元，增加值占GDP比重超过6.5%
安徽	2019年安徽省生命健康产业营业收入达7400亿元	2025年，生命健康产业营业收入突破1.6万亿元
广东	截至2019年，全省生物医药与健康产业营业收入超过5000亿元	到2025年，力争实现产业营业收入达到1万亿元
云南	"十三五"时期，全省健康服务业规模年均增长20%以上	到2025年，全省健康服务业增加值达到1800亿元左右，营业收入达到5000亿元

---

① 《"一切为了人民健康"——汇聚健康中国前行的强大力量》，《卫生报》2022年9月30日。

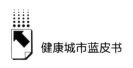
续表

地区	健康产业规模现状	健康产业规模目标
广西	截至 2020 年,全区大健康产业重点企业超过 290 个,重点园区 50 多个,大健康产业示范基地 1580 多个,统筹推进 690 多个大健康重点项目,总投资 8900 多亿元,全年完成投资 700 多亿元	到 2025 年,全区大健康产业总产值达到 4500 亿元

　　资料来源:《江苏省"十四五"健康产业发展规划》;《浙江省健康产业发展"十四五"规划》;《安徽省生命健康产业"双招双引"工作实施方案》;《广东省发展生物医药与健康战略性支柱产业集群行动计划(2021~2025 年)》;《云南省"十四五"健康服务业发展规划》;《广西大健康产业发展规划(2021—2025 年)》。

(三)健康产业跨界融合,集聚效应持续增强

　　当前,我国健康产业整体呈现跨界融合、集群发展态势。精准医疗、智慧医疗、数字疗法等医疗模式快速发展,医养结合、互联网医疗、健康科普和咨询等健康医疗服务新业态初具规模。近年来,从国家到地方主要通过设立健康产业园区或基地等形式推动健康产业集聚集群发展。国务院设立了海南博鳌乐城国际医疗旅游先行区(2013 年)、北戴河生命健康产业创新示范区(2016 年)、防城港国际医学开放试验区(2021 年)等先行示范区形式,推动前沿医学技术、生物医药、健康旅游等健康产业政策试点和实践。北京、上海、广州、苏州、成都、济南、武汉、南京等城市布局了各类健康产业园区,积极探索健康产业集群化发展。我国自 2018 年启动实施国家战略性新兴产业集群发展工程,近年来持续鼓励和引导地方培育生物医药等战略性新兴产业集群,国家发展改革委于 2019 年公布了首批 17 个生物医药产业集群,主要分布在北京、上海、江苏、广东等地区。

三　新时期中国健康产业发展面临的问题与挑战

(一)健康产业顶层设计和政策引领有待强化

　　健康产业高质量发展需要政策引领,国家发改委等 21 个部门联合制定

的《促进健康产业高质量发展行动纲要（2019-2022年）》为过去三年我国健康产业发展提供了指引，当前亟须立足新时期人民健康需要，明晰未来一段时期我国健康产业高质量发展的方向和重点。从地方政府来看，据不完全统计，截至2022年底我国已有14个省份47个地市制定发布了"十四五"时期健康产业或健康服务业发展规划，但仍有不少地方政府对健康产业的认识不准确，部分地方健康产业规划制定欠缺一定的科学性和专业性。从规划内容来看，各地健康产业规划存在一定雷同，很可能会导致各地健康产业走向同质化竞争的境地，部分规划文件中还混淆了健康产业和卫生总费用概念。此外，健康产业范围广、涉及部门众多，部门间政策衔接有待进一步加强，以医养结合为例，涉及卫生、民政和医保局等部门，存在养老机构内开设医疗机构的准入门槛较高、医疗机构转型为医养结合型医疗机构较难获得民政部门资金的补贴等现实问题[1]，亟须加强部门间有效协同。

（二）健康产业供给侧结构性矛盾日益凸显

高质量发展阶段，健康产业面临的主要是供给侧结构性问题。近年来，我国健康消费需求潜力加快释放，多层次多样化需求结构不断升级，对健康服务和产品供给提出了更高要求，也提供了巨大市场。对比之下，我国优质、安全、高端的健康产品和服务供给却相对不足，供需结构性矛盾日益显现。当前，我国健康产业部分细分领域，如医药产业产品同质化程度较高，低端产能过剩，同时高端医疗装备、核心技术等依赖进口；高端医疗或康养旅游等有效供给不足，导致大量消费者选择购买境外高端健康管理产品或出境医疗旅游。健康养老领域供需结构失衡，老年人医养结合需求较大，当前我国能够提供医养结合服务的机构往往一床难求，而单纯提供养老服务的机构空置率较高。

---

[1] 栾文敬、郭少云、王恩见等：《府际合作治理视域下医养结合部门协同研究》，《西北大学学报》（哲学社会科学版）2018年第3期。

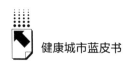

（三）行业集中度低，融合集聚效应有待提升

我国健康产业行业集中度较低，特别是医药和器械行业，小型企业数量众多，规模效益较差，产值较低，整体处于国际分工的低端，产品同质化程度较高，低端产能过剩，抵御风险能力较弱，行业发展瓶颈较为突出。以医疗器械为例，我国医疗器械企业市场集中度较低，国内市场以跨国企业产品为主，特别是在医学影像设备等方面，从市场竞争格局来看，目前外资品牌依然占据我国医学影像设备市场的主要份额，国产品牌占比仅为20%左右①，总体上医疗装备产业仍由国外跨国公司主导高端价值链，国内有迈瑞、联影等为数不多的几家企业进入高端产品市场，但同层次技术水平的产品重复性高，同质化竞争严重，缺少产业分工和上下游产业链协同发展。另外，各地健康产业园区融合集聚程度还处于发展的初级阶段，集群增长还主要依赖于低要素成本优势，发展水平和档次都较低，大多数园区只是单纯的地理聚集，企业间并未建立关联和分工协作，缺乏合作竞争和互动机制。

四 推动中国健康产业高质量发展的思考与建议

（一）持续完善顶层设计，强化政府引导和分类指导

健康产业作为具有维护健康和发展经济双重属性的产业，能否实现高质量发展，关键是能否处理好政府和市场的关系，就是要充分发挥市场在资源配置中的决定性作用，同时更好发挥政府作用，推动有效市场和有为政府更好结合，科学施策，统筹谋划。首先，要更好发挥政府职责，特别是在医疗卫生服务领域要贯彻落实习近平总书记"无论社会发展到什么程度，我们都要毫不动摇把公益性写在医疗卫生事业的旗帜上"②的要求，坚持医疗卫

---

① 许伏新、朱德宏：《安徽省医学影像设备产业现状分析与发展对策研究》，《中国食品药品监管》2023 年第 1 期。

② 《习近平著作选读》第 1 卷，人民出版社，2023，第 503 页。

生事业的公益性，坚持公立医院主体地位，鼓励、支持社会办医持续健康发展。其次，健康产业涉及领域广，具有技术密集、劳动密集、复杂多样性等特征，要加强政策制定部门间的有效衔接，尤其在健康养老、健康旅游、体医融合等融合发展领域，尽快消除不同部门政策间的矛盾，促使尽快形成政策合力。最后，要提升中央与地方政府产业政策制定与实施的协调性。正确看待地区间差异，通过合理引导优化产业空间布局，推动形成分工协作、优势互补、各有特色的健康产业空间布局。同时发挥地区比较优势，通过深化对外开放政策与提高贸易便利化程度，促进各地区的健康产业龙头企业融入全球产业链。

（二）培育壮大健康消费，促进内需潜力持续释放

本次新冠疫情中，全社会健康意识明显增强，健康相关产品和服务需求显著增长，应顺应健康消费需求新趋势，促进健康消费扩容提质，促进我国健康产业结构转型升级。积极满足人们健康防护意识增强带来的保健、防护、消杀类产品以及健身、康养等健康服务消费需求的持续释放。鼓励发展多样化健康文化传媒产业，强化健康知识普及，倡导健康消费理念。抓住"空档期"，加快建设医养康旅等多领域融合互通的消费体系。强化质量管理，推进我国健康服务和产品创新升级和质量提升，逐步引导高端健康消费释放和回流。同时，应发挥商业健康保险保障潜力，鼓励保险行业针对疫情发生后居民健康保障意识和消费认知都明显提升的形势，加快丰富健康保险产品供给，推动潜在需求转换为现实购买力，切实提高保障水平，保障健康消费需求释放。

（三）推动产业集聚向集群化方向发展，促进产业融合发展

目前我国的健康产业集聚还处于初步阶段，需要在继续推进集聚化的基础上，积极加快集群化的步伐。鼓励有条件的健康产业园区在当前地理集聚的基础上逐步向集群化方向发展。首先，培育和完善地方健康产业配套体系以及产学研合作的外部机制，大力发展产业链经济，强化健康产业与数字技

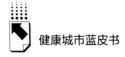

术、生物技术跨域跨界深度融合，加强健康产业集聚区域内企业间的前向和后向联系，提高全要素生产率。其次，鼓励各地根据自身健康产业发展基础和资源禀赋，针对医疗服务、健康养老、体育健身、健康旅游、智慧健康等不同细分领域的特征、发展阶段，找出主要矛盾和重大关键环节精准发力，设计不同细分领域的产业融合集群发展路径，坚持补短板和锻长板并重，在日趋激烈的国际竞争中把握主动。最后，要推动医疗健康与信息、养老、旅游、体育等产业进一步融合发展，推动业态创新，还要大力推动三次产业间融合发展，促进医疗服务与健康管理、医药制造、健康保险等上下游产业链的融合发展，逐步形成以健康为中心的发展模式。

（四）补短板、锻长板，提升健康产业链的完整性和稳定性

健康产业高质量发展离不开健康产业链的完整性和稳定性，因此，需要注重补短板、锻长板、扩链条，巩固中医药等传统产业优势，充分发挥现代科技优势，推进中医药现代化产业化。强化互联网健康、智能健康应用等优势产业领先地位，持续拓展信息化、数字化的深度，努力抢占全球数字健康产业的战略制高点。打通产业要素"堵点"。加快补齐人才、科技、资金、标准等要素短板，强化健康产业科技创新体系建设，加快实施健康产业人才发展战略，强化财税支持和深化健康产业"放管服"改革，等等。

国内外健康产业发展比较研究

卓 莲　常万红　陈丽丽*

摘　要： 健康产业最初是伴随经济发展而形成的产业，是支撑国家医疗健康服务体系正常运作的公益性产业，也是发达国家在人口老龄化加剧、经济衰退，医疗健康服务体系陷入困境的背景下得以重视和发展的产业。我国健康产业发展的现状是，法规在加速完善但具体举措实施不力，借力高新科技向大健康方向发展，国际交流与合作愈发活跃。但是，医疗卫生事业投资与人才的不足、城乡养老体系与医疗保障体系发展不均、养老诈骗犯罪一度猖獗、护工行业的法规制度空白等，都是我国医疗健康领域的痛点。基于此，要做好以下几个方面的工作，一是法规完善与具体举措监管并重；二是加速健康领域学科体系的构筑与完善；三是以高新科技推动健康产业与其他行业的融合。

关键词： 老龄化　健康服务　健康产业

一　国内外健康产业发展概况

健康产业最初是伴随经济发展而形成的产业，是支撑国家医疗健康服务

---

* 卓莲，博士，客座教授，硕士生导师，IPA 高级汉语教师，湖山医疗福祉集团爱生会多摩成人病研究所主任研究员，主要研究方向为中日健康医疗福祉比较；常万红，中国城市报社副总经理，主要研究方向为城市未来发展；陈丽丽，北京健康城市建设促进会会员，广州市白云区白云外国语中小学校办副主任，主要研究方向为对外经济贸易及企业管理。

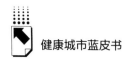
体系正常运作的公益性产业，也是发达国家在人口老龄化加剧、经济衰退、医疗健康服务体系陷入困境的背景下得以重视和发展的产业。

（一）发达国家健康产业的发展历程

第二次世界大战前后，伴随经济发展发达国家逐步形成了以支撑医疗健康服务体系为主的健康产业。自 20 世纪 70 年代始，发达国家在人口老龄化加剧、经济衰退的双重打击下，国家财政急速恶化，导致医疗健康服务体系陷入资金人力不足和机能低下的困境。在此背景下，发达国家把应对人口老龄化的问题上升为国家战略课题之一，一方面出台、完善了一系列政策法规，积极推行医疗健康服务体系的改革；另一方面，借力高科技在医疗健康服务领域的应用，以期化解危机、走出困境。

进入 21 世纪后，发达国家健康产业在互联网、大数据、人工智能、生物工程、机器人等高新科技的助力下，健康产业的外延、新分支产业的形成和与其他产业的融合都取得了长足的进展，健康产业也逐步蜕变为现代化产业和发达国家的重要经济支柱。

（二）中外健康产业的界定、分类标准的异同

因国情不同，各国对健康产业的界定与分类标准也不尽相同。发达国家制定健康产业分类标准年代较早，至今虽经多次修订，但其界定范畴基本上是与医疗、健康直接相关的产业。国家统计局 2019 年发布的《健康产业分类标准》把健康产业作为一级产业（大分类）单列，相当于把国外现行产业标准分类中的健康产业提升了一级，涵盖范畴也从医疗健康服务业扩展到几乎所有的产业（见表1）。

我国学界把与国外产业标准中的"医疗健康与社会服务产业"界定为"狭义的健康产业"；而把借助高新科技与其他产业实现融合，进而外延、涵盖了间接的、服务性的产业界定为"广义的健康产业"，或"大健康产业"。

表1 欧美日与中国健康产业分类与界定范畴的特点

共同体/国家 （修订年度）	分类等级 产业名称	大 数目	中 数目	小 数目	界定范畴	标准名称 制定机构
欧盟（2012年）	健康与社会工作	1	3	9	狭义	欧洲共同体经济活动统计分类（NACE）
英国（2007年）	健康与社会工作	6	5	27	狭义	英国标准行业分类（SIC） 英国国家统计局
美国（1997年）	医疗保健与社会援助	1	4	19	狭义	北美行业分类系统（NAICS）
日本（2013年）	医疗与福祉	1 （+3）	3	18	狭义	日本标准产业分类 日本总务省
中国（2019年）	健康 （大健康）	13	58	92	广义	健康产业统计分类 中国国家统计局

资料来源：Complete list of all NACE Code；UK Standard Industrial Classification of Economic Activities 2007（SIC 2007）；NAICS Code62，Health Care and Social Assistance；日本总务省：《日本标准产业分类》（平成25年10月改定）；《健康产业统计分类（2019）》，国家统计局网站，http://www.stats.gov.cn/xw/tjxw/tzgg/202302/P020230202402180183269.doc。

　　我国学界对大健康产业有三种划分方法：一是基于三次产业的划分法把与健康相关的种植、加工、制造和服务都纳入健康产业，并将其涵盖外延到"围绕满足身心与环境健康需求的所有经济活动的总称"；二是基于产业上下游关系，把医疗前、医疗中和医疗后的经济活动作为划分依据；三是从服务类型视角，把健康产业分为医疗性和非医疗性服务两大类，并进一步细分。[1]

　　现阶段的大健康产业又可分为五个细分产业，一是以医疗服务机构为主体的医疗产业；二是以药品、医疗器械、医疗耗材产销为主体的医药产业；三是以保健食品、健康产品产销为主体的保健品产业；四是以健康检测评估、咨询服务、调理康复和保障促进等为主体的健康管理服务产业；五是以养老市场为主的健康养老产业。[2]

---

[1] 张车伟、赵文、程杰：《中国大健康产业：属性、范围与规模测算》，《中国人口科学》2018年第5期。

[2] 《大健康产业细分市场分析 大健康行业市场投资前景规模》，中研网，https://www.chinairn.com/scfx/20230508/152634416.shtml。

从国家战略的视角看,"大健康"的提法体现了应对人口老龄化问题的超前意识,有利于引导健康产业的发展,但从产业规模测算的视角看,却因其涵盖边界不够清晰而难以推测其未来趋势;同时,也因无统一的统计口径而失去国家间比对的意义。

(三)我国与发达国家人口老龄化的异同

1. 2060年我国人口老龄化比例将超欧美

到20世纪40年代,发达国家先后进入老龄化社会[1],伴随经济的发展、人均寿命的增长和人口出生率的降低,发达国家人口老龄化问题日渐深刻,未来几十年内人口老龄化比例将持续增长;进入21世纪后,日本的老龄人口比例始居世界首位,而我国的人口老龄化开始加速;到2060年我国人口老龄化比例将超过大部分欧美发达国家(见图1)。

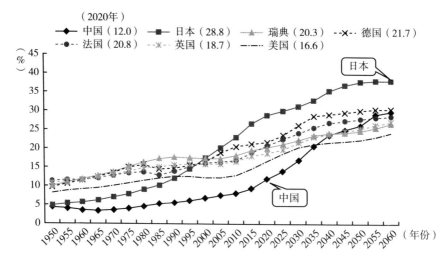

图1 中日与欧美发达国家的人口老龄化趋势

注:1950~2019年为实际数据,2020~2060年为估计数据。
资料来源:UN, World Population Prospects: The 2019 Revision。

---

① 65岁及以上人口占总人口比例的7%、14%、21%以上,分别被称为老龄化社会、老龄社会和超老龄社会。

2. 我国人口老龄化来得晚、规模大、进程快，城乡发展不均衡

2001 年我国进入了老龄化社会，2020 年老龄人口达 1.9 亿人，占总人口的 13.5%；乡村老龄人口占比为 17.7%，比城镇老龄人口占比高出 6.6 个百分点。预计 2025 年我国将进入老龄社会，这个结果比欧美晚了 60 余年，比日本晚了 32 年。从老龄化社会到老龄社会我国比欧美少了十数年到数十年的缓冲期（见图 2），也就是说，与发达国家相比我国的人口老龄化存在来得晚、规模大、进程快和城乡发展不均衡的特点。20 世纪发达国家所应对的人口老龄化问题现在也摆到了我们的面前，且比发达国家来得更为急迫和复杂。

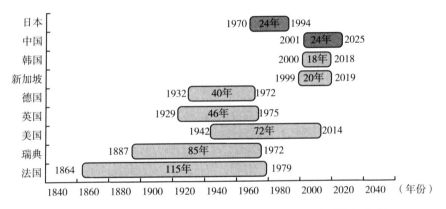

图 2　发达国家和中国从老龄化社会进入老龄社会的时期与年数

资料来源：《2020 年度国家老龄事业发展公报》，国家卫生健康委网站，http://www.nhc.gov.cn/lljks/pqt/202110/c794a6b1a2084964a7ef45f69bef5423.shtml。

（四）全球健康产业未来市场规模

健康产业未来市场的测算，涉及人口与流行病等变化趋势、环境、社会和人类价值观变化等因素，迄今尚无统一标准，测算结果也因调查机构的统计口径不同而各有差异。据日经 BP 测算，2020~2032 年全球医疗健康产业市场规模将从 1400 兆~1500 兆日元增至 2600 兆~2800 兆日元（其中间值约 205326 亿美元，2022 年均兑换率为 1 美元 = 131.4981 日元），比照 2020 年市场规模扩大 1.86 倍，医疗健康产业与其周围产业市场份额占比分别为

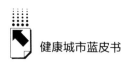

82%和18%。

另据美国调查机构对全球健康产业 5 个主要细分产业未来市场的测算，本文推算了各细分产业复合年均增长率（CAGR）① 与 2030 年市场规模及占比（见表 2）。结果表明到 2030 年全球健康市场的规模将达 206802 亿美元，市场占比排序为医疗保健（84.10%）、医药品（9.26%）、医疗器械（3.94%）、数字健康（2.70%）；从 CAGR 看，数字健康（8.73%/年）增长最快，其次是医疗器械（6.44%/年），再次是医疗保健（6.31%/年），第 4 位是医药品（4.28%/年）。家用健康产品虽市场占比很小，但复合年均增长率超过了 4%。

表 2　全球健康产业未来市场规模的预测

单位：亿美元

细分产业	实际市场规模（起始年度）	将来市场规模（预测年度）	市场规模变化倍率（期间年数）	复合年均增长率 CAGR（%/yr）	2030 年市场规模（亿美元）	2030 年市场规模占比（%）	调查机构及数据来源（脚注）
1. 医疗保健	91800（2019）	180000（2030）	1.96（11）	6.31	180000	84.1	WHO
2. 医药品	12370（2019）	16000（2025）	1.29（6）	4.38	19826	9.26	Statista
3. 医疗器械	4250（2019）	7000（2027）	1.65（8）	6.44	8440	3.94	Grand View Research
4. 数字健康	2500（2020）	3800（2025）	1.52（5）	8.73	5776	2.7	Research and Markets
5. 家用健康产品	1.63（2022）	2.28（2030）	1.40（8）	4.28	2.28	0.0	Kenneth Research
合计	110920	206800			214044	100	

注：（1）医疗健康产业市场规模为上下预测数值的中间值。

（2）医疗健康产业市场规模为日美货币换算结果（1 美元 = 131.4981 日元；2022 年平均兑换率）。

（3）复合年均增长率 CAGR、2030 年市场规模及其占比为本文推算结果。

资料来源：WHO；Statista；Grand View Research，Research Reports in Medical Devices 2023-2030；Research and Markets；Kenneth Research。

---

① CAGR：Compound Annual Growth Rate，复合年均增长率（%）=（最终值/起始值）^（1/期间年数）-1。

二 日本健康产业发展的现状及问题

日本1994年进入老龄社会，21世纪后，人口老龄化比例跃居世界首位，由此带来的社会问题也逐年凸显。政府开始规划、实施健康产业结构的调整。发展至今，除医疗、福祉产业外，养老、健康食品、保健器械和健身产品等多个分支产业的市场规模扩大显著，健康产业已成为其国民经济的重要组成部分之一。

（一）日本健康产业的现状

日本的医疗健康体制相对完善，医疗与非医疗之间的过渡几乎没有空白。从服务性质视角可分为医疗服务与非医疗服务两大类，医疗服务中又细分为医保范围内（国民健康保险）、自费与医师指导下的医疗服务3种形式；从提供服务者视角可分为医疗与非医疗机关提供的服务；从医疗关联性视角又可分为医疗主体、医疗辅助、医疗周边和自己启发的服务（见图3）。

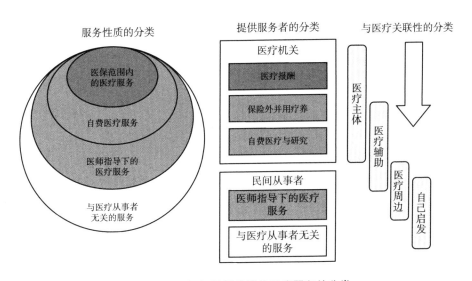

图 3　日本医保与医保范围外医疗服务的分类

资料来源：日経BP，医療・健康ビジネスの未来2023~2032。

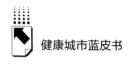

（二）日本健康产业现存的问题

1. 资金、人员、设备不足、医疗保障分布不均等问题依然存在

日本约75%的资产、近50%的人口集中在三大都市圈（东京、大阪、名古屋），城乡人口、资产以及交通分布极度不均，尽管日本拥有世界一流的医疗技术，但其医疗保障仍难以满足山区与离岛居民的医药与救急需求。

2. 个人数据及隐私的安全问题亟待解决

随着大数据、人工智能在健康产业中的应用日益广泛，个人数据的安全与隐私问题也成为一大问题，相关法规尚未健全完善而亟待解决。

3. 医疗保健产品市场环境整治不力

医疗保健产品市场环境整治不力。如远程医疗健康咨询，咨询医师或咨询员没得到相应的培训，或咨询系统存有安全隐患而导致信息外泄；美容健康仪器使用不当而导致健康损害；美容服务、营养保健品等夸大疗效等的虚假广告。

三　中国健康产业发展的现状与问题

（一）我国健康产业发展的现状

1. 法规加速完善，但具体举措实施不力

进入21世纪后，我国出台了一系列医疗健康服务领域的政策法规（见表3），特别是在老龄人口群体的"兜底"保障方面加大了力度。在最新出台的《关于推进基本养老服务体系建设的意见》基本养老服务清单中，明确了12种老年人为服务对象和15项服务项目（7种物质帮助、7种护照服务、1种关爱服务）。

表3 中国近年健康产业领域的重要政策、法规等（2016～2023年）

政策法规名称	摘要、重点等	发布机构
"健康中国2030"规划纲要（2016年10月）	战略任务：普及健康生活、优化健康服务、完善健康保障、建设健康环境、发展健康产业 阶段性目标：到2020年基本形成内涵丰富、结构合理的健康产业体系，主要健康指标居于中高收入国家前列；到2030年基本实现健康公平，主要健康指标进入高收入国家行列。到2050年，建成与社会主义现代化国家相适应的健康国家	中共中央、国务院
健康产业统计分类（2019年）	产业界定：是指以医疗卫生和生物技术、生命科学为基础，以维护、改善和促进人民群众健康为目的，为社会公众提供与健康直接或密切相关的产品（货物和服务）的生产活动集合	国家统计局
中国基本医疗卫生与健康促进法（2020年6月）	为发展医疗卫生健康事业，保障公民享有基本医疗卫生服务，提高公民健康水平，推进健康中国建设	全国人大
"十四五"卫生健康标准化工作规划（2022年1月）	重点领域：以标准化助力构建强大公共卫生体系、引领医疗卫生服务高质量发展、推动爱国卫生运动深入开展、促进重点人群健康、支撑卫生健康事业创新发展、保障卫生健康事业安全发展	国家卫健委
"十四五"中医药发展规划（2022年3月）	使中医药健康服务能力明显增强，中医药高质量发展政策和体系进一步完善，中医药振兴发展取得积极成效，在健康中国建设中的独特优势得以充分发挥	国务院办公厅
"十四五"全民健康信息化规划（2022年11月）	以引领支撑卫生健康事业高质量发展为主题，促进全民健康信息服务体系化、集约化、精细化发展，到2025年推动形成卫生健康行业机构数字化、资源网络化、服务智能化、监管一体化的全民健康信息服务体系	国家卫健委、国家中医药管理局、国家疾控局
关于加强养老机构非法集资防范化解工作的意见（2022年11月）	内容：加强风险摸排、加强源头治理、依法分类处置 亮点：加强信息共享、完善动态风险摸排工作机制；建立"红橙黄绿"风险管控等级，实施分类处置	民政部 公安部、市场监管总局 中国银保监会
关于推进基本养老服务体系建设的意见（2023年5月）	"十四五"时期，重点聚焦老年人面临家庭和个人难以应对的失能、残疾、无人照顾等困难时的基本养老服务需求	中共中央、国务院

资料来源：课题组整理。

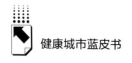

2.借力高新科技，向大健康方向发展

研究文献与技术转化的分析表明，2001~2021年全球大健康产业技术的研究集中于5大领域和20项主题（见表4）。由此预判，未来医学的重心将由疾病治疗转向疾病预防；疾病诊断将向精准化、便携化、智能化方向发展；新技术将驱动创新药物研发模式的变革；大数据、人工智能将赋能公共卫生、健康管理及服务体系的建设。

表4 大健康产业5大技术领域和20项技术主题

5大技术领域	20项技术主题
疾病防控与健康促进	1）科学运动 2）营养健康 3）心理健康 4）健康环境 5）预防疫苗
疾病筛查与诊断	6）诊断标志物 7）检测诊断技术 8）基础与设施
疾病治疗	9）化学治疗 10）生物治疗 11）物理治疗 12）手术治疗 13）补充和替代治疗
疾病管理	14）护理 15）医疗管理决策
公共卫生	16）传染病控制 17）食品安全 18）烟草控制 19）健康教育 20）健康服务

资料来源：潘教峰等：《大健康研究和转化发展态势与展望》，搜狐网，https：//www.sohu.com/a/637523276_120708211。

3.国际交流与合作愈发活跃

近年，健康产业的国际交流与合作也愈发活跃。大多集中在医疗器械、新医药和老龄人口对策等方面，如老龄辅助器械、介护制度、老年痴呆预防与防治等。

（1）中日（天津）健康产业发展国际合作示范项目。2020年中日签约天津健康产业发展国际合作示范项目，以建立健康产业创新区、健康生活先行区与国际合作示范区为发展目标；实施构建现代化健康产业体系、培养梳理健康文化理念、建设全生命周期健康公共服务体系、推进国际合作交流与营造健康人居生活环境5项施策；打造医疗康养、教育科研、健身休闲和创新孵化等5项功能区，旨在打造健康领域合作的国际样板。

（2）中德生命健康产业投资促进工作组。2021年由中德两国政府发起、支持、成立了"中德生命健康产业投资促进工作组"。该工作组旨在为中德两国企业提供双向投资促进领域的公益服务；2022 年该工作组举办了 2022 年第五次会议暨 2023 年工作启动会议，以期在后疫情时代与数字化转型的背景下，为两国生命健康企业投资合作创造机遇、提供信息和渠道。

（3）2023 年世界大健康博览会。湖北省政府、国家卫健委自 2019 年始已成功举办了 5 届世界大健康博览会。第 5 届世界大健康博览会（2023 年 4 月）期间，举办了"第 41 届中国医药产业发展高峰论坛""2023 世界大健康产业数智化峰会""第五届健康医疗大数据论坛"等 33 个高端论坛。

（二）我国健康产业的问题

医疗卫生事业投资与人才的不足，城乡养老体系与医疗保障体系不够完善，养老诈骗犯罪一度猖獗，护工行业的法规制空白等，都是我国医疗健康领域的痛点。

1. 投资不足

虽然 2000 年后我国加大了医疗费支出，但到 2021 年我国医疗费 GDP 占比（7.1%）也仅为 OECD 成员国 GDP 占比均值（12.8%）的 55%，相当于 OECD 成员国 20 世纪 90 年代前期水平（见图 4）；人均医疗费（840 美元/年）不到 OECD 成员国人均医疗费（4508 美元/年）的 19%，相当于 OECD 成员国人均医疗费 20 世纪 80 年代中期的水平（1985 年为 855.7 美元，见图 5）。医疗健康投资的严重不足也是我国健康产业发展滞后的原因之一。因此，加速提高医疗健康预算，是确保我国健康产业发展的重要条件之一。

2. 城镇职工与城乡居民养老基金相差过大，医疗资源分配不均

据 2010~2021 年统计，虽然城乡居民养老基金年增长率（14.5%）超过城镇职工养老基金年增长率（9.02%），但因城乡居民养老基金的基数过小，到 2021 年，城乡居民养老基金（191 元/月）也只有城镇职工养老基金（3577 元/月）的 5.3%，两者相差了近 19 倍（见表 5、图 6）。

城镇职工和城乡居民（其中大部分是乡村农民）养老与医疗资源分配极度不均，这是农村医疗健康服务水平落后要因之一。

医疗费支出GDP占比

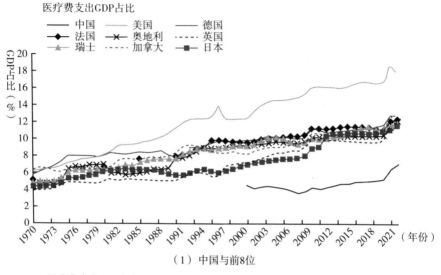

（1）中国与前8位

医疗费支出GDP占比

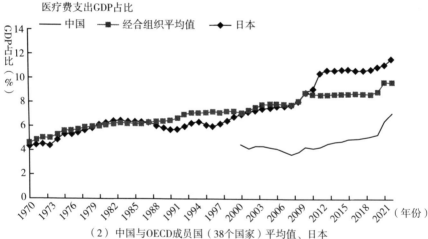

（2）中国与OECD成员国（38个国家）平均值、日本

图4 中国与OECD成员国健康医疗费支出GDP占比（1970~2021年）

资料来源：经合组织2021年卫生统计。

（1）中国与前8位、日本的比较

人均医疗支出（单位：美元）

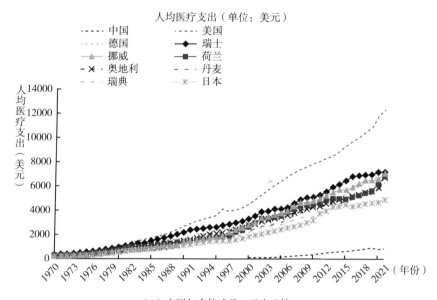

（2）中国与全体成员、日本比较

人均医疗支出（单位：美元）

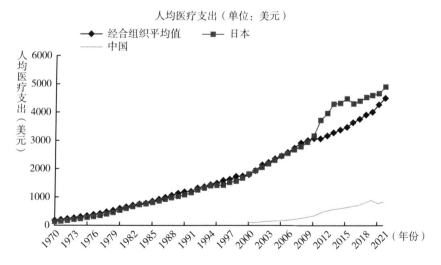

图5 中国与OECD成员国人均医疗费比较（1970~2021年）

资料来源：经合组织2021年卫生统计。

表5 中国基本养老保险基金（2010～2021年）

年份	城镇职工基本养老保险基金						城乡居民基本养老保险基金						城镇职工/城乡居民基本养老保险基金比率
	基金支出	实际领取待遇人数		人均		年增长率	基金支出	实际领取待遇人数		人均		年增长率	
	亿元	万人	亿人	元/年	元/月	%	亿元	万人	亿人	元/年	元/月	%	
2010	10555	6305	0.6305	16741	1395	9.30	200	2863	0.2863	699	58	43.02	24.0
2011	12765	6826	0.6826	18701	1558	11.71	588	8760	0.8760	671	56	-3.91	27.9
2012	15562	7446	0.7446	20900	1742	11.76	1150	13075	1.3075	880	73	31.03	23.8
2013	18470	8041	0.8041	22970	1914	9.90	1348	13768	1.3768	979	82	11.32	23.5
2014	21755	8593	0.8593	25317	2110	10.22	1571	14313	1.4313	1098	91	12.11	23.1
2015	25813	9142	0.9142	28236	2353	11.53	2117	14800	1.4800	1430	119	30.32	19.7
2016	31854	10103	1.0103	31529	2627	11.66	2150	15270	1.5270	1408	117	-1.57	22.4
2017	38052	11026	1.1026	34511	2876	9.46	2372	15598	1.5598	1521	127	8.01	22.7
2018	44645	11798	1.1798	37841	3153	9.65	2906	15898	1.5898	1828	152	20.20	20.7
2019	49228	12310	1.2310	39990	3333	5.68	3114	16032	1.6032	1942	162	6.26	20.6
2020	51301	12762	1.2762	40198	3350	0.52	3355	16068	1.6068	2088	174	7.50	19.3
2021	56481	13157	1.3157	42928	3577	6.79	3715	16213	1.6213	2291	191	9.74	18.7
平均				29989	2499	9.02				1403	117	14.50	22.2

资料来源：人力资源和社会保障部。

（1）城镇职工与城乡居民养老保险基金

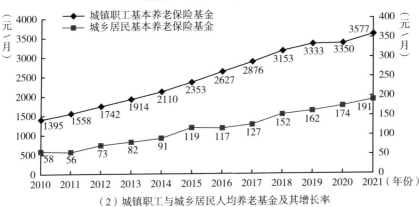

（2）城镇职工与城乡居民人均养老基金及其增长率

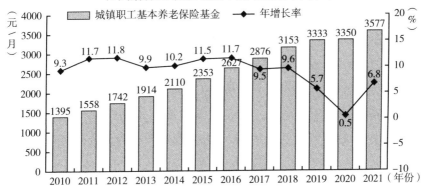

（3）城乡居民人均养老基金及其增长率

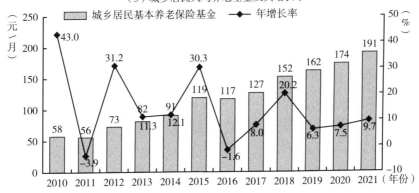

图6 中国城镇职工与城乡居民人均养老基金待遇比较（2010~2021年）

资料来源：人力资源和社会保障部。

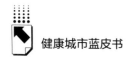

3.“护工”行业的现状亟待改善——借鉴日本介护行业的做法

我国的护工行业，是伴随人口老龄化加剧逐渐形成的一个特殊行业，其职能介于医院护士与家政服务之间，因没有相应法规约束，市场管理混乱。日本实施多年的医疗与介护制度为我们解决这一问题提供了借鉴模式。

应从规范、管理、教育、社会地位4方面入手尽快构建我国的介护体系，规范上要加速完善法规制度，填补医疗与家政间所有空白；管理上要纳入健康服务体系和医保体系，加大补贴力度，减轻老龄人口经济负担；教育上要尽快建立相应学科体系、资质考核机制和相应职称体系；社会环境方面要提高相关人员的收入和社会地位。

4.养老产业从乱象丛生走向整治

伴随着近年养老政策的出台，我国养老产业成为投资热点，同时也成为违法犯罪的重灾区。以养老为名的违法犯罪愈演愈烈。2022年为时半年的打击整治养老诈骗专项行动，重点惩治了以提供“养老服务”、投资“养老项目”、销售“养老产品”、宣称“以房养老”、代办“养老保险”、开展“养老帮扶”为名侵害老年人合法权益的六类犯罪行为，全国共立案侦办养老诈骗刑事案件41090起，破案39294起，打掉犯罪团伙4735个，一审判决案件1645起4523人，二审判决324起1175人，案件重刑率达26%，追赃挽损308亿余元。①

健全政府监管与问责机制，提升信息透明度（政府评估结果、经营者投资与经营状况、雇员配置与相应资格等信息）；健全被服务群体对养老机构的评估机制；加大对违法犯罪行为的惩治力度，才能从根本上解决问题。

四 发达国家的经验对我国健康产业的启示

综上所述，发达国家的经验教训对我国健康产业的启示主要有以下几个方面。

---

① 《打击整治养老诈骗 | 全国打击整治养老诈骗专项行动收官 破案3.9万余起 追赃挽损308亿余元》，《人民法院报》2022年9月27日。

（一）法规完善与具体举措监管并重

发达国家在制定、完善与健康产业相关政策、法规的同时，也格外注重具体举措的实施与监管。健康产业的健康发展既是国计也是民生，近年我国集中出台的一系列与医疗健康相关的政策，已完成了健康产业的顶层设计，但在具体举措的实施与监管方面还存在许多问题。譬如近年成为投资热点的养老产业，出台政策的宗旨、目标、举措内容可谓详尽，但对举措实施与监管却言之不详，结果造成养老产业违法欺诈犯罪与爆雷事件频发，给老人群体带来极大伤害。事实证明，政策再好，具体举措实施过程得不到正确、有效的监管，效果一定不会好。

监管的重点一是权力监管机构自身业务素质的提高；二是所有经济活动的全程监管与信息公开与共享。只有实现实施、监管全程透明化，才能从源头上根绝违法犯罪行为的发生。

（二）加快健康领域学科体系的构筑与完善

人才是健康产业的核心要素之一。借鉴发达国家的经验，构筑与完善我国健康领域科研与教学体系，培养医养康健（医疗、养老、康复、健康）科研与管理高素质人才，是实现我国健康产业现代化的重要前提条件之一。

（三）以高新科技推动健康产业与其他行业的融合

1. 健康数字化——以网络、大数据推进资源整合与医疗健康服务体系的改革

发达国家借助互联网与大数据等技术整合各类资源，构筑医疗健康服务体系成果显著，而我国网络与大数据技术的成熟程度与发达国家相差无几，借鉴它们的成功经验，可加速我国健康数字化的实现，协同各类医疗、介护与养老领域实现资源共享与体系整合，提高服务效率和质量，降低管理成本，实现精准医疗、PHR 等个性化诊疗服务，缓解资金人才不足和城乡医疗资源不平衡等问题。

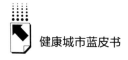

2.远程医疗、健康监测——ICT、人工智能、机器人技术与医疗健康产业的融合

发达国家的远程医疗服务、远程健康监管服务系统等的开发与成熟得益于网络、传感技术与医疗介护服务的深度融合；诊疗机器人、家庭医养介护辅助器械、健康监测仪器等小型集约化医疗介护产品的开发与发展得益于人工智能、材料与传感技术等与医疗器械产业的深度融合；基因医疗得益于基因医学最新科研成果与传统医学的深度融合。

高新科技成果与医疗健康等产业的深度融合，为提高医疗介护服务效率和质量，降低管理成本，实现精准医疗、个人健康记录平台（PHR）等个性化诊疗服务，缓解资金人才不足和城乡医疗资源不平衡等提供了解决问题的方法模式，同时也繁荣了健康产业的市场，加速了健康产业的现代化。在借鉴发达国家这些经验的同时，制定与完善相关产业产品的法律法规，确保医疗健康网络与数据的安全，确保医疗、介护机器人的安全高效使用是当务之急。

健康人群篇

Healthy Population

B.12

中国婴幼儿养育照护政策研究报告

张 悦 李一辰 许培斌 万立新 林 尧*

摘 要: 婴幼儿期是人一生中脑发育最快的时期，养育照护事关婴幼儿健
康发展、家庭幸福以及社会和谐稳定。婴幼儿养育照护需要关注
家庭养育，以全面提升家庭养育能力为核心，托育服务作为家庭
养育的有益补充，需要推动向专业化发展。我国婴幼儿养育照护
政策从政策法规体系、标准规范体系和服务供给体系初步建立，
提供了全方位的政策支持。在未来的工作中，需要不断完善婴幼
儿照护服务体系建设，强化已出台婴幼儿照护服务政策的落实，
持续推动婴幼儿养育照护的发展。

* 张悦，中国疾病预防控制中心妇幼保健中心儿童保健部副主任，研究员，主要研究方向为儿
童保健；李一辰，首都医科大学附属北京妇产医院、北京妇幼保健院儿童保健科副主任，主
任医师，主要研究方向为儿童保健；许培斌，青岛市妇女儿童医院儿童早期发展中心主任，
主任医师，主要研究方向为儿童保健；万立新，吉林省妇幼保健院副院长，主任医师，主要
研究方向为儿童保健；林尧，海口市第三人民医院副院长，主任医师，主要研究方向为儿童
保健。

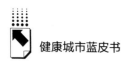

关键词： 养育照护　儿童早期发展　健康人群

一　婴幼儿养育照护的意义

儿童健康是人口高质量发展的基础，是实现中国式现代化的支撑。养育照护事关婴幼儿健康发展，事关家庭幸福美满，事关社会的和谐稳定。优化和发展养育照护政策，对于形成服务体系、推动服务到位，促进人口长期均衡发展具有重要意义。

（一）促进儿童早期发展的核心内容

"儿童早期发展"是指0~8岁儿童体格、认知、语言、运动、情感、社会适应等方面的综合发展。它与实现消除贫困、改善营养、健康生活、终身学习、实现性别平等、减少国家内部及国家之间的不平等以及创建和平的社会等多个联合国可持续发展目标相关联，是实现这些目标的关键措施之一。

养育照护是促进儿童早期发展的重要方式。这里的"养育照护"（Nurturing Care）是指由照护者创造的利于儿童身体健康和充足营养、提供情感支持和回应互动、创造早期学习机会、保护他们免受威胁的成长环境。从概念中可以看到，养育照护将从健康、营养、安全保障、回应性照护和早期学习机会五个方面促进儿童早期发展。

婴幼儿期是人一生中脑发育最快的时期，良好的养育照护能改善儿童的健康、生长发育状况，提高学业成绩和成年后的收入，还有利于促使其加强情绪管理，形成有序的社会行为。儿童早期脑的发育受到遗传和环境的共同影响，生命头三年，即从母亲怀孕到婴儿3岁期间，对于环境的影响非常敏感，这段时期为幼儿终生乃至下一代的健康、福祉、学习和生产力打下基础。在国际上著名的"多哈理论"阐述了生命早期一千天的重要意义；我国"三岁看老"的俗语正是古人对儿童发展特点的总结。

良好的养育照护也能有效阻断外界不良环境对儿童早期发展的影响。这些不良的外界环境包括极端贫困、不安全/暴力环境、环境毒素等。大量研究证明贫困是影响儿童早期发展的重要风险因素；但研究也发现，养育照护在其中起着介导和调节作用，良好的养育照护为解决经济状况对儿童早期发展的影响问题提供了可行的途径。[①]

（二）国际社会普遍关注

近年来，国际社会广泛关注儿童早期发展和养育照护。世界卫生组织（WHO）和联合国儿童基金会（UNICEF）在2018年发布了"养育照护，促进儿童早期发展：从生存发展到实现人类健康和潜能的框架"指南，旨在动员多个部门（包括卫生、营养、教育、社会和儿童保护、水资源和环境卫生等部门）采取不同的措施满足幼儿的发展需求。

各国根据本国情况开展了不同的儿童早期发展项目。回应性照护和早期学习机会是幼儿高质量照护不可分割的一部分，英国、澳大利亚、美国等多个国家将养育作为一门学科进行研究和发展，还针对3岁以下婴幼儿出台了早期学习指南。[②] 在托育服务方面，各国政府将托育服务作为解决劳动力市场资源短缺、"老龄化"、"少子化"人口问题的重要途径，经过长达半个多世纪的政府政策的扶持，发达国家的托育服务得到了充分的发展。[③]

（三）我国政府高度重视

我国政府高度重视儿童早期发展和婴幼儿养育照护。2013年，中国国务院副总理刘延东和美国前国务卿希拉里·克林顿出席中美儿童早期发展战略对话会议，共同呼吁中美加强交流，促进儿童早期发展。[④] 2018年12月

---

① 张悦、李志新：《我国农村儿童早期发展现状及建议》，《中国公共卫生》2023年第5期。
② 张悦：《婴幼儿养育照护中早期学习机会的概念与内涵探析》，《中国儿童保健杂志》2022年第10期。
③ 时扬：《婴幼儿托育服务政策的国际比较及对我国的启示——以美英日澳四国为例》，华东师范大学硕士学位论文，2019。
④ 《刘延东和希拉里共同呼吁中美加强交流促进儿童早期发展（组图）》，新浪网，http://news.sina.com.cn/o/p/2013-11-21/093428770752.shtml。

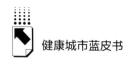

中央经济工作会议提出，增加对学前教育、农村贫困地区儿童早期发展等的投入。

在优化生育政策、促进人口长期发展战略的大背景下，我国政府持续关注婴幼儿照护服务，并多次在重要会议上给予强调。2017年10月党的十九大提出"坚持在发展中保障和改善民生。增进民生福祉是发展的根本目的。必须多谋民生之利、多解民生之忧，在发展中补齐民生短板、促进社会公平正义，在幼有所育、学有所教、劳有所得、病有所医、老有所养、住有所居、弱有所扶上不断取得新进展"①。2019年3月，第十三届全国人民代表大会第二次会议上，国务院总理李克强的《政府工作报告》指出："加快发展多种形式的婴幼儿照护服务，支持社会力量兴办托育服务机构，加强儿童安全保障②。"同年10月，党的十九届四中全会明确提出要"健全幼有所育等方面的国家基本公共卫生服务制度体系"。此外，《中共中央关于制定国民经济和社会发展第十四个五年规划和二〇三五年远景目标的建议》（2020年10月）和《中华人民共和国国民经济和社会发展第十四个五年规划和2035年远景目标纲要（草案）》（2021年3月）都强调发展普惠托育服务体系。这次要求的提出，对构建普惠多元且具有民族特色的托育服务体系，提高优生优育服务水平，降低生育、养育、教育成本，都具有积极的推动作用。

二　婴幼儿养育照护发展的要素

婴幼儿养育照护的发展，离不开家庭、医疗卫生服务机构、托育机构、社区乃至全社会的共同支持。在政策制定和提供服务的过程中，有必要明确服务的主体、内涵、各部门的职责定位等，才能使政策务实有效，措施有的放矢，行动落地到位。

---

① 习近平：《决胜全面建成小康社会　夺取新时代中国特色社会主义伟大胜利——在中国共产党第十九次全国代表大会上的报告》，人民出版社，2017，第23页。
② 《2019年政府工作报告》，中国政府网，http：//www.gov.cn/zhuanti/2019qglh/2019lhzfgzbg/。

（一）卫生健康部门在促进婴幼儿养育照护中将发挥重要作用

婴幼儿主要活动场所在家庭，与家庭照养人保持密切联络的专业人员，主要是儿童健康工作者。也正因如此，《柳叶刀》杂志"儿童早期发展专刊"建议卫生部门将儿童早期发展干预措施纳入现有服务平台，从而为众多儿童和家庭提供高效率和高效益的服务和访视。专刊还指出卫生部门需要扩展认识，超越预防和治疗疾病的范围，把促进幼儿的养育照护包括在内，这是实现人类自身潜力的一个关键因素。

我国基本公共卫生服务儿童健康检查为 3 岁以下婴幼儿提供 11 次免费健康体检，基层医疗卫生机构儿童保健工作人员有持续接触儿童及家庭照养人的机会，这为他们开展儿童早期发展促进和家庭养育指导提供了最佳机会。《中华人民共和国母婴保健法》第二十四条规定："医疗保健机构为产妇提供科学育儿、合理营养和母乳喂养的指导"，正体现了将促进婴幼儿养育照护作为本职工作内容的理念。近年来，我国卫生健康部门通过儿童早期发展示范基地的建设、儿童早期发展适宜技术引进及推广、各类儿童早期发展系列教程的制定等工作持续推动着婴幼儿照护服务工作的发展。特别是2015 年国家卫生健康委妇幼司开展的"国家级儿童早期发展示范基地"项目，不仅明确儿童早期发展工作是新时期儿童保健的重要内容和发展方向，还在全国建立了 50 家国家级示范基地，280 余家省级示范基地，对推动儿童早期发展、养育照护咨询指导等具有积极的实践作用。

（二）推动婴幼儿照护服务向专业化服务发展

随着社会发展，人口及家庭结构发生巨大变化，家庭抚育子女的社会问题不断凸显，机构托育的稀缺性问题不断加剧，这些都使得婴幼儿照护服务发展迫在眉睫。托育服务是婴幼儿照护服务的重要形式，照护服务还有其他内容，如医疗保健机构的专业指导服务等。高质量的婴幼儿照护服务是支持回应性照护和早期学习机会的有效措施。一方面，高质量的托育服务对儿童认知和社会发展以及接受正规教育具有积极促进作用；另一方面，职业女性

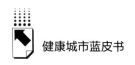

需要可负担的、高质量的托育服务协助她们照护儿童，特别是对于单亲家庭、祖辈照护困难家庭以及有残疾儿童等特殊需求儿童的家庭。我国是女性劳动参与率较高的国家，将发展专业化照护服务作为妇女就业社会支持体系的一部分，对于促进女性就业、提高生育率可起到积极作用。[1]

托儿所作为保育儿童的社会性机构，在抗战时期妇女解放思想、参与社会劳动时曾起到关键作用[2]，为解决妇女的育儿问题提供了很大帮助。随着社会的发展，家庭对于儿童保育的需求不断提升，在保障儿童健康安全的基础上，更要着眼于对于儿童发展的作用。因此，托育服务必将朝着高质量、专业化服务方向发展，这既需要社会建立和完善相关的基础设施，又需要服务提供者改变传统保育理念，将促进儿童早期发展等理念融入其中。2019年全国人口与家庭动态监测数据显示，我国0~3岁婴幼儿入托率仅为5.5%，远低于发达国家的入托率，且存在服务体制不健全、服务体系欠规范、服务能力无法保障等问题。[3] 这些都提示我们，有必要从政策入手，在促进人口长期均衡发展、更好地满足人民群众需求的方针指引下，全面发展婴幼儿照护服务。

（三）全方位政策支持为儿童养育照护发展提供保障

婴幼儿的养育照护离不开环境，社会环境可直接或间接通过家庭作用于婴幼儿，影响其潜能发展。政策支持对于形成良好的社会支持环境具有不容忽视的作用。

在健康层面，基本公共卫生服务政策从健康促进和预防性保健服务的角度提供普惠性的卫生保健服务。全民健康保险可使个体和家庭即使在遭受经济困难的情况下也能获得高质量卫生服务。

在营养层面，儿童的养育照护不仅有赖于家庭提供安全健康的食物，更

① 刘蓓：《生育对女性就业状况的影响研究——以厦门市为例》，厦门大学硕士学位论文，2017。

② 李玲玲：《抗战时期妇女"走出家庭"与托儿所研究》，河北师范大学硕士学位论文，2021。

③ 贺丹、庄亚儿、杨胜慧：《婴幼儿托育：家庭需求与机构供给》，《人口与社会》2021年第4期。

有赖于社会宣传、行业监管等营造有利环境。为了促使更多家庭为婴幼儿提供最佳的喂养方式，国际社会自20世纪90年代起开展爱婴医院、爱婴社区等行动，以保护、促进和支持母乳喂养，并督促各个签署《国际母乳代用品销售守则》的国家，以抵制不恰当的食品营销对母亲选择最佳喂养方式的影响。

在回应性照护和早期学习方面，带薪育儿假、社区儿童游戏阅读小组、儿童友好的城市设计空间等都有利于促进看护者和儿童之间的交流和玩耍。证据显示，带薪育儿假可密切母亲和儿童之间的联系，增加母乳喂养的时间，提高婴儿接种疫苗和接受预防性护理的可能性，也可以使父亲更关心他们的孩子，承担更多照顾孩子的责任。近年来，全国各省份都基本上明确了育儿假的标准，多省份"人口与计划生育条例"中提供了3周岁内子女的父母每年享有5~15天育儿假的政策。①

在安全保障方面，最低工资保障、保险、社会救助金、养老金等都可以为贫穷和脆弱的家庭提供直接、持续、可预测的收入，从而避免家庭因收入不足、无法满足儿童基本需要，而影响儿童的早期发展。

三 我国婴幼儿养育照护政策发展情况

我国婴幼儿养育照护政策发展是随着社会发展持续发展起来的。本文重点围绕政策法规体系、标准规范体系和服务供给体系三个维度，对2019年以来的政策进行梳理。

（一）政策法规体系建设

法律法规对所有社会成员具有普遍约束力，由国家强制力保障实施。我国现有的法律法规在家庭、医疗卫生机构、早期教育机构、政府等多个层面强化对婴幼儿的养育照护。2020年修订的《中华人民共和国未成年人保护

---

① 《2023版全国31省份育儿假天数一览表！育儿假是强制执行的吗？看解答！》，腾讯网，https：//view.inews.qq.com/k/20230329A00WIK00？no-redirect=1&web_channel=wap&openApp=false。

法》要求父母或其监护人"接受家庭教育指导，创造良好、和睦、文明的家庭环境"。1994年的《中华人民共和国母婴保健法》要求医疗机构为孕产妇进行科学育儿指导，2021年出台的《中华人民共和国家庭教育促进法》进一步要求"婴幼儿照护服务机构、早期教育服务机构应当为未成年人的父母或者其他监护人提供科学养育指导等家庭教育指导服务"。2021年修订的《中华人民共和国人口与计划生育法》则明确了政府职责，指出"县级以上各级人民政府应当加强对家庭婴幼儿照护的支持和指导，增强家庭的科学育儿能力"①。在此的基础上，《中国儿童发展纲要（2021—2030年）》中指出，支持家庭生育、养育、教育的法律法规政策体系基本形成。婴幼儿养育照护相关法律法规见表1。

表1　婴幼儿养育照护相关法律法规

序号	文件名称	实施时间	修订时间
1	中华人民共和国未成年人保护法	1992	2020
2	中华人民共和国母婴保健法	1994	
3	中华人民共和国人口与计划生育法	2001	2021
4	中华人民共和国家庭教育促进法	2021	

为推动婴幼儿照护服务发展，国务院办公厅分别于2019年和2021年两次下发指导意见，明确婴幼儿照护的发展方向。2019年4月，《国务院办公厅关于促进3岁以下婴幼儿照护服务发展的指导意见》（简称《指导意见》）提出了"建立完善促进婴幼儿照护服务发展的政策法规体系、标准规范体系和服务供给体系"的指导思想，从家庭、机构、社会、保障等不同层面提出了要求。在家庭层面，《指导意见》明确了"家庭为主，托育补充"的基本原则，从产假政策、就业指导、家长指导等几方面提出了普惠性的措施，突出了家庭对婴幼儿照护负主体责任，婴幼儿照护服务为家庭提

① 《中华人民共和国人口与计划生育法》，中国政府网，http：//www.nhc.gov.cn/fzs/s3576/202303/5f2c908317154d2f8e57d1df4b0df41a.shtml。

供支持，特别是对确有照护困难的婴幼儿家庭提供必要服务的定位。在机构方面，《指导意见》从登记、建设、服务类型、安全保障、卫生保健和规范化建设 5 个维度提出要求，勾画了新时期婴幼儿照护服务机构基本框架。在动员社会力量方面，《指导意见》明确了政府、机构、社区各层面的参与，强调"充分调动社会力量的积极性，多种形式开展婴幼儿照护服务"，突出了农村和贫困地区推广婴幼儿早期发展项目的要求。在保障方面，提出了加强政策支持、用地、队伍建设、信息管理和社会支持的保障。2021 年国务院办公厅发布《关于促进养老托育服务健康发展的意见》，对 33 项促进养老托育服务健康发展重点任务明确分工[①]，着眼于政策落实，瞄准实践中的堵点、难点问题。

自 2019 年以来，以国务院指导意见为先导，国家各部门基于自身职能出台了一系列婴幼儿照护相关的政策支持婴幼儿照护服务发展，充分体现了"政策引导，普惠优先"的基本原则。如表 2 所示，教育部等多部门在《关于教育支持社会服务产业发展提高紧缺人才培养培训质量的意见》中鼓励引导有条件的职业院校积极增设幼儿发展与健康管理、幼儿保育、学前教育等专业点，扩大技术技能人才培养规模。[②] 财政部等发布了《关于养老、托育、家政等社区家庭服务业税费优惠政策的公告》。2022 年，国务院决定设立 3 岁以下婴幼儿照护个人所得税专项附加扣除，纳税人照护 3 岁以下婴幼儿子女的相关支出，按照每个婴幼儿每月 1000 元的标准定额扣除。[③] 此外，中国银保监会下发试点方案[④]，推动银行业保险业支持托幼等社区家庭服务业发展。[⑤]

---

① 《国务院办公厅关于促进养老托育服务健康发展的意见》，国办发〔2020〕52 号。
② 《教育部办公厅等七部门关于教育支持社会服务产业发展　提高紧缺人才培养培训质量的意见》，教职成厅〔2019〕3 号。
③ 《国务院关于设立 3 岁以下婴幼儿照护个人所得税专项附加扣除的通知》，国发〔2022〕8 号。
④ 《银保监会印发支持养老、家政、幼托等社区家庭服务业发展的试点方案》，搜狐网，https：//www.sohu.com/a/338191217_ 115563。
⑤ 《推动银行业和保险业高质量发展的指导意见》，银保监发〔2019〕52 号。

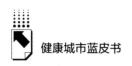

表2　各部门发布的婴幼儿照护相关支持政策

序号	发布部门	发布时间	文件名称
1	国务院办公厅	2019	关于促进3岁以下婴幼儿照护服务发展的指导意见
2	国务院办公厅	2020	关于促进养老托育服务健康发展的意见
3	中共中央国务院	2021	关于优化生育政策促进人口长期均衡发展的决定
4	国务院办公厅	2022	设立3岁以下婴幼儿照护个人所得税专项附加扣除的通知
5	国家发展改革委 国家卫生健康委	2019	支持社会力量发展普惠托育服务专项行动实施方案（试行）
6	财政部、税务总局、国家发展改革委、民政部、商务部、国家卫生健康委	2019	关于养老、托育、家政等社区家庭服务业税费优惠政策的公告
7	教育部、国家发展改革委、民政部、商务部、国家卫生健康委 国家中医药管理局、全国妇联	2019	关于教育支持社会服务产业发展提高紧缺人才培养培训质量的意见
8	中国银保监会办公厅	2019	关于印发推动银行业保险业支持养老、家政、托幼等社区家庭服务业发展试点方案的通知
9	中国银保监会	2019	关于推动银行业和保险业高质量发展的指导意见

（二）标准规范体系建设

标准规范体系建设是婴幼儿养育照护工作科学、健康、良性发展的重要保障，是落实"安全健康，科学规范"原则的重要措施。围绕婴幼儿养育照护工作目标，国家相继出台了相关的标准、规范、指南，以持续推动婴幼儿照护事业的发展。

在家庭养育照护指导方面，2022年国家卫生健康委发布的《3岁以下婴幼儿健康养育照护指南》提供了丰富详实的内容。从8个维度对养育照护的基本理念进行了总结和概括，包括重视婴幼儿早期全面发展、遵循儿童生长发育规律和特点、给予儿童恰当积极的回应、培养儿童自主和自我调节能力、注重亲子陪伴和交流玩耍、将早期学习融入养育照护全过程、努力创建良好的家庭环境、提高养育素养；同时从 6 个方面提供了养育照护咨询指导的具体内容，即生长发育监测、营养与喂养、交流与玩耍、生活照护指导、伤害预防、常见健康问题的防控及照护等。①

在机构照护服务方面，2019 年建设部出台的《托儿所、幼儿园建筑设计规范（2019 年版）》、2022 年国家卫生健康委和应急管理部出台的《托育机构消防安全指南（试行）》② 以及国家卫生健康委发布的《托育机构卫生评价基本标准》③ 着眼于托育机构的硬件建设，从建设、安全、卫生评价的角度规范托育机构建设。在服务内涵方面，2021 年国家卫生健康委先后出台了《托育机构保育指导大纲（试行）》④、《托育机构婴幼儿伤害预防指南（试行）》⑤ 和《托育机构婴幼儿喂养与营养指南（试行）》⑥ 等指南，围绕着托育机构服务的重点领域，包括生活照护、营养喂养、心理发展、伤害预防等进行规范要求，以提升托育机构的服务能力。婴幼儿养育照护相关标准规范见表 3。

表 3　婴幼儿养育照护相关标准规范

序号	发布机构	发布时间	文件名称
1	建设部	2019	托儿所、幼儿园建筑设计规范(2019 年版)
2	国家卫生健康委员会	2021	托育机构保育指导大纲(试行) 国卫人口发〔2021〕2 号

---

① 《国家卫生健康委办公厅关于印发 3 岁以下婴幼儿健康养育照护指南（试行）的通知》，国卫办妇幼函〔2022〕409 号。
② 《关于印发托育机构消防安全指南（试行）的通知》，国卫办人口函〔2022〕21 号。
③ 《国家卫生健康委办公厅关于做好托育机构卫生评价工作的通知》，国卫办妇幼发〔2022〕11 号。
④ 《国家卫生健康委关于印发托育机构保育指导大纲（试行）的通知》，国卫办妇幼发〔2019〕15 号。
⑤ 《国家卫生健康委办公厅关于印发托育机构婴幼儿伤害预防指南（试行）的通知》，国卫办人口函〔2021〕19 号。
⑥ 《国家卫生健康委办公厅关于印发托育机构婴幼儿喂养与营养指南（试行）的通知》，国办发〔2019〕15 号。

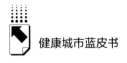
续表

序号	发布机构	发布时间	文件名称
3	国家卫生健康委员会	2021	托育机构婴幼儿伤害预防指南(试行)
4	国家卫生健康委员会	2021	托育机构婴幼儿喂养与营养指南(试行)
5	国家卫生健康委 应急管理部	2022	托育机构消防安全指南(试行)
6	国家卫生健康委员会	2022	3 岁以下婴幼儿养育照护指南
7	国家卫生健康委	2022	关于做好托育机构卫生评价工作的通知

(三)服务供给体系建设

托育机构的发展是婴幼儿照护服务供给体系中的核心力量。岳经纶等通过对新中国成立以来儿童照顾政策的梳理发现,我国儿童照顾政策体系经历了"建构—解构—部分重构"的变迁过程,并在党的十九大后进入重构的关键阶段。① 本文重点梳理 2019 年以来在机构设置、机构管理等方面的政策进展。

1. 机构设置

2019 年,国家卫生健康委印发了《托育机构设置标准(试行)》,重点从设置要求、场地设施、人员规模等方面提出了要求,在设置要求方面涵盖了《指导意见》的主要任务并提出了具体意见;在场地设施方面与《托儿所、幼儿园建筑设计规范(2019 年版)》相辅相成、互为补充;在人员规模上,对综合管理、保育照护、卫生保健、安全保卫等工作人员提出了较为具体的要求,重点对保育员的资质、职责、配比提出了明确要求。

为适应新形势的要求,国务院办公厅发布的《关于促进 3 岁以下婴幼儿照护服务发展的指导意见》确定了托育机构登记备案方法,2019 年 12 月出台的《托育机构登记和备案办法(试行)》对具体实施方法进行了完善。全国 30 个省(区、市)出台了贯彻国办指导意见的托育机构登记和备案实

---

① 岳经纶、范昕:《中国儿童照顾政策体系:回顾、反思与重构》,《中国社会科学》2018 年第 9 期。

施意见，托育机构备案信息系统启用（https：//ty. padis. net. cn），为全国备案托育机构的信息化监管奠定了基础。

为推动社会力量发展普惠托育服务，国家发展改革委、国家卫生健康委联合印发《支持社会力量发展普惠托育服务专项行动实施方案（试行）》的通知，安排中央预算内投资，覆盖27个省（区、市）和3个计划单列市，带动290多个城市（包括设区市和县级市、区等）试点参与，以建成一批具有带动效应、承担一定指导功能的示范性托育服务机构。截至2022年底，全国共有托育服务机构约7.5万家，提供托位数约350万个，每千人口托位数约2.5个；2020～2023年，我国共安排中央预算内投资36亿元，新建48个地市级以上托育综合服务中心。[①]

2. 机构管理

2019年国家卫生健康委出台的《托育机构管理规范（试行）》在机构管理中起到了指南针的作用。该规范共包括9章42条，即总则、备案管理、收托管理、保育管理、健康管理、安全管理、人员管理、监督管理和附则。其中与卫生机构有关的有3章，即"备案管理""健康管理""监督管理"。备案管理方面要求托育机构登记后向机构所在地的县级以上卫生健康部门备案；健康管理方面，主要强调了对工作人员的健康管理；监督管理方面，从托育机构和卫生部门双方着眼，并明确了各级妇幼保健机构、疾病预防控制中心和卫生监督机构的业务指导、咨询服务和监督执法职责。2022年发布的《关于做好托育机构卫生评价工作的通知》明确了托育机构备案相关卫生评价基本要求，以及备案流程与管理要求。在人员培训方面，2021年发布的《托育机构负责人培训大纲（试行）》《托育机构保育人员培训大纲（试行）》为托育机构的人员培训提供了依据。[②]

此外，全国各级政府还积极探索托育服务的管理机制，并不断发展出创

[①] 《全国共有托育服务机构约7.5万家提供托位数约350万个》，中国政府网，http：//www. gov. cn/lianbo/2023-04/26/content_ 5753197. htm。

[②] 《国家卫生健康委办公厅关于印发托育机构负责人培训大纲（试行）和托育机构保育人员培训大纲（试行）的通知》，国卫办人口函〔2021〕449号。

新的措施。例如,上海、云南等地建立了省级婴幼儿照护服务领导小组或联席会议制度;浙江、福建等地将 3 岁以下婴幼儿照护服务纳入了民生工程、为民实事项目;江西、湖北等地开展婴幼儿照护服务示范活动。服务供给体系建设相关文件见表 4。

表 4   服务供给体系建设相关文件

序号	发布机构	发布时间	文件名称
1	国家卫生健康委员会 中央机构编制委员会办公室 民政部 国家市场监督管理总局	2019	托育机构登记和备案办法(试行)
2	国家卫生健康委	2020	托育机构设置标准(试行) 托育机构管理规范(试行)
3	国家卫生健康委	2021	托育机构负责人培训大纲(试行) 托育机构保育人员培训大纲(试行)
4	国家卫生健康委	2022	关于做好托育机构卫生评价工作的通知

四   未来展望

(一)不断完善婴幼儿照护服务体系建设

通过对现阶段我国婴幼儿养育照护的政策发展情况总结,我们有理由相信:近年来我国在婴幼儿养育照护政策方面取得突出进步,政策法规、标准规范和服务供给体系初步建立,对我国婴幼儿养育照护服务的发展具有积极的推动作用。然而,现有政策体系尚不完善,迫切需要出台相关政策加强托育机构的质量控制。如河北省卫生健康委印发的《河北省托育机构质量评价标准(2022 年版)》。[1] 同时,有必要在政策制定前积极开展必要性研

---

[1] 《河北省卫生健康委关于印发〈河北省托育机构质量评价标准(2022 年版)〉的通知》,河北省卫生健康委网站,http://wsjkw.hebei.gov.cn/html/tzgg/20220119/385536.html。

究，减少雷同内容的重复出台。总之，体系建设需要长时间的积累，需要与时俱进，不可能一蹴而就。

（二）强化已出台婴幼儿照护服务政策的落实

尽管近年来我国政府出台了系列政策，支持婴幼儿照护服务的发展，但有调查显示，仍存在托育服务机构严重紧缺，专门的托育机构极少；托育机构服务环境与设备设施条件较差；托育机构师资队伍专业水平不高等问题。[①] 一些问题与政策落实不到位可能有密切关联。因此，有必要对已出台政策的落实情况进行调研分析，解决政策落实中的痛点和堵点，将解决问题作为政策制定的首要出发点。

（三）持续推动婴幼儿养育照护的发展

婴幼儿养育照护的意义已有大量科学研究证明，婴幼儿养育照护的具体措施在不同国家也有所实践。要使婴幼儿养育照护在中国人力资本竞争中起到积极作用，需要各级政府的高度重视，各部门真抓实干；需要以科学严谨的态度，将其作为学科专业大力发展；更需要加大投入力度，培养专业人才队伍砥砺前行。婴幼儿养育照护的发展事关当下、事关未来。

总之，婴幼儿养育照护事关千家万户。关注家庭养育，全面提升家庭养育能力是解决婴幼儿养育照护问题的核心，托育服务作为家庭养育的有益补充，需要通过政策支持，构建普惠多元且具有民族特色的托育服务体系，助力儿童健康高质量发展。

---

① 王翊霖：《鞍山市 0~3 岁婴幼儿托育服务现状的调查研究》，鞍山师范学院硕士学位论文，2020。

B.13
中国省会城市成年人体质状况研究报告

王 梅 范超群 聂明剑 冯 强 王晶晶*

摘　要：　2020年，国家体育总局组织完成了第五次国民体质监测。本报告对其中31个省会城市近2.7万名成年人体质状况进行分析，结果表明，达到《国民体质测定标准》"合格"等级以上的人数比例为86.95%。不同性别、南北方省会城市成年人体质状况差异明显，女性和南方省会城市"合格"等级以上的人群比例分别高于男性和北方省会城市。省会城市成年人的大多数体质指标随着年龄增长而呈逐步下降趋势。同时体质不合格人群比例、超重肥胖检出率、中心性肥胖人群比例等也随年龄增长而呈增长趋势。省会城市成年人心理健康状况也不容乐观，2020年的焦虑和抑郁检出率分别达到21.00%和15.38%。基于研究结果，我们提出以下建议：广泛开展各类全民健身活动，加强全民健身的科学指导，加快体育基础设施建设，全方位深化体卫融合，推进全民健身智慧化发展。

关键词：　省会城市　成年人体质　健康人群

* 王梅，国家体育总局体育科学研究所研究员，天津体育学院特聘教授，主要研究方向为运动促进体质与健康、体质测量与评价、国民体质监测；范超群，博士，国家体育总局体育科学研究所国民体质与科学健身研究中心副研究员，主要研究方向为运动促进体质与健康、体质测量与评价、健康行为研究、国民体质监测；聂明剑，北京体育大学在读博士生；冯强，博士，国家体育总局体育科学研究所国民体质与科学健身研究中心副主任，副研究员，主要研究方向为运动损伤康复、科学健身、国民体质监测；王晶晶，博士，国家体育总局体育科学研究所国民体质与科学健身研究中心副研究员，主要研究方向为身体活动、体质与健康、健康行为矫正、国民体质监测。

体质，是指人体的质量，它是在遗传性与获得性基础上所表现出来的形态结构、生理功能、心理因素、身体素质（运动能力）等方面综合的、相对稳定的特征。对个体而言，体质是人类生命过程中独有的特性，代表着人的整体身心状态，是人体一切生命活动，包括生活、工作与运动能力的基础。从社会发展的角度看，国民体质状况是人口素质和劳动生产力的重要基础，国民体质的强弱，既是每个人身体健康的问题，也是关系一个国家前途的战略性问题。

党和政府历来高度关心人民群众的体质与健康。早在1952年，毛泽东就提出"发展体育运动，增强人民体质"[1]，从国家强盛高度出发，号召全国人民参加体育运动，增强体质，以此促进国力提升。胡锦涛在北京奥运会、残奥会总结表彰大会上也明确提出"要坚持以增强人民体质、提高全民族身体素质和生活质量为目标"[2]。习近平指出，没有全民健康，就没有全面小康。[3] 一人健康是立身之本，人民健康是立国之基。坚持以人民为中心的思想，把人民作为发展体育事业的主体，把满足人民健身需求、促进人的全面发展作为体育工作的出发点和落脚点，落实全民健身国家战略，不断提高人民健康水平。

体质能够体现更深层次的健康，为系统掌握我国国民体质的现状和变化，自2000年以来，我国每五年一次，以抽样调查的方式，在全国范围内开展国民体质监测，监测范围覆盖全国31个省（区、市），监测对象包括3~79周岁的中国公民。迄今为止，已经完成五次国民体质监测工作，掌握了我国国民体质基本情况和变化规律，为国家科学制定发展群众体育事业、增强国民体质的相关政策提供了重要依据。国民体质监测结果成为制定和评估全民健身计划及其实施效果、评价健康中国建设成效的重要指

---

① 傅国良：《努力实践"三个代表" 探索体育运动发展新路——纪念毛泽东同志"发展体育运动，增强人民体质"题词五十周年》，《求是》2002年第13期。
② 《胡锦涛在北京奥运会残奥会总结表彰大会上的讲话》，中国政府网，https://www.gov.cn/govweb/ldhd/2008-09/29/content_ 1109754. htm。
③ 《全国卫生与健康大会19日至20日在京召开》，中国政府网，https://www.gov.cn/xinwen/2016-08/20/content_ 5101024. htm。

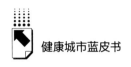

标和数据来源。

本报告中的"省会城市人群"（简称"城市人群"）指居住在中国大陆31个省会/直辖市的城镇20~59岁的成年人群，不包括省会城市行政单位区划下居住在郊区或乡村的人群。根据秦岭-淮河线将这31个省会城市划分为南方城市和北方城市。

一 2020年省会城市成年人体质现状

2020年第五次国民体质监测共纳入26938名省会/直辖市城市成年人，样本分布如表1所示，每5岁划为一个年龄组，每个年龄组3200~3500人。国民体质监测检测指标有身体形态、身体机能和身体素质，并同步进行心理健康、睡眠、身体活动行为等问卷调查。

表1 2020年第五次国民体质监测省会城市成年人样本分布

类别		人数(人)	百分比(%)
总体		26938	100
性别	成年男性	13467	49.99
	成年女性	13471	50.01
地域	北方城市	12691	47.11
	南方城市	14247	52.89

资料来源：本报告图表数据均源于《国家国民体质监测中心发布〈第五次国民体质监测公报〉》，国家体育总局网站，https://www.sport.gov.cn/n315/n329/c24335066/content.html。后不赘述。

（一）体质综合评级

根据对身体形态、身体机能和身体素质3个维度17项指标的综合评定，依据《国民体质测定标准（2023年修订）》[①] 进行判断，2020年中国省会

[①] 《国家国民体质监测中心关于发布〈国民体质测定标准（2023年修订）〉的通知》，国家体育总局体育科学研究所网站，https://ciss.cn/tzgg/info/2023/32672.html。

城市成年人达到"合格"等级以上的人数比例为 86.95%，城市成年女性达到"合格"等级以上的比例为 87.66%，高于城市成年男性的 86.17%；南方城市人群达到"合格"等级以上的比高于北方城市人群（87.53% VS. 86.3%）。

进一步比较发现，无论北方城市还是南方城市，城市女性达到"合格"等级以上的人群比例高于城市男性，这一特征同样适用于大部分年龄组，仅 30~34 岁与 50~54 岁两个年龄组成年男性达到"合格"等级以上的人群比例略高于成年女性（见表 2）。

表 2 不同地域、年龄、性别人群达到"合格"等级以上比例

单位：%

类别		达到"合格"等级以上的人群比例	
		男性	女性
地域	北方	42.95	43.35
	南方	43.22	44.31
年龄组	20~24 岁	42.96	43.36
	25~29 岁	42.51	44.43
	30~34 岁	43.93	43.73
	35~39 岁	42.72	44.34
	40~44 岁	43.66	43.69
	45~49 岁	42.98	45.23
	50~54 岁	43.27	43.09
	55~59 岁	42.72	42.99

（二）体质单项指标现状

1. 身体形态现状

身体形态即身体的外部形状和特征，形态指标反映了人体的发育水平、体型、身体姿态和营养状况等。国民体质监测中成年人群的身体形态指标包括：身高、体重、腰围、臀围和体脂率 5 项实测指标及 1 项衍生指标身体质量指数（BMI，BMI＝体重÷身高^2，千克/米^2）。

　　BMI 和体脂率是国内外普遍用于评价人体的营养状况、胖瘦程度或身体发育水平的指标。省会城市成年人平均 BMI 为 24.13kg/m²，体脂率为 26.15%。根据《成人体重判定》标准，以 BMI 作为指标，接近一半的城市成年人超重或肥胖（48.15%）。成年男性 BMI 大于女性，但体脂率相反（见图 1）。随着年龄的增长，城市男性 BMI 和体脂率逐渐提高，在 30 岁前后逐渐趋于稳定，而城市女性的 BMI 和体脂率则随着年龄的增长总体上呈增加趋势。成年男性超重肥胖检出率高于城市女性，这一特征不受年龄段与地域的影响（见表 3）。无论男女，北方城市成年人的 BMI、体脂率及超重肥胖检出率均显著高于南方（见图 2）。

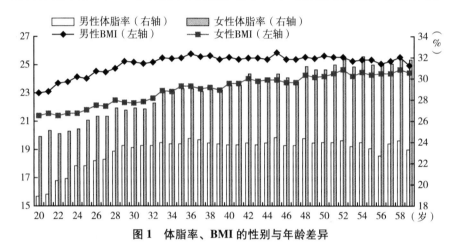

图 1　体脂率、BMI 的性别与年龄差异

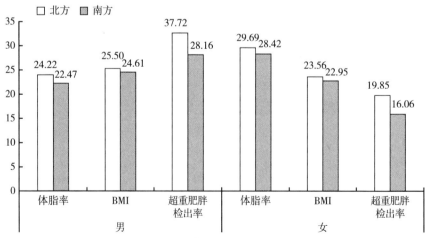

图 2　体脂率（%）、BMI（kg/m²）和超重肥胖检出率（%）的南北差异

表3 不同地域、年龄段人群的超重肥胖检出率的性别差异

单位：%

类别		超重肥胖检出率	
		男性	女性
地域	北方	32.72	19.85
	南方	28.16	16.06
年龄组	20~24岁	20.74	8.28
	25~29岁	26.46	10.61
	30~34岁	30.64	13.77
	35~39岁	33.00	17.79
	40~44岁	33.07	19.90
	45~49岁	33.05	22.38
	50~54岁	33.33	24.94
	55~59岁	31.85	24.98

省会城市成年男性腰围和臀围均显著大于成年女性（腰围：87.78cm VS. 77.84cm；臀围：97.45cm VS. 93.91cm），北方城市人群均显著高于南方城市人群（腰围：83.76cm VS. 81.97cm；臀围：96.51cm VS. 94.93cm）。总体上，随着年龄的增长，城市成人腰围和臀围持续增大。

相对于全身肥胖程度，中心性肥胖者比全身性肥胖者具有更高的疾病风险，许多研究结果提示，与全身性肥胖相比，中心性肥胖是预测心血管疾病和II型糖尿病发病和死亡的更好指标。[1] 腰臀比（WHR=腰围/臀围）是常用的评价中心性肥胖的指标，评价标准为：男性 WHR≥0.90，女性 WHR≥0.85 即中心性肥胖。[2] 根据此标准，城市成年人中心性肥胖比例为43.29%，呈现男性显著高于女性（50.70% VS. 35.87%）、北方大于南方（45.15% VS. 41.63%）的特征；随着年龄的增长，中心性肥胖人群比例逐渐提升，55~59岁年龄组相比20~24岁年龄组提升了45.92个百分点（如图3所示）。

---

① 贾俊婷：《超重、肥胖和中心性肥胖的患病率、流行特征及危险因素研究》，天津医科大学硕士学位论文，2012。

② Organization W. H., *Waist Circumference and Waist–hip Ratio: Report of a WHO Expert Consultation, Geneva*, 8–11 December 2008, World Health Organization, 2011.

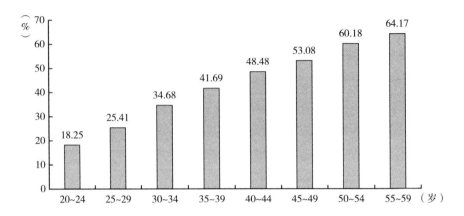

图3 不同年龄段中心性肥胖人群比例情况

2. 身体机能现状

身体机能是体质的重要组成要素，是指人体各个器官系统的功能能力。其中心肺机能对于人体健康来说至关重要，是评价体质的最重要指标。国民体质监测中身体机能指标包括：心率、血压、肺活量和心肺耐力（功率车二级负荷测试法）。

2020年国民体质监测的一次性安静血压测试中，中国省会城市成年人收缩压平均值为125.44mmHg，舒张压为77.53mmHg。依据《中国高血压防治指南（2018年修订版）》①进行简单分类，省会城市成年人一次性测量，血压在正常范围者仅占33.51%。男性收缩压和舒张压均显著高于女性，且男性正常血压者比例约为女性的一半（22.89% VS. 44.13%），但一次性测量血压在高血压范围的人群占比却几乎是女性的2倍（16.91% VS. 9.31%）。随着年龄的增长，正常血压人群总体呈降低趋势，而高血压人群比重逐渐提升（见图4）。北方城市人群血压值显著高于南方城市人群，且高血压人群检出率也显著高于南方城市人群（见图5）。

肺活量是人一次最大吸气后再最大呼气呼出的气量，与人体最大摄氧量

---

① 《中国高血压防治指南（2018年修订版）》，《中国心血管杂志》2019年第1期。

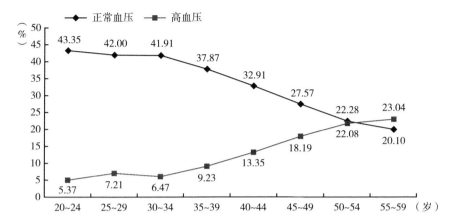

图 4　不同年龄段人群血压在正常血压与高血压范围人数比例

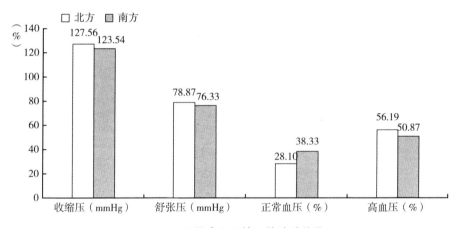

图 5　血压及高血压情况的地域差异

和心肺功能高度相关，是评估体质健康水平、人体生长发育状况的重要指标之一。① 心肺耐力综合反映了人体摄取、转运和利用氧的能力，被认为是体质与健康各组成部分的核心要素。美国心脏病协会提议将"心肺耐力"作为评价人体生命状态的第五大生命体征。2020 年中国省会城市成年人肺活量和心肺耐力均值分别为 2909.32ml 和 38.02ml/kg/min，无论是肺活量还是心肺耐力

———————————

① 庆祝:《体育测量与评价》，高等教育出版社，2011，第 133 页。

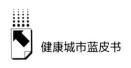

测试值男性均显著高于女性，且随着年龄的增长各年龄组均值持续降低；北方城市成人肺活量高于南方，但心肺耐力测试值低于南方（表4、表5）。

表4 2020年不同性别、地域城市成年人肺活量、心肺耐力测试值

指标		肺活量(ml)	最大摄氧量(ml/kg/min)
总体		2909.32	38.02
性别	男	3453.26	39.07
	女	2365.11	36.95

表5 2020年不同地域、年龄、性别人群肺活量、心肺耐力测试值

类别		肺活量(ml)		心肺耐力测试值(ml/kg/min)	
		男性	女性	男性	女性
地域	北方	3558.10	2402.61	37.88	36.18
	南方	3360.48	2331.52	40.13	37.65
年龄组	20~24岁	3828.50	2597.66	46.75	46.34
	25~29岁	3845.10	2549.95	44.88	44.29
	30~34岁	3715.91	2504.99	41.32	40.54
	35~39岁	3581.96	2458.73	38.98	36.54
	40~44岁	3401.37	2349.85	38.14	35.42
	45~49岁	3246.32	2280.80	36.16	33.65
	50~54岁	3085.74	2163.01	33.12	29.58
	55~59岁	2903.03	2020.87	32.92	28.99

3. 身体素质现状

身体素质，通常指人体在运动和日常生活中，表现出来的速度、力量、灵敏、平衡及柔韧等方面的能力。身体素质是在中枢神经调节下，各器官系统功能的综合表现，直接反映人们在日常生活中承受能力的强弱，是衡量一个人体质状况的重要标志之一。国民体质监测中成年人身体素质检测指标主要包括力量素质、平衡素质、柔韧素质、反应能力等。

力量素质是指人的机体或机体某一部分肌肉工作时克服内外阻力的能力。研究表明成人的力量素质水平与其整体健康水平密切相关，中等以上力

量水平可有效降低成人的死亡率，高水平的力量素质可正向影响身体成分、心肺功能及骨骼健康水平，降低慢性病和残疾风险。[1]

闭眼单脚站立是反应肌力与平衡能力的测试方法，闭眼单脚站立时间的长短与机体肌肉力量和强度、肢体控制能力、平衡能力等有密切关联；闭眼单脚站立时间减少与跌倒发生频率的增加以及总体体质功能的降低有密切关系。[2] 坐位体前屈能够反映下肢肌肉和韧带柔韧性，指标值越大，证明下肢柔韧性就越好，具有减少运动风险、促进身体平衡和协调的重要作用。选择反应时反映了人体神经与肌肉系统的协调性和快速反应的能力，指标值越大，证明反应越慢，应对突然事件的能力就越弱。

2020 年，中国省会城市成年人群的身体素质情况如表 6 所示。整体而言，成年男性在握力、背力、纵跳、俯卧撑、仰卧起坐和选择反应时 6 项测试的表现更好，成年女性在坐位体前屈、闭眼单脚站立 2 项测试的表现更好。随着年龄的增长，成年男性握力和背力在 30~34 岁达到峰值，随后逐年下降，这一力量峰值年龄在成年女性则是在 40~44 岁；纵跳高度、卧撑个数、仰卧起坐个数、坐位体前屈长度和闭眼单脚站立时间均随年龄增长而逐渐减少，选择反应时则随年龄增长而变慢。地域上，北方城市成人在握力、背力、坐位体前屈 3 项测试的表现优于南方，而南方城市成人的纵跳、卧撑和闭眼单脚站立好于北方，仰卧起坐和选择反应时南北方城市人群差异不明显（见表 6）。

进一步比较发现，省会城市成年男性在握力、背力、纵跳、仰卧起坐和选择反应时 5 项测试优于成年女性的特征，成年女性在坐位体前屈、闭眼单脚站立 2 项优于成年男性的特征，均不受地域与年龄段的影响（见表 7）。

---

[1] 范洪彬、孙有平、季浏：《体质测试中力量素质评价指标与测试方法的国际比较与启示》，《体育科学》2015 年第 1 期。

[2] 张频、樊达一、邹婷婷、邓莉芳、吴磊：《中国健康老年人闭眼单脚站立时长的 Meta 分析》，《南昌大学学报》（医学版）2022 年第 1 期。

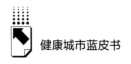

表6　2020年省会城市成年人群的身体素质情况

指标	握力（kg）	背力（kg）	纵跳（cm）	俯卧撑（男）/跪卧撑（女）（个）	仰卧起坐（个）	坐位体前屈（cm）	闭眼单脚站（s）	选择反应时（s）
总体	34.76	88.23	27.56	18	20	6.98	25.09	0.58
男	43.28	112.51	32.76	19	23	4.65	24.06	0.56
女	26.24	63.90	22.36	18	18	9.31	26.12	0.60

表7　2020年省会城市不同性别与年龄组人群身体素质的性别差异情况

指标	性别	地域 北方	地域 南方	年龄组（岁）20~24	25~29	30~34	35~39	40~44	45~49	50~54	55~59
握力（kg）	男	44.53	42.17	43.32	44.31	44.78	43.96	43.6	43.35	42.32	40.45
	女	26.6	25.92	26.13	26.13	26.58	26.73	26.86	26.54	25.75	25.19
背力（kg）	男	115.92	109.5	113.61	115.4	116.24	114.65	112.56	112.66	109.83	104.81
	女	64.5	63.36	62.2	61.43	63.3	64.87	66.18	65.73	64.34	63.01
纵跳（cm）	男	32.3	33.16	38.03	37.19	35.69	34.41	31.54	30.22	28.34	26.45
	女	21.98	22.7	25.56	24.25	23.59	23.03	21.96	21.14	20.27	19.18
卧撑（个）	男	19	19	23	22	21	20	19	17	16	14
	女	17	18	18	17	18	18	19	18	17	15
仰卧起坐（个）	男	23	22	27	26	25	24	22	20	18	16
	女	18	18	23	21	19	19	18	17	14	12
坐位体前屈（cm）	男	5.34	4.03	6.6	5.2	4.51	4.55	4.34	4.51	4.16	3.33
	女	9.87	8.81	11.4	9.77	9.21	8.67	8.9	8.72	8.86	9.08
闭眼单脚站（s）	男	23.34	24.7	31.28	30.08	29.86	27.12	23.3	19.46	16.37	14.82
	女	25.21	26.93	33.54	32.7	30.26	28.84	26.19	23.53	18.89	15.38
选择反应时（s）	男	0.57	0.56	0.53	0.54	0.54	0.55	0.56	0.58	0.6	0.62
	女	0.6	0.59	0.57	0.57	0.57	0.58	0.6	0.61	0.62	0.65

（三）焦虑、抑郁情况

2020年，中国省会城市近1/5的成年人存在焦虑倾向（17.71%）、近1/4的人群存在抑郁倾向（23.88%）。

城市女性无论是焦虑还是抑郁检出率均高于男性；南方城市成年人焦虑

和抑郁检出率均高于北方城市成年人，但中重度焦虑和抑郁的检出率却要低于北方城市成年人。焦虑和抑郁检出率随着年龄逐渐增加，到30~34岁年龄段时达到顶峰，随后开始持续下降（见表8）。

表8　2020年省会城市焦虑、抑郁检出率表

单位：%

指标		焦虑检出率		抑郁检出率	
		焦虑	中重度焦虑	抑郁	中重度抑郁
ALL		17.71	2.85	23.88	3.90
性别	男	16.80	2.67	22.79	3.71
	女	18.63	3.03	24.96	4.10
年龄组	20~24	19.68	2.90	26.32	4.47
	25~29	21.33	3.34	30.39	5.40
	30~34	24.30	4.37	31.58	5.83
	35~39	21.22	3.99	27.40	4.94
	40~44	17.52	2.98	23.33	3.48
	45~49	14.25	2.31	20.24	3.14
	50~54	13.78	1.83	18.72	2.54
	55~59	9.35	1.00	12.61	1.32
地域	北方	16.65	2.99	21.50	3.95
	南方	18.71	2.72	26.11	3.86

二　省会城市成年人体质状况存在的主要问题

（一）超重肥胖问题形势严峻

肥胖症的危害可累及全身几乎所有器官系统，并与增加死亡风险密切相关。另外，44%的糖尿病负担、23%的缺血性心脏病负担以及7%~41%的某些癌症负担可归因于超重和肥胖。[①] BMI升高，非传染性疾病的患病风险也随之提高。重度肥胖症患者的相关并发症风险以及致残和致死风险更将呈数

---

① 《肥胖和超重》，世界卫生组织网站，https：//www.who.int/zh/news-room/fact-sheets/detail/obesity-and-overweight。

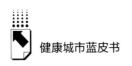

倍至数十倍增加。由肥胖症等因素导致的社会和心理问题，以及肥胖流行导致的高昂医疗费用，也是不容忽视的沉重疾病负担。

在我国，肥胖者数量的迅速上升已经成为一个主要公共卫生问题。如本文所述，中国省会城市接近一半成年居民存在全身性或中心性超重或肥胖的问题，且男性肥胖问题更突出，男性超重肥胖率是女性的 1.5 倍多。从地域分布上看，北方超重肥胖人群要多于南方，相差 13.4 个百分点。

《"健康中国 2030"规划纲要》明确提出，要实现"超重、肥胖人口增长速度明显放缓"的目标，城市居民出于物质生活资源丰富、职业劳动程度普遍较低、出行方式便捷等原因，更是重点干预人群，因此，遏制城市成年人群超重肥胖率的持续提升是当前亟待解决的问题。

（二）不同地域成年人体质发展不均衡

体质的定义明确地指出了人的体质受到遗传及其后天环境的双重影响，遗传只为体质的发展提供可能性，体质强弱的现实性则更多地依赖于后天的生存环境。我国地域辽阔，不同地区之间存在自然地理环境、生活方式、饮食习惯和经济发展等方面的差异，这种差异对不同地域人群的体质水平具有一定影响。

由上文分析可知，中国城市成年人的体质水平也存在明显的地域差异。体质水平除了具有南北地域差异外，2000 年第一次国民体质监测公报和2005 年第二次国民体质监测公报结果显示，我国国民体质水平存在"东高西低"这一特点。但无论是南北差异还是东西差异，无不表明体质具有地域性差异。因此，制定促进体质健康的策略时，还应考虑到地理环境等因素带来的影响，因为地域差异的背后，不仅是地理气候环境等自然因素的差异，还包括受到自然环境影响而形成的生活方式和文化差异，乃至经济发展水平和体育健身意识的差异，等等。

（三）成年人体质具有复杂的年龄特征

生物体发育成熟后，随着年龄的增长，机体会逐渐出现一些退行性变化，这些退行性变化虽然短时间内可能并不会引起身体健康状态的改变，但长期发展下去，会导致身心能力逐渐下降，身体对于疾病和损伤的抵抗能力下降，患病以及最终死亡的风险日益增加。

由上文的分析可知，城市人群的大多数体质指标与年龄之间存在显著关联，存在随着年龄增长而不断变差的趋势。尽管对成年人而言，这些退行性变化的影响可能是缓慢的，但成年时期的体质水平将决定其老年时期的功能状态、健康状况甚至寿命长短。人体的体质状况的突出特点是可以通过体育锻炼来积极改善的。因此，成年期是进行健康老龄化干预的最佳时期。但不同体质指标的年龄峰值不同，比如成年男性和女性的握力、背力两项指标分别在 30~34 岁、40~44 岁达到峰值，随后才随年龄增长而下降，而其他指标从 20~24 岁后即开始持续下降；并且不同年龄段人群各类体质指标的变化存在差异，加之性别、地域等因素的影响，导致成年人体质具有复杂的年龄特征。只有在充分分析并考虑这些复杂年龄特征之后，才能精确定位体质促进策略干预的重点人群和时机窗口，进而从源头遏制体质水平的不良转变。

（四）成年人心理问题不容忽视

心理因素也是体质的内涵之一。抑郁和焦虑是心理健康最突出的两个问题，抑郁是指冷漠和情绪低落等导致的由失望和悲观所构成的负面心理状态，以持久的情绪低落为特征的一种情感性心理障碍，可能会导致躯体功能下降、自杀倾向等，并且抑郁症与各种躯体疾病的关系密切，抑郁症能使躯体疾病加重。而焦虑是一种负面的情绪状态，是以持续性紧张、担心、恐惧或发作性惊恐为特征的情绪障碍，伴有植物神经系统症状和运动不安等行为特征。发生抑郁、焦虑障碍会对个人的身心健康、工作水平、社交能力及躯体活动产生显著的影响，其常见症状之一是发生自杀行为，对本人及家庭都造成巨大伤害。

长期以来，成年人的心理问题一直被忽视。工作、家庭、经济、情感等多方面的压力及人际关系等综合因素严重影响他们的心理健康。根据 2020 年国民体质监测结果，中国省会城市成年人的心理健康形势不容乐观。尤其是

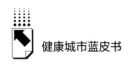
30~34 岁年龄段的成年人,焦虑和抑郁检出率在这一年龄段中达到峰值水平,作为家庭支柱与国家建设的主力,30~34 岁成年人的心理健康尤其值得关注。

三 提升省会城市成年人体质状况的对策建议

增强国民体质、提高健康水平是我国社会主义建设的一项基础工程,也是我国体育事业的首要任务。国民体质水平的提升离不开党中央的坚强领导,也离不开各级政府、社会和公众的共同努力。针对当前省会城市成年人群体质现状及存在的主要问题,提出以下建议。

(一)广泛开展各类全民健身活动

党的十八大以来,以习近平同志为核心的党中央坚持以人民为中心,把人民健康放在优先发展的战略地位。习近平总书记指出:"全民健身是全体人民增强体魄、健康生活的基础和保障,人民身体健康是全面建成小康社会的重要内涵,是每一个人成长和实现幸福生活的重要基础。"[1] 作为全民健身的倡导者、践行者,习近平总书记亲自谋划推动全民健身上升为国家战略,并就落实全民健身国家战略作出了重要指示。

省会城市应发挥资源优势,找准全民健身工作着力点,广泛开展各类全民健身活动,让体育全方位融入群众生活。要创新和丰富全民健身活动供给,积极创新群众健身的组织形式、活动内容和服务方式,下沉基层、丰富形式,继续围绕自然资源、文化传承等不同主题,因时、因地、因需坚持开展经常性、普遍性、趣味性的群众体育赛事活动。[2]

(二)加强全民健身的科学指导

首先,省会城市各级主管部门首先应充分发挥国民体质监测站、科学健

---

① 《全民健康托起全面小康——习近平总书记关心推动健康中国建设纪实》,《人民日报》2020 年 8 月 8 日。
② 《构建更高水平全民健身公共服务体系》,《人民日报》2022 年 3 月 31 日。

身指导中心、社区卫生服务站等平台作用，依托基层群众体育组织、社区、学校、医院等积极开展科学健身普及宣传教育，增强人民群众科学健身意识，为其科学健身提供引领支撑。其次，应充分发挥专业运动员以及各类健身达人的示范带动作用，多渠道开展线上线下志愿服务，传递科学健身理念和方法，提升人民群众对科学健身的认知度、参与度和技能。最后，应拓展科学健身普及渠道，充分利用网络新媒体平台，常态化开展健身指导服务，将科学、有趣、交互的智能体育运动项目带进群众家中，打造体育服务在线对接、运动体验即时分享、体育社交互联互通等云上新体验。

（三）加快体育基础设施建设

公共体育场地设施对人群体育锻炼有积极促进作用，工作场所有公共体育活动场地设施的成年人比没有的参加体育锻炼的比例高8.2个百分点，而且其身体机能和素质也较好。因此，加强城市绿道、健身步道、自行车道、全民健身中心、体育健身公园、社区文体广场以及足球、冰雪运动等场地设施建设，鼓励社会力量建设小型体育场所，多渠道完善公共体育设施免费或低收费开放。同时，也要注意到城市成年人多数时间在工作单位，应加强职业场所的体育或健身活动场地或环境建设，创造活跃型工作环境。

（四）全方位深化体卫融合

《"健康中国2030"规划纲要》中明确提出，要加强体医融合和非医疗健康干预，推动形成体医结合的疾病管理与健康服务模式。[①]《中华人民共和国国民经济和社会发展第十四个五年规划和2035年远景目标纲要》更是把"推动健康关口前移，深化体卫融合"放在了建设健康中国、体育强国的突出位置。深化体卫融合，推动从注重"治已病"向"治未病"转变，既可发挥体育锻炼在预防疾病方面的多效用、低成本优势，又能激发大众参

---

① 《〈"健康中国2030"规划纲要〉发布附全文》，人民网，http：//health.people.com.cn/n1/2016/1216/c408914-28955776.html。

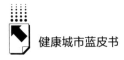

与运动健身的主动意识。省会城市应利用自身医疗资源优势，鼓励辖区内三甲医院、医学院校和体育院校联合建设体卫融合重点实验室，推动国民体质监测站点与医疗卫生机构合作，支持在社区医疗卫生机构中设立科学健身门诊，推广常见慢性病运动干预项目和方法；鼓励综合性医院与公共体育场馆、社区健康服务机构联动，开展运动健康的双向转诊和分级服务，加强基层群众慢性病健康管理；出台相关政策，完善体卫融合人才队伍建设制度。

（五）推进全民健身智慧化发展

运用物联网、云计算等新信息技术，促进体育场馆活动预订、赛事信息发布、经营服务统计等整合应用，推进智慧健身路径、智慧健身步道、智慧体育公园建设。鼓励社会力量建设分布于城乡社区、商圈、工业园区的智慧健身中心、智慧健身馆。依托已有资源，提升智慧化全民健身公共服务能力，实现资源整合、数据共享、互联互通，加强分析应用。利用大数据技术提升科学健身指导的智能化服务水平，根据公共卫生形势变化，为不同个体提供适合不同阶段、不同健康状况、不同特殊需求的分层次、多维度的科学健身指导方案，帮助群众达到最佳健身效果，享受到智慧健身、科学健身的快乐。

案 例 篇

Case Studies

B.14
嘉兴市健康城市建设发展报告

李岳峰*

摘 要: 嘉兴市在 2021 年度全国健康城市建设样板市中名列前茅。本文对
嘉兴市近年来在健康环境、健康社会、健康服务、健康文化、健
康人群五个方面的发展情况进行分析。研究结果显示:近年来,
嘉兴市在城市建设、人均预期寿命、居民健身状况、空气质量、
健康支持性环境建设、医疗机构建设、人才引进和控烟工作等方
面都取得了长足进步,主要体现在数字赋能健康全面提升、"数智
国医"推进中医改革、"全民健心"促进人群心理健康、老有所养
老有所医取得新成效、全民健身运动开展迈出新步伐。同时,嘉兴
市的健康城市建设也存在不少短板,如生态环境质量持续向好基础
仍不稳固、医疗卫生资源配置结构有待优化、全民健身服务供给类
型不够丰富等。因此,需要强化低碳引领,促进绿色循环发展,推

---

* 李岳峰,副主任医师,嘉兴市疾病预防控制中心,浙江生命健康学会联合体委员,浙江省除
四害科技协会副理事长,主要研究方向为爱国卫生、健康城市建设。
除特别说明以外,本文中的数据(包括图表数据)均来自嘉兴市健康办、嘉兴市爱卫办编制
的《嘉兴市健康城市白皮书(2022 年)》,《嘉兴日报》2023 年 10 月 13 日。后不赘述。

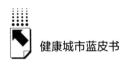

动区域医疗核心竞争力不断提升，建设全民健身智慧化标杆之城。

关键词： 健康城市　嘉兴　健康社会

与城市化相伴随的人口高度集聚、老龄化加速、环境污染增加、饮食和生活方式不科学、疾病谱改变以及社会不平等加剧等，都给人类健康带来了巨大威胁与严峻挑战。[①] 1984 年，世界卫生组织在多伦多举行的国际会议中提出建设"健康城市"的全球战略。[②] 我国于 20 世纪 90 年代加入 WHO 的健康城市项目。[③] 党的二十大报告提出"推进健康中国建设"，指出"人民健康是民族昌盛和国家强盛的重要标志。把保障人民健康放在优先发展的战略位置，完善人民健康促进政策。"[④] 从国家战略高度指明健康城市建设对提高人民生活水平的重要意义。健康城市建设是推进健康中国建设的主要支撑。[⑤] 本文对近年来嘉兴市大力建设健康城市进行分析，发现问题、总结经验，为进一步深化健康城市建设提供参考。

一　发展现状

（一）健康环境

1. 城市绿道建设

嘉兴市自 2010 年启动绿道网建设以来，深入贯彻"绿水青山就是金山

① WHO, *Healthy Cities and the City Planning Process: A Background Document on Links Between Health and Urban Planning*, World Health Organization, 1999: 2-16.

② WHO, *City Planning for Health and Sustainable Development*, Copenhage: WHO Regional office for Europe, 1997.

③ 王鸿春等主编《中国健康城市建设研究报告（2016）》，社会科学文献出版社，2016，第 8 页。

④ 习近平：《高举中国特色社会主义伟大旗帜　为全面建设社会主义现代化国家而团结奋斗——在中国共产党第二十次全国代表大会上的报告》，人民出版社，2022，第 48~49 页。

⑤ 张虎：《建好健康城市　建设健康中国》，《经济日报》2020 年 12 月 24 日。

银山"的发展理念和"人民城市人民建、人民城市为人民"的重要理念，立足贯彻长三角一体化发展国家战略，加快建设"大花园"，满足人民美好生活需要，大力度推进绿道建设。截至 2022 年底，全市累计建成各类绿道1724 公里，其中 2018 年以来建成绿道 787 公里，建成区绿道服务半径覆盖率达到 95.02%，市域范围内省级绿道已实现基本贯通，9 条绿道荣获"浙江最美绿道"。

2. 空气质量

2018 年以来，嘉兴市紧紧围绕"创建国家生态文明建设示范市"的目标，以改善全市环境空气质量为核心，以蓝天保卫战行动计划为抓手，重点落实 PM2.5 和 O_3 "双控双减"行动，扎实推进夏季臭氧防治工作，空气质量逐年提升（见表 1）。

表 1 嘉兴市空气质量汇总（2018~2022 年）

空气质量	2018 年	2019 年	2020 年	2021 年	2022 年
PM2.5 浓度（微克/米³）	39	35	28	26	26
空气优良天数比例(%)	76.7	80	87.2	90.1	80.8

3. 水环境质量

编制出台了《嘉兴市域污水系统专项规划》《嘉兴市城乡污水治理三年攻坚行动》《嘉兴市城镇污水处理提质增效三年行动计划》，目前嘉兴全市共有 14 座城镇污水处理厂，处理能力 177 万吨/日，2022 年平均运行负荷为 80.01%，全部完成清洁排放技术改造。2022 年底，全市国控、省控断面Ⅰ~Ⅲ类水质比例均为 100%，83 个市控以上断面Ⅰ~Ⅲ类水质比例为100%，全市饮用水水源地水质达标率为 100%。

4. 生活垃圾分类处理

全市行政村实现农村生活垃圾分类全覆盖、智慧化收运监管全覆盖；2022 年创建省级高标准垃圾分类示范村 40 个，提标改造农村易腐垃圾资源化站点 7 个、分拣中心 7 个、中转站 12 个、回收网点 21 个；全年累计分类

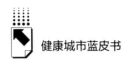

处置农村生活垃圾 77.68 万吨，其中易腐垃圾 15.66 万吨、其他垃圾 55.27 万吨、可回收物 6.74 万吨、有害垃圾 144.23 吨，实现农村生活垃圾资源化利用率 100%、无害化处理率 100%。2022 年嘉兴市城镇生活垃圾清运量为 111.71 万吨，无害化处理量为 111.71 万吨。

（二）健康社会

1. 卫生创建

2007 年 3 月，桐乡市被全国爱卫会命名为"国家卫生城市"，成为浙江省第 9 个、县级市第 5 个、嘉兴市第 1 个被命名为国家卫生城市的县（市）。2008 年，嘉兴市成功创建国家卫生城市，2015 年，嘉兴市、各县（市）都成功创建国家卫生城市（县城），实现国家卫生城市（县城）全省第三个满堂红地市。嘉善县魏塘镇于 1999 年成功创建国家卫生镇，成为嘉兴市第一个成功创建的国家卫生镇。截至 2022 年，嘉兴市国家卫生镇创建比例（85.71%）全省第一，2018 年全市实现省级卫生乡镇创建满堂红。2022 年成为全省唯一的省级卫生村实现满堂红的地市。

2. 健康建设

早在 2015 年，嘉兴市政府便印发了《关于建设"健康嘉兴"的实施意见》，推进健康建设。2022 年实现健康促进县区、省级健康村全覆盖，省级健康镇建设比例全省最高，实现市、县、镇、村四级健康建设跨越式发展。

3. 健康支持性环境建设

嘉兴市充分发挥农村文化礼堂在提升健康素养水平中的作用，以农村居民健康需求为导向，以农村文化礼堂为阵地，精创"我在文化礼堂等你"等品牌，倡导健康科学理念，普及健康生活方式，实现健康讲座、健康指导等健康素养进农村文化礼堂工作的全覆盖。健康促进学校、健康促进医院创建率 100%，健康步道或健康主题公园建设实现镇（街道）全覆盖。

（三）健康服务

1. 人员情况

2018~2022 年嘉兴市每万人口全科医生数由 3.41 人增加至 4.46 人，每万人口拥有公共卫生人数由 9.80 人增加至 12.84 人（见表 2）。

表 2　嘉兴市全科医生数和公共卫生人数汇总（2018~2022 年）

单位：人

项目	2018 年	2019 年	2020 年	2021 年	2022 年
每万人口全科医生数	3.41	3.80	4.15	4.32	4.46
每万人口拥有公共卫生人数	9.80	10.50	10.10	11.60	12.84

2. 卫生装备与房屋建筑面积

2018~2022 年全市医疗机构房屋建筑面积由 193.01 万平方米增加至 243.58 万平方米，基建项目在建面积由 95.44 万平方米增加至 234.13 万平方米，医疗机构专用设备原值由 36.85 亿元增加至 58.03 亿元（见表 3）。

表 3　嘉兴市卫生装备与房屋建筑面积汇总（2018~2022 年）

项目	2018 年	2019 年	2020 年	2021 年	2022 年
房屋建筑面积（万平方米）	193.01	195.42	211.88	220.96	243.58
基建项目在建面积（万平方米）	95.44	89.64	146.79	194.63	234.13
专用设备原值（亿元）	36.85	38.82	46.27	52.11	58.03

3. 基层医疗机构情况

2018~2022 年基层医疗机构由 1418 家增加至 1682 家，主要是门诊部、医务室和诊所的增加，从业人员由 12005 人增加至 16754 人，其中卫生技术人员由 10720 人增加至 15113 人（见表 4）。

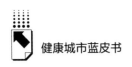

表4 嘉兴市基层医疗机构情况汇总（2018~2022年）

项目	2018年	2019年	2020年	2021年	2022年
基层医疗机构	1418	1498	1568	1627	1682
其中:社区卫生服务中心	30	32	32	31	31
镇卫生院	50	50	51	50	50
卫生站、卫生室	735	728	724	721	715
门诊部、医务室、诊所	603	688	761	825	886
从业人员	12005	12724	14045	15213	16754
其中:卫生技术人员	10720	11429	12565	13779	15113

4. 医共体、医联体建设

2018年，市卫生健康委督促指导嘉善、平湖、海盐、海宁和桐乡五县（市）开展医共体建设工作。2019年，全市共建立13个医共体，包括17家县级医院和52家基层医疗卫生机构。2020年，嘉兴市13家县域医共体建设重点做好18项任务推进落实，全市重点任务完成率100%；全市县域就诊率89.24%、基层就诊率71.04%。2021年，全市县域就诊率90.02%、基层就诊率70.09%。2022年，县域就诊率90.48%、基层就诊率70.07%。2018年，市域内建成各类医联体32个，实现全覆盖，组建以嘉兴市第一医院和嘉兴市第二医院为龙头的1+X城市医联体。

5. 医学高峰建设

嘉兴全力践行市委、市政府"全面融入长三角一体化发展"首位战略决策部署，抢抓发展机遇，深入实施沪杭嘉医疗"三同计划"（技术同城、服务同质、资源同享），集中精力、集聚资源、集成政策迭代升级"名医到嘉"工程，全力推动医学临床关键技术突破和重大疾病诊治能力跃升，提升群众满意度。当前合作知名专家112位，通过建立医学（诊疗）中心、名医工作室（站）、专科联盟和双聘制等柔性引才方式，加快形成一批区域性优势学科、重点专科和专病中心，进一步提高急危重症、疑难复杂疾病病种的诊治水平和服务能力。

6. 高水平医院建设

深入融入长三角一体化合作，深化与长三角优质医疗资源合作，重点加强县级医院同上级医院的深度合作，大力推进"名院、名科、名医"战略，全力补齐卫生人才短板，实现与沪杭医疗"技术同城、服务同质、资源同享"（见表5）。

表5 嘉兴市医疗机构建设情况汇总（2021～2022年）

医院名称	医院等级	2021年等级	全国排名2021年	全省排名2021年	2022年CMI全省排名	2022年RW≥2占比全省排名	2022年三四类手术占比全省排名
嘉兴市第一医院	三级甲等	A+	76	10	12	13	12
嘉兴市第二医院	三级甲等	A+	129	17	22	22	30
浙江省嘉善县第一人民医院	三级乙等	B+	578	58	26	19	27
海宁市人民医院	三级乙等	B++	458	47	10	6	11
桐乡市第一人民医院	三级乙等	B+	551	55	27	32	32

7. 加快医学人才培养

2018～2022年，卫生人才总量从40958人增加至56889人，千人医师数、护士数分别从2.61人、3.19人增加至3.67人、4.02人。高学历学位和高级职称人才占比持续提升，2018～2022年，全市医疗卫生机构卫生技术人员占比从85.96%上升至87.81%，硕士以上学历学位占比从3.92%上升至5.77%，高级职称占比从11.30%上升至14.09%。

8. 中医事业发展情况

全市共有中医医疗机构184家，其中公立中医医院6家，中医（中西医结合）门诊部38家，中医类别诊所134家。全市21家综合性医院、7家妇幼保健专科医院均设立了中医科和中药房。全部社区卫生服务中心和镇卫生院设立了中医馆，基本实现"基层中医化、中医基层化"。

（四）健康文化

1. 健康素养

2022年8～11月，嘉兴市组织开展了全市居民健康素养监测工作。监测

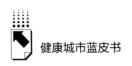

覆盖全市7个县（市、区），合计28个镇（街道）、56个村（社区），共调查4480人，监测内容主要包括基本健康知识和理念、健康生活方式与行为、基本技能等。监测结果显示，2022年嘉兴市居民健康素养水平为40.81%（见表6）。

表6 嘉兴市健康素养汇总（2018~2022年）

单位：%

年份	素养水平
2018	24.39
2019	30.00
2020	36.10
2021	39.36
2022	40.81

2022年嘉兴市居民六类健康问题素养水平由高到低依次为：安全与急救素养69.73%、科学健康观素养64.67%、健康信息素养48.17%、慢性病防治素养43.44%、传染病防治素养33.06%和基本医疗素养31.32%（见表7）。

表7 嘉兴市社区居民健康素养监测情况汇总（2018~2022年）

单位：%

年份	健康素养	科学健康观素养	传染病防治素养	慢性病防治素养	安全与急救素养	基本医疗素养	健康信息素养
2018	24.39	43.2	20.2	29.1	57.3	20.6	33.3
2019	30.00	59.0	22.0	35.5	62.3	24.5	39.7
2020	36.10	59.91	33.12	39.16	64.87	31.00	43.83
2021	39.36	62.95	32.48	42.02	67.09	30.43	45.94
2022	40.81	64.67	33.06	43.44	69.73	31.32	48.17

2. 控烟工作

嘉兴市自2020年启动无烟机关创建以来，到2021年底实现县、镇（街道）级无烟机关全覆盖，目前全市已建成无烟党政机关 543 家。结合居民健康素养调查开展成人烟草使用监测（2018~2022 年），总体趋势下降（见表 8）。

表 8　2018~2022 年嘉兴市 15~69 周岁居民吸烟率

单位：%

年份	15~69 周岁居民吸烟率
2018	25.9
2019	21.5
2020	19.3
2021	21.55
2022	20.16

（五）健康人群

1. 人均预期寿命

2019 年嘉兴市居民人均预期寿命为 82.49 岁，其中男性 80.46 岁，女性 84.56 岁，女性高于男性 4.1 岁。2020 年嘉兴市居民人均预期寿命为 82.82 岁，其中男性 80.69 岁，女性 85.02 岁，女性高于男性 4.33 岁。2021 年嘉兴市居民人均预期寿命为 82.68 岁，其中男性 80.48 岁，女性 84.87 岁，女性高于男性 4.39 岁。

2. 居民健身状况

调查显示，居民认为健身、体育锻炼"重要"的占 78.6%，"比较重要"的占 13.4%，"一般"的占 6.6%，三项合计占比 98.6%。从年龄来看，18 岁以下青少年健身意识最强，认为健身、体育锻炼重要的占 100.0%。从城乡来看，城镇居民健身意识（99.2%）高于农村居民（97.1%）。从性别来看，女性健身意识（99.1%）高于男性（98.4%）。54.1% 的受访者表示，疫情发生后更加注重健身。

3. 健身方式和场所

居民参与最多的运动是健步走和跑步，其次是居家运动（跳绳、健身

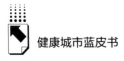

操等），瑜伽、健身房器械及篮球等（见图1）。健身方式性别差异大，女性参与健步走和居家运动的比例较高，男性参与跑步和球类运动的比例较高；不同年龄段参与运动方式差异较大。

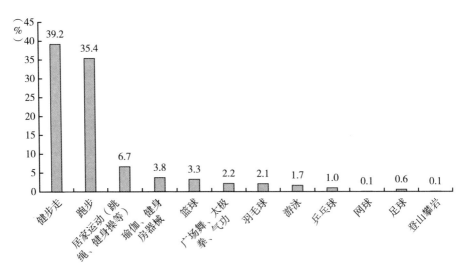

图1　嘉兴市居民最主要的健身运动项目

4. 公共体育场所及设施

嘉兴市把全民健身理念融入城市建设的方方面面，营造随处都可以健身的良好环境，"社区运动家"建设让居民在全民健身运动中收获更多幸福感和获得感。调查显示，居民对公共体育场所及设施的满意率为92.3%，其中选择"满意"的占43.3%，"比较满意"的占23.3%，"基本满意"的占25.6%，仅有3.1%和4.6%的居民表示"不太满意"或"不满意"。不满意的原因主要是周边没有合适类型的体育设施（47.1%）、设施少及部分设施陈旧（20.9%）、场地小（10.3%）等。

二　主要成绩

早在2015年，嘉兴市政府便印发了《关于建设"健康嘉兴"的实施意见》，推进健康建设。2018 年、2019 年、2020 年连续获得健康城市建设浙江省第二（2020 年开始全国排名，当年为样板市全国第五），2021 年为样板市全国第一。

（一）数字赋能健康全面提升

嘉兴市基于健康大脑，建设"健康数据高铁"市级通道，向下联通嘉兴市域内各级各类医疗机构信息系统，向上联通"健康数据高铁"省级通道，实现嘉兴市医疗机构信息系统实时贯通提升。截至 2022 年底，全市 32 家二级及以上医疗机构实现医疗信息系统（HIS）贯通，通过数据高铁将门诊病历、处方和住院数据归集至云端，合计归集门诊病历 1457 万份，住院病历 9.1 万份，西医处方 1302 万份，中医处方 134 万份。浙医互认是 2021 年全省数字化改革优秀案例，也是 2021 年度浙江省综合医改"十佳典型案例"。截至 2022 年 12 月，嘉兴市检查检验日均互认提醒量达 5.3 万次、互认 2762 项次、节约检查检验费用 5078 万元。嘉兴市第一医院、嘉兴市第二医院等 4 家医疗机构通过电子病历五级评测，嘉善县中医医院等 14 家医疗机构通过电子病历 4 级评测，二级以上医疗机构电子病历四级以上覆盖率达 56.25%。

（二）"数智国医"推进中医改革

聚焦群众看名中医"难"、基层优质中药"缺"、中医药监管"难"等问题，形成 12345+X 架构，通过建设 1 个中医大数据中心，围绕好医好药 2 个发展方向，在治理端、供给端、服务端 3 端同步推进，构建秀水名医堂（浙里办应用）、共享中药房、治未病中心、中医药大数据监管平台 4 个应用场景，从政策支持、中医诊疗闭环、中医人才培养、中医产业扶持、中医药监管 5 个方面，推进落实中医药进社区重点改革措施，在市域内建立 X 个共享中药房。截至 2022 年 12 月，共上传 55 家医疗机构数据，中医病历累计 172 万张以上，中医处方累计 134 万张以上，其中中医医院 7 家，中医病历 150 万张以上，中医处方 88 万张以上。

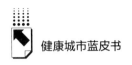

（三）"全民健心"促进人群心理健康

2019年6月，嘉兴市被列为全国社会心理服务体系建设试点城市。嘉兴市充分发挥浙江大学—嘉兴心理健康联合研究中心作用，全力推进社会心理服务队伍建设。线上迭代升级"嘉心在线"2.0、大力推广"微嘉园""嘉心在线"的使用、发布"心理地图"，全面打造社会心理服务网络。进驻"嘉心在线"共714名心理顾问（包括心理咨询师），为2.3万余人次的嘉兴市民提供心理服务，全市共建设有88家"健心客厅"，并逐步投入使用，提供心理服务4万多人次。2022年嘉兴市开展了常住居民心理健康素养调查，内容包括居民基本情况、心理健康知识、态度和技能四方面，全市共计调查2100人，其中心理健康素养达标率为28.68%。

（四）老有所养、老有所医取得新成效

成立嘉兴市老年健康（医养结合）质量控制中心，组建多学科专家队伍，完善工作制度与规范。全市87家养老机构采取养中设医、医养签约合作两种模式推进医养结合全覆盖，其中41家养老机构内设医疗卫生机构，46家养老机构与周边医疗卫生机构签订医养结合服务协议，满足养老机构内老年人的医养康养服务需求。2022年底全市基层医疗卫生机构共为59500名65岁及以上老年人提供了医养结合服务。全市长护险定点机构已发展到203家，其中定点医疗机构78家，为45228名重度失能老人提供基本生活护理和相关医疗护理，累计支出8.23亿元。

（五）全民健身运动开展迈出新步伐

国家体育场地统计调查系统显示，截至2022年底，嘉兴市人均体育场地面积为2.76平方米，较全国人均体育场地面积2.62平方米高0.14平方米。经常参加体育锻炼的人数占40.2%，50岁以上人群提前达到2025年计划目标。《嘉兴市全民健身高质量发展实施计划（2021—2025年）》中，

将"经常参加体育锻炼的人数比例达到43.5%以上"确定为发展目标，调查显示，嘉兴市居民经常参加体育锻炼的人占40.2%。分年龄看，中老年人更爱健身。60岁及以上和50~59岁居民经常参加体育锻炼的人数比例较高，分别占60.1%和48.8%，已提前达到计划目标（见图2）。

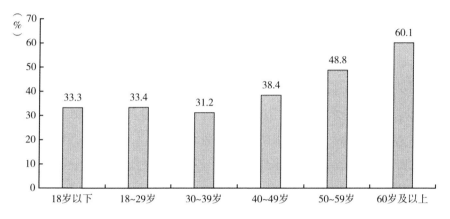

图2 不同年龄段人群经常参加体育锻炼的比例

三 存在的问题

（一）生态环境质量持续向好基础尚不稳固

嘉兴市地势低平、水流流向复杂，单位国土面积污染负荷较高，环境质量受污染跨界传输影响较大。虽然环境治理体系改革创新成效明显，但是全市空气环境中臭氧问题日益突出，浓度偏高的季节由夏季为主扩大到春季至秋季；地表水断面达到或优于Ⅲ类以上水质比例在全省排名依然靠后，河道水生态健康水平不高，局部小微水体治理有待进一步加强；部分饮用水水源地位于主航道，仍存在一定风险隐患；近岸海域水质较差。受污染耕地占比不高但绝对数不小，部分园区和企业地下水污染问题凸显，土壤和地下水污染"防控治"压力较大。受生物丰度指数和植被覆盖指数

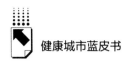

较低、污染负荷指数较高影响，生态环境状况指数在全省层面上处于较低水平。

（二）医疗卫生资源配置结构有待优化

市级医院与高水平医院还有较大差距，在国家首轮公立医院考核中嘉兴市 7 家三级公立医疗机构均未达到 A+等级。社会办医总体水平不高，以门诊部、诊所为主，上规模民营医院较少，嘉兴市作为长三角核心区枢纽型城市，流动人口数量较多，输入性传染病流行潜在风险、突发公共卫生事件概率较大。受沪杭等周边大城市的"虹吸"效应，以及报酬待遇、发展平台等因素的影响，嘉兴市医疗卫生机构长期面临"招人难、留人难"的困境。基层医疗卫生人员队伍素质偏低、结构不合理，乡村医生老龄化严重、后继乏人。

（三）全民健身服务供给类型不够丰富

体育发展定位不清晰，服务发展大局能力不够，体育创新能力还不能适应高质量发展要求，群众体育发展仍需进一步提质增效，体育人才培养体系还不够完善。市场在体育资源配置中决定性作用不强，体育消费潜力尚未充分释放，产业链条需进一步培育和完善。市本级人均体育场地面积明显落后，中心城区高规格大型体育场馆缺位，与嘉兴市城市定位不相符。体育促进全民健康、推动城市发展、服务国家战略等综合功能的发挥还有很大的提升空间。

四　对策建议

对标健康中国、健康浙江战略，对标打造长三角城市群重要中心城市，对标群众健康期望和需求，正视问题不足、树立危机意识、强化责任担当，拉高标杆、攻坚破难。

（一）强化低碳引领，绿色循环发展

以碳达峰目标和碳中和愿景为引领，将坚持生态优先、强化源头防控、夯实绿色发展基础放在突出位置，把生态环境保护主动融入经济社会发展全过程，推动生产生活方式绿色低碳转型，有效控制重点领域温室气体排放。以问题为导向，强化区域生态环境问题的系统研判和精准识别，因地制宜、分类施策、强化品质、巩固成效，强化全过程污染防治管控和生态保护修复，确保区域生态环境质量稳步提升。

（二）推动区域医疗核心竞争力走在前列

全面融入长三角一体化发展首位战略深入实施，与沪杭优质医疗机构的合作机制更加健全。"三医联动""六医统筹"集成深化，多元办医格局更加优化，民营医疗机构加快向高水平、规模化方向发展。推动多元卫生健康治理机制逐步形成，卫生健康治理现代化水平持续提升。推动突发公共卫生事件应对能力走在前列，公共卫生应急管理和疾病预防控制体系专业化、数字化、现代化水平全面提升，公共卫生基层"网底"更加稳固。打造全生命周期健康服务新标杆，推动卫生健康数字化改革走在前列。

（三）建设全民健身智慧化标杆之城

将"社区运动家"打造成为具有全国辨识度的共同富裕重大标志性成果之一，形成高品质"10分钟健身生活圈"，建设一批设施先进、布局合理、样态丰富，能够满足国内、国际大型高级别赛事举办、人民健康生活需要的大中型体育场馆，高质量实现行政村体育设施全覆盖，形成点线面结合的全民健身设施体系，建成处处可健身的品质运动之城。

促进体育产业体系更加完善，体育产品与服务供给能力显著提升，以国际性体育赛事、职业联赛、业余联赛和自主品牌赛事为引领的赛事格局更加合理，以大型体育场馆设施和赛事集聚区为载体的空间布局更加优化。

B.15
无锡市健康城市建设发展报告
（2022年）

杨清华　宋田桂　邬先赞[*]

摘　要： 无锡市深入践行"以人民为中心，以健康为根本"的理念，
以"把健康融入所有政策"为方针，以推动健康城市高质量
发展为主线，以推进医疗卫生高地建设、提升基层服务能力为
重点，以提升健康治理能力和治理体系现代化水平为举措，推
动全民健康素养水平不断提高，健康社会建设加速推进，健康
人群持续扩大，健康服务水平提升，健康保障能力增强。无锡
市建设健康城市的经验主要体现在建设一体化大健康治理体
系，建立协调联动的大工作格局，大力推进医疗卫生高地建
设，完善健康保障体系，在优质高效保障上实现新突破，健全
健康无锡共建共享体制。下一步，应全面广泛实施健康促进行
动，提升健康素质素养；构建优质高效医疗卫生体系，打造健
康发展高地；加强公共卫生服务体系建设，提高健康治理
能力。

关键词： 健康城市　无锡市　健康无锡

---

* 杨清华，无锡市人口和社会发展研究会会长，无锡市人大常委会原副秘书长兼教文卫工委主
任，主要研究方向为健康城市建设；宋田桂，无锡市委党校教授，无锡市人口和社会发展研
究会研究员，主要研究方向为健康城市建设；邬先赞，无锡市卫生健康委健康促进处处长，
主要研究方向为健康城市建设和爱国卫生工作。

一 无锡健康城市建设发展现状

（一）健康保障能力增强

1. 持续提升优质医疗卫生资源供给

无锡市以精神卫生、妇幼、康复、传染病、老年病、医养结合等技术薄弱和资源供给相对不足领域的医疗卫生机构建设为重点，重点培育一批国家级特色专科，对精神卫生全科、儿科、中医药和急救等薄弱领域进行全面提升，2021年建成重点专科及建设单位9个、省级临床重点专科68个、市级医学重点学科建设项目57项，肺移植、手外科、烧伤外科综合能力达到国际、国内领先水平。2022年无锡市医疗卫生机构达到3185个，全市共有卫生技术人员6.55万人，拥有医疗床位5.17万张，全市每千人口医疗卫生机构床位数6.97张，各级医疗机构全年完成诊疗5261.10万人次。[①]

2. 发展互联网+健康，促进智慧医疗提档升级

无锡市发力数字医院建设，提升智慧医疗、智慧服务、智慧管理水平，提高诊疗精准度和效率，提高患者的就诊满意度。无锡市以全市"互联网+医疗健康"建设为契机，探索试点开展基于互联网医院的药品配送工作，推进第三方药品配送等服务，打通医疗机构和患者之间的信息沟通与药品物流渠道。2021年无锡正式上线国家医保信息平台，成为全省首个上线新平台的多统筹区城市。

3. 健全保障机制，完善全民医保制度

无锡市健全全民医疗保障体系，巩固完善基本医疗保险制度，深化医保支付方式改革，健全重特大疾病保障机制。一是无锡市医保局持续推进医保支付方式改革，深化按疾病诊断相关分组（DRG）付费国家试点。二是高

[①] 《2022年无锡市国民经济和社会发展统计公报》，无锡市政府网站，http：//fao. wuxi. gov. cn/doc/2023/05/05/3947877. shtml？eqid=a0fd31910018cc0d0000000464700f22。

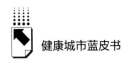

标准做好医疗救助对象待遇享受工作，持续推进无锡市医疗救助办法的修订完善，截至 2022 年底，实施城乡医疗救助 31.29 万人次，支付救助金 7943.31 万元。三是充分发挥保险的社会服务功能，积极发展商业健康保险，强化重大疾病医疗保障，加快商业保险与基本医保互补衔接，近两年"医惠锡城"商业险均惠及 60 万人以上。[1]

（二）健康服务水平提升

1. 全面构建优质高效的医疗服务体系

深入推进医联体建设，通过探索集团化、医联体、医共体等运行方式，推动名医、名科等优质医疗资源下沉，鼓励医联体核心医院骨干到基层医疗机构开设工作室，提升医疗服务同质化水平，使广大市民在家门口获得高水平综合医疗服务。2021 年无锡市共建成医联体 22 个，实现了二、三级公办医院和基层医疗卫生机构全覆盖和规划区域全覆盖。2022 年，无锡市社区卫生服务站（村卫生室）728 家，均达到国家标准，建成覆盖城乡的"15 分钟健康服务圈"。[2]

2. 完善覆盖全民的公共卫生服务体系

无锡市构建完善从市到市（县）区、镇（街道）、村（社区）和企业、公共场所等全覆盖的公共卫生体系，基本公共卫生服务项目达到 14 类 55 项，实现对常住人口的全覆盖。针对公共卫生服务体系中的薄弱环节，加强基层医疗卫生机构建设，基层医疗卫生服务能力不断提升，市民免费享受到 12 大类 45 项的国家基本公共卫生服务项目。近 5 年无锡市完成提档升级新建、改建、扩建基层医疗卫生机构 164 家，全市 81 个街道（镇）共建有政府办社区卫生服务中心（乡镇卫生院）91 家，市民享受到便捷可及的诊疗服务。

3. 强化疾病预测预警和防治管理体系

无锡市有效推进健康促进、疾病监测、慢性病和高危人群筛查和干预，

---

① 《再升级，"医惠锡城 2023"发布》，《江南晚报》2022 年 9 月 22 日。
② 《来了，健康资讯 E 览》，搜狐网，https://www.sohu.com/a/494737567_121106832。

较早建立了覆盖全市死因监测、肿瘤登记、心脑血管疾病监测系统。强化慢性病综合防控示范区动态管理，推进重点慢性病早期筛查和干预。以控制高血压、糖尿病等慢性病为突破口，建立规范、有效、可行的综合干预模式和防控长效机制，促进慢性病危险因素干预、早诊早治和规范化管理，减少可预防的慢性病发病、死亡和残疾。无锡成为江苏省首个达到国家慢病示范区全覆盖的城市，慢性病自我管理小组社区覆盖率超80%，高血压、糖尿病规范管理率均超7成。

（三）健康人群持续扩大

无锡市推进基本公共卫生服务均等化，全市居民健康素养水平从2016年的17.86%提升到2021年的35.19%[①]，居民主要健康指标保持全国一流水平，接近或达到中高收入国家水平。

1. 倡导健康生活方式，增强市民健康能力

依托社区、企业、学校等广泛开展健康教育，推广健康生活方式，定期开展市民健康素养监测和评估，大力发展健康生活方式指导员队伍和组建慢性病自我管理小组，加强重点人群和特殊人群建立健康行为和生活方式的指导和干预。2021年底，全市培训健康生活方式指导员1322人，规范开展慢性病自我管理活动小组935个，社居委覆盖率82.31%。

2. 加强妇幼保健服务，维护妇女儿童健康

无锡市精准施策，促进妇女儿童全面发展。免费实施新生儿疾病筛查项目，为符合国家生育政策的本市户籍孕产妇所生3~7天新生儿筛查三种遗传代谢性疾病，对出生后1个月内的新生儿筛查听力障碍和先天性心脏病。在全省率先推出妇女"两癌"健康险，推进"爱心母婴休息室"建设，普惠锡城妇女。2021年，适龄儿童国家免疫规划疫苗接种率达99.83%，全市5岁以下儿童贫血患病率达2.99%，5岁以下儿童生长迟缓率达0.26%，有

---

① 《公布了！无锡，全国样板！》，澎湃新闻，https://www.thepaper.cn/newsDetail_ forward_ 20222260。

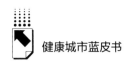
效控制在最低标准内。①

3. 扩大为老年人服务的范围，提升老年人的获得感

无锡市现有二级及以上公立综合医院设有老年医学科比例达76%，建成老龄健康护理服务为主的医疗机构150家。2021年无锡市为65岁及以上老年人每年开展一次健康体检，在省内率先为老年人体检项目中免费增加12种肿瘤标志物免费筛查，已完成市区肿瘤标志物免费检测45.08万人次，进一步提高了老年人肿瘤早诊早治率和5年生存率，全市共完成老年人健康管理64.6万人，管理率达75.8%。②

（四）健康社会建设加速推进

1. 健康细胞覆盖面不断扩大

2021年共建成省级健康镇25个、省级健康社区（村）482个，总数及覆盖率居全省之首。全市累计建设健康社区（村）716个、健康单位440家、健康学校355所、健康小屋223个，拥有健康生活方式指导员3943人，省级健康社区（村）数量全省最多。③

2. 全民健身和全民健康相融合

无锡市以创建全国运动健身模范市为抓手，深入实施全民健身"365工程"，广泛开展全民健身活动。2021年底，无锡市共有社会体育指导员3.2万人，千人拥有社会体育指导员达到4.2人，经常参加体育锻炼的人口比例占43%，国民体质总体达标率达96.71%。全市人均体育场地面积达3.54平方米。截至2021年底，全市共建成健康主题公园124个，各类体育公园227个，健康小屋230个，健康步道1033条，"10分钟体育健身圈"实现城乡全覆盖。④

———————————

① 《2021年无锡市儿童事业发展监测报告》，无锡市妇女儿童发展服务中心，2022年5月31日。
② 《政府投入1亿元！无锡这群人有福了》，《人民资讯》2021年11月19日。
③ 《【走向我们的小康生活】把"健康"嵌入城市，无锡打造充满活力的健康城市》，无锡新传媒，http://www.wxrb.com/doc/2020/11/11/45136.shtml。
④ 《公布了！无锡，全国样板！》，澎湃新闻，https://www.thepaper.cn/newsDetail_forward_20222260。

3. 医养结合养老服务能力提升

无锡市积极应对人口老龄化，构建居家社区机构相协调、医养康养相结合，功能完善、服务优良、覆盖城乡的养老服务体系。一是加快推进医养结合机构建设，按照政府引导、市场驱动、保障基本、统筹发展的原则，积极推动医养融合，重点发展康复护理型、长期照护型养老服务机构；鼓励以城市二级医院转型、新建等多种方式发展老年医院、康复医院、护理院等老年健康服务机构；启动社区医养结合提升工程，积极推进社区居家医养结合，2022年有2家社区卫生服务中心建设的护理院开放。二是推进医养服务提质增效。强化医养服务机构标准化建设，提升医养签约服务质量。依托有资质的养老服务机构，为居家的失能、半失能老人上门提供"类机构"照护服务，推进医养服务提质增效。三是深化医养结合，加快推进医养一体型养老机构医保定点扩面工作，试点实施长期护理保险制度，努力构建养老、医护、康复、临终关怀等相互衔接的服务模式。2021年，建成老龄健康护理服务为主的医疗机构150家，机构养老床位4.18万张，每千名老人拥有养老床位47张。①

二 无锡健康城市建设的基本经验

新时代无锡健康城市建设紧紧围绕"强富美高"新无锡建设的总目标，以保障维护群众身体健康和生命安全为中心，坚定"把人民健康放在优先发展战略地位"，全面落实"健康中国"战略部署，实施《国务院关于实施健康中国行动的意见》《落实健康中国行动推进健康江苏建设的实施方案》《"健康无锡2030"规划纲要》，满足人民群众不断增长的多层次健康服务需求，"把健康融入所有政策，加快转变健康领域发展方式，全方位、全周期维护和保障人民健康"，构建健康无锡发展新格局，推动健康无锡建设高质量发展迈上新台阶。

---

① 《2020年无锡市卫生健康事业发展统计公报》，无锡市卫生健康委员会，2021年10月27日。

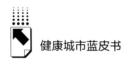

（一）建设一体化大健康治理体系

牢固树立"大卫生、大健康"理念，将健康作为制定实施各项公共政策的重要考量，统筹调配城市全社会卫生健康资源，将维护健康的范畴，从传统的疾病防治拓展到影响健康的各个领域。探索"把健康融入所有政策"新路径、新方法、新举措，建立健康优先的政策支撑体系，把健康作为政府重大决策、政策设计中必须首先考虑和优先遵守的原则；建立促进健康的社会支持系统，将主要健康指标列入经济社会发展规划之中，把全生命周期健康管理贯穿城市规划、建设、管理全过程各环节。积极探索试行健康影响评估制度试点城市，系统评估各项经济社会发展规划、政策、重大工程项目对健康的影响，用健康的尺度审视整个社会发展的方向和步调。完善市民健康促进政策，建立健康促进的专业服务系统，形成以健康为中心的服务与发展模式。

（二）建立协调联动的大工作格局

明确健康无锡建设的战略定位，做好新时代健康无锡建设的顶层设计，构建健康统筹、评价、监督等各方面的制度框架，建立无锡健康城市建设指标、政策、工作、评价体系，构建"党政主导、多部门合作、全社会参与、分类推进"的健康无锡建设推进机制。强化全市"一盘棋"的协调联动，深化各部门协同合作，做到分工负责专项推进、综合工作协同推进、重大事项联动推进，凝聚全社会力量，想方设法调动居民参与环境治理与维护自身健康，形成健康促进的强大合力，加快形成有利于健康的生活方式、生态环境和经济社会发展模式，推动健康与经济社会协调发展，打造健康中国示范区。

（三）大力推进医疗卫生高地建设

实施名院"登峰计划"、名科"攀登计划"和名医"倍增计划"，积极打造"医学特区"和"人才高地"，推进医疗卫生高地建设。推动优质医疗资源扩容和区域均衡布局，强化基层医疗卫生服务网络，增强中心医院辐射带动能力，畅通、保障优质医疗资源有效下沉，推进区域协同共享平台建设，加快推进一批市级重大标志性工程，加快促进市内医疗服务协调发展，构建整合型、开放型、数字型、创新型优质高效的医疗卫生服务体系。促进公共卫生服务提质增效，提升重点人群健康服务水平，提升职业健康保护能力，提升基层医疗服务能力，推进健康无锡建设迈上新台阶。

（四）完善健康保障体系，在优质高效保障上实现新突破

围绕市民对基层卫生健康的新需求，着眼于健康城市发展新趋势，构建系统完备、布局合理、分工明确、功能互补、运行高效的健康保障体系，为人民群众提供公平、可及、连续和系统有效的健康服务。加强医防协同和关口前移，实现健康生活方式的高水平研究、高覆盖服务和高质量推进，探索形成具有无锡特色的全生命周期健康生活方式、适宜技术和健康管理模式。进一步完善预防为主、防治结合的专业公共卫生机构、综合和专科医疗机构、基层医疗卫生机构"三位一体"的重大疾病防控机制，加快发展健康监护、慢性病康复、健身指导、精神慰藉、心理辅导等新型卫生健康服务机构，构建预防—治疗—康复—护理服务链，全面建成体系完整、分工明确、功能互补、密切协作、运行高效的健康保障体系。加强公共卫生和重大疾病防治，筑牢重大疾病防控屏障，建立有效联防联控、群防群控机制，积极应对新发传染病和输入性传染病。

（五）健全健康无锡共建共享体制

构建全体居民广泛参与的共建共治共享机制，人人争做"健康第一责任人"，全方位织牢健康城市防护网。新时代健康无锡建设精准对接人民群众对美好健康生活的需要，大力践行"惠民生"的宗旨，把解决市民群众最关心、最直接、反映最突出的健康问题作为出发点和落脚点，把更多资源投向健康，让公共财政更多地为百姓健康提供保障。系统梳理现有服务项目，建立全人群、全周期、全方位的卫生健康服务清单，精准实施各年龄段

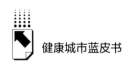

的卫生健康服务，增强市民对健康服务的获得感。积极应对人口老龄化和低生育率趋势，持续促进妇幼健康，强化老年健康管理，健全婴幼儿照护服务体系。深入开展新时代爱国卫生运动，加强城乡环境卫生综合整治和健康村镇建设，扎实办好健康惠民实事。

三　无锡健康城市建设的对策建议

新时代无锡健康城市建设要以全力保障人民群众健康为目标，精准对接和满足人民群众的健康需求，着力于将健康融入所有政策这一核心要求，聚焦于提升全民健康素养这一根本任务，立足于完善公共卫生服务体系这一关键环节，优化健康服务模式、强化健康规范管理，为人民群众提供全方位全周期健康服务，加快建成富有无锡特色的健康样板城市。

（一）全面广泛实施健康促进行动，提升居民健康素养

1. 普及健康知识，提升居民健康素养水平

大力发展健康文化，提高市民群众健康素养水平。创新健康教育的方式和载体，促进健康知识普及。引导群众建立正确健康观，积极关注健康信息，主动学习健康知识，正确获取健康信息，掌握必备健康技能，养成健康文明的生活方式。推进健康促进中心建设，建成全市健康科普专家库和资源库，完善健康知识和技能核心信息发布制度，健全健康素养和生活方式监测体系。持续推进"倡导文明健康绿色环保生活方式"的活动，进一步推动健康知识普及行动，着力推动健康人群培育，涵养健康文化。

2. 推进健康方式，深化健康教育和促进

把健康教育和健康促进工作摆在更重要的位置，着力建立全民健康促进新机制，通过行为干预、建立健康的生活方式，80%的慢性病是可以避免的。

加强营养和膳食指导，引导居民形成科学膳食习惯。完善营养健康标准，推进食品营养标准体系建设，以营养健康标准为抓手，解决当前的突出

问题，实现营养健康科学化、标准化。大力推进"三减三健"专项活动，强化具体措施和方案，突出活动的系统性和实际成效，普及健康生活方式技能，促进健康生活方式的养成。

落实有效的干预措施，推广简短戒烟干预服务。建立戒烟服务体系，为烟民提供专业化、规范化的戒烟服务，用科学有效的方法和技术帮助烟民成功戒烟。推行室内公共场所、室内工作场所和公共交通工具全面禁烟，促进无烟医院、无烟学校建设，把各级党政机关建设成无烟机关。

健全社会心理服务体系，促进居民心理健康。引导公众增强心理健康意识，开展心理健康教育与促进，提升全民心理健康素养。鼓励各企事业单位、机关、学校为员工提供心理健康服务，推动心理咨询和心理治疗服务，强化心理危机干预和心理援助，扩大心理健康服务覆盖面，完善精神卫生综合管理机制，加强精神障碍社区康复服务，减缓心理相关疾病发病上升趋势。

3. 促进健康发展，引导形成健康新生态

广泛开展健康社区、健康校园、健康企业建设，不断扩大"健康细胞"建设的范围与内容，通过典型示范创建，形成放大效应。强调个人是自身健康的第一责任人、我的健康我负责，形成人人关心健康、人人享有健康的氛围，动员和吸引人们自觉参与"健康细胞"建设，达到健康的共建共享。以"健康细胞"建设引导形成健康新生态，推动"医养融合""体医结合""医教结合""体绿结合"，形成热爱健康、追求健康、促进健康的社会氛围。

普及科学健身知识，养成健身运动习惯。通过形式多样、群众喜闻乐见的特色健身活动，提高全民健身参与度。推广普及太极拳、健身气功等传统体育项目和广播体操等，形成在职人群体育活动的制度化、常态化，促进养成终身锻炼的良好习惯。推进全民健身进家庭，鼓励将国民体质测定纳入健康体检项目。

推动体卫协同发展。整合体育、卫健、医保各方资源，建立运动促进健康中心（站、点），整合公共体育和医疗卫生资源，推广建设体医融合服务

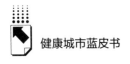

机构和平台，创新体医融合的疾病管理和健康服务模式，培训可开运动处方的全科医生、家庭医生、健康管理师，推动形成"体医结合"的疾病管理与健康服务模式。

（二）构建优质高效的医疗卫生体系，打造健康发展高地

构建优质高效的整合型医疗卫生体系，扩大优质医疗卫生资源供给，提高医疗卫生服务水平，增强基层医疗卫生服务能力，让人民群众享受更好的卫生健康服务。

1. 全面提升医疗服务体系整体效能

深化实施名院、名科、名医"三名"战略，集中力量、集中资源建设几所在全省乃至长三角"排得上号"的一流公立医院，以及有较大影响力的著名品牌专科和一流名医。推进建设国家临床重点专科、学科，促进专科联盟建设发展；加快培育一批国家级特色专科，全面提升常见病、多发病和疑难疾病的诊疗水平。把"三名"战略的重点放在精神卫生、儿童、传染病、老年病、康复等专科方面，对全科、儿科、精神科等薄弱领域进行补缺补短，努力在康复医学科、免疫学专业、口腔科等省级临床重点专科建设上实现"零突破"。

2. 全面加强紧密型"医联体"建设

推进医疗资源的纵向整合，打破医疗资源条块分割、碎片化局面，提升资源整体运行效率。建立完善的医联体内医疗机构间分工协作机制，形成错位发展、功能互补的医疗服务格局。优化分级诊疗制度，在辖区三级医院、二级医院和社区卫生服务机构之间建立医疗联合体，免费为居民建立医联体内部检查、转诊、预约等绿色通道，形成"首诊在社区、小病进社区、大病到医院、康复回社区"的分级诊疗模式，努力实现让群众在家门口享受三级医院诊疗服务。

强化医疗资源下沉，发挥市级优质医疗资源的辐射带动作用，综合应用数字化手段，通过市级三甲医院"一对一"全面托管县（市）医院、市级十大高峰学科"点对点"帮扶等形式，带动优质医疗资源精准下沉，让区、

县（市）医院强起来。

整合优化基层卫生健康资源配置，大力实施基层医疗机构能力提升工程，持续深化基层标准化规范化建设，深入开展基层特色科室建设，加强较大基层医疗机构床位供给和住院服务能力建设，加强社区医疗卫生服务资源标准化提档建设。

3. 全面推进智慧医疗建设提档升级

加快完善市民健康综合服务平台，推进医疗、医保和医药三大平台联网运营，把大医院与社区健康服务中心、公共卫生机构与社区健康服务中心、社区健康服务中心与居民的信息互联共享渠道打通，实现公共卫生与智慧医疗平台和相关数据库的互联互通、信息共享、务实应用。通过5G、大数据、人工智能、物联网等信息技术，实现疾病动态监测预警处置、儿童接种疫苗的全流程管理、健康危害因素监测与评价、职业健康、妇幼保健、综合监督服务等一系列基于平台开展的业务应用，推动医疗、预防、康复和健康促进服务链条有机衔接，支撑全方位全周期健康管理。

依托信息化技术打造智慧医疗升级版，面向基层社区和村镇提供远程会诊、辅助诊疗、疾病监测分析、远程心电诊断、远程影像诊断、慢病管理等智慧医疗健康服务，提高基层医院诊疗水平。促进人工智能与医疗融合发展，推动 AI 辅助机器人手术、基于影响数据的辅助诊疗、药物筛选和挖掘、基因大数据、健康管理等领域的应用。

以"互联网+"为手段，结合大数据、人工智能等新一代信息技术，优化医疗服务、医保管理和支付方式，引导促进分级诊疗、有序就医的格局；推广无锡"健康e家"智能健康管理，围绕家庭医生签约和慢病管理服务，为家庭医生和居民搭建更加便利、智能的健康服务沟通平台，减少群众"排长队、来回跑"的现象。

（三）加强公共卫生服务体系建设，提高健康治理能力

聚焦重点人群，优化健康服务模式，提升慢病管理成效，根据不同群体的特点，在重点时期为重点人群提供健康干预，完善公共卫生防控体系，守

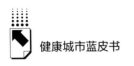

牢健康安全底线，维护市民生命安全与健康。

1. 聚焦重点人群健康服务，促进人人享有健康

提升妇幼健康全周期优质服务。以预防和减少孕产妇和婴幼儿死亡为核心，以落实母婴安全保障制度为重点，提供安全、有效、便捷、温馨的妇幼健康服务，全力维护妇女儿童健康。针对婚前、孕前、孕产期、儿童等阶段的特点，实施母婴安全行动计划和妇幼健康促进工程，倡导优生优育，向孕产妇免费提供生育全过程的基本医疗保健服务，全面加强出生缺陷三级预防措施。做精做优生殖健康服务，不断提高适龄女性宫颈癌和乳腺癌检查覆盖率和患者规范治疗率。

积极构建老年健康服务体系。积极应对老龄化社会，加强老年病医院等老年健康服务机构建设，为满足老年人短期托养、日间照料以及助餐、助医和文化娱乐、身体活动、精神关爱等多元需求提供帮助。完善医养结合政策、标准和规范，促进基本医保与医养结合政策配套衔接，推动医养结合落到实处。

增强残疾预防意识，重视残疾人健康。全面开展残疾预防，建立健全残疾预防组织管理体系、工作机制，落实残疾儿童康复救助制度，完善残疾人辅助器具适配补贴制度，推进残疾人家庭无障碍改造，使残疾预防工作体系和防控网络更加完善。实施精准康复，为有需求的残疾儿童和持证残疾人提供基本康复服务。配套完善残疾人文化体育康复场地设施，丰富残疾人文化、体育康复活动，促进残疾人身心健康。建立医疗机构与残疾人专业康复机构双向转诊机制，依托各级医疗卫生及专业康复机构，指导社区和家庭为残疾人提供专业化的康复服务，配套完善残疾人康复、文化、体育等场地设施建设，促进残疾人身心健康，努力实现残疾人"人人享有康复服务"的目标。

2. 做好慢病健康管理工作，提升慢病管理成效

加强慢病管理，不断提升慢病管理的科学性、系统性、普及性。一是对慢性病做到早预防、早发现、早干预，实现慢病预防的关口前移。近年来，无锡重视肿瘤的早期筛查，对防治肿瘤疾病起到了较好效果。二是探索疾病

防控机构、医疗机构、社区卫生服务机构"三位一体"慢性病综合防控机制，突出强化基层医疗卫生服务网络功能，强化中西医协同，努力实现"三高"和"六病"患者全过程、全周期健康管理。三是推动慢病防、治、管整体融合发展。慢病全程管理包括对其合理膳食、行为习惯、健康心理等多方面的管理和干预，形成集慢病预防、治疗、管理、康复于一体的服务流程。四是积极实施互联网+慢病管理模式。充分运用信息化技术和手段，对慢性病人群进行全方位、全流程、全周期的健康管理，便于医生积极开展精准医疗，便于患者积极开展个性化的身体健康管理。

3. 完善公共卫生防控体系，守牢健康安全底线

以"预防为主、防治结合、联防联控"的思路创新疾病预防控制工作协作机制。健全疾控中心与医疗机构间协作组织网络，加强横向、纵向医防整合建设。进一步明确各职能部门的疾病预防控制职能，增强部门主动参与疾病预防控制工作合力。建立多部门业务协同和信息共享机制，开展面向公众的公共卫生信息服务，实现疾病动态监测预警处置。

健全"以防为主、防治结合、综合治理"的公共健康防控体系。全面制定包括公共卫生服务体系、卫生法律体系、疾病预防控制体系、卫生救援体系、医疗服务体系等方面的方案，加快制定包括信息披露、应急响应、指挥系统、部门协同、政社协调、物资与人员调度、防控手段、问责机制等具有可操作性的制度，按照"早发现、早报告、早处置"的要求，建立公共健康风险应对的预警防范机制。

完善重大疫情和突发公共卫生事件应急响应机制。健全突发公共卫生事件应急指挥系统，建立应急突发事件联动指挥平台，加强公共卫生机构、医疗机构即时应急联动，有效抵御新发、输入性传染病等突发公共卫生事件带来的威胁。同时，要完善重大疫情防控救治体系，加快建立健全医疗保障制度，在紧急情况发生时，医保经办机构提前预拨部分医保基金，确保医疗机构先救治、后收费；探索建立疫情患者医疗费用财政兜底保障，真正实现公共卫生、疾病预防、医疗服务、医疗保险、医疗救助有机结合、良性互动。

B.16
宜昌市健康城市建设研究报告
——以生活饮用水全程安全监管为例

王琪薇 刘继恒 林 勇*

摘 要： 为有力保障生活饮用水卫生安全，有效维护人民群众健康权益，宜昌市以城市主水源官庄水库所在的黄柏河流域为重点，综合施策，试点示范，不断创新流域综合治理，提高水源地管理能力和水平。同时，充分利用"三位一体"化水质监测体系（即24小时在线监测、每日现场检测和实验室送检）和定期水质全分析抽检等手段，全面强化全市集中式供水水质监测评估预警工作，促使供水单位落实主体责任以及供水主管部门的管理责任，不断改善提高宜昌市城区生活饮用水水质，有效控制因饮用水问题引发的重大传染病、群体中毒事件的发生，降低城镇居民因饮用水问题而致疾病的医疗费用支出，从而变相提高城镇居民可支配收入。在接下来的健康城市建设进程中，应进一步优化生活饮用水水源，为未来城市发展预留用水空间，同步解决城区部分河流生态修复问题，筑牢生态屏障；持续控制面源污染风险，加强运维管理，织牢织密生活饮用水卫生安全保障网，为促进宜昌高质量发展贡献力量。

---

* 王琪薇，宜昌市疾病预防控制中心健康教育所主管护师，宜昌市侨联委员，主要研究方向为健康城镇建设；刘继恒，副主任医师，宜昌市疾病预防控制中心应急办主任，主要研究方向为健康城市建设与健康影响评价；林勇，宜昌市卫生健康委员会四级调研员，市爱卫办副主任，全国健康城镇建设专家组成员，全国爱国卫生评审专家，宜昌市健康促进与控制吸烟协会副会长。

关键词： 健康城市　健康环境　生活饮用水　水质监测

　　水是人类赖以生存的自然资源，世界卫生组织提出的健康十条标准中，有两条涉及生活饮用水水质，随着世界人口、社会建设以及经济的不断发展，人类对水的需求量越来越大，世界上很多国家、地区存在各种各样的水危机问题，我国目前存在的问题为水资源短缺、水生态损害、水环境污染等，加之人民群众追求更高层次的优美的水生态环境美好生活需求[1]，基于这些原因，水资源保护、生活饮用水水质提升等工作必须加强。[2] 宜昌市是湖北省域副中心城市和长江中上游区域性中心城市，在健康城市建设中，宜昌市坚持将人的健康作为城市发展首要目标，围绕健康环境开展一系列行之有效的举措，市民健康获得感显著提升。为进一步保护生活饮用水水源地，改善生活饮用水水质，本文针对健康城市建设的环境维度提供经验借鉴，现将宜昌市加强生活饮用水全程安全监管、促进宜昌市健康城市建设有关情况回顾如下。

一　宜昌市健康城市建设的主要做法及成效

（一）构建健康的水生态环境体系

　　2018 年 4 月 24 日，习近平总书记考察长江经济带发展战略实施情况，

---

[1]　赵灿：《杭州市健康城市建设评估》，浙江大学硕士学位论文，2021；WHO Regional Office for Europe, *City Leadership for Health：Summary Valuation of Phase IV of the WHO European Healthy Cities Net-work*, Denmark：2008。

[2]　尹春：《城市建成环境对居民健康的影响及其路径研究——以上海为例》，华东师范大学博士学位论文，2020；马祖琦：《健康城市与城市健康：国际视野下的公共政策研究》，东南大学出版社，2015，第 35 页；《中共中央　国务院印发〈"健康中国 2030"规划纲要〉》，新华网，http：//www. xinhuanet. com//politics/2016 - 10/25/c_ 1119785867. htm；和红、郝思琪、谈甜等：《北京市城区居民环境意识及影响因素路径分析》，《中国公共卫生》2019 年第 9 期。

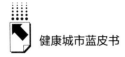

首站来到宜昌。习近平总书记"共抓大保护,不搞大开发"① 的重要指示为长江经济带发展和宜昌市推动经济高质量发展指明了方向。宜昌市委立下"做好长江岸线生态复绿,努力把生产岸线变成生态岸线,着力在生态文明建设上取得新成效"的目标,成立了宜昌市生活饮用水水源地保护和专项治理战役指挥部,2018 年 8 月,市政府印发《宜昌市饮用水水源地保护和专项治理工作方案》,制定了《宜昌市饮用水水源地保护和专项战役重点工作清单》,进一步细化部门工作职责,明确清理排查水源保护区"划、立、治"情况,整治水源保护区违法问题,督办问题整治工作,开展水源地环境状况评估,推进"百吨千人"水源保护区划定,建立水源保护长效机制等重点工作任务,市人大每年听取并审议长江保护修复、湖北省清江保护条例、黄柏河保护条例等贯彻落实情况。

(二)出台流域保护地方性法规

2018 年,宜昌市颁布实施《宜昌市黄柏河流域保护条例》,以资源保护与利用、水污染防治为工作主线,对黄柏河流域按核心区、控制区、影响区实施分区保护,分级规定管控措施和禁止性事项,有力保障流域综合执法,从立法层面将流域综合执法宜昌模式以地方性法规形式予以固化,确立由综合执法制度、联席会议制度和河长制共同构成的流域保护管理体制,并建立生态保护补偿机制,严控磷矿开采总量和矿业权总量,规定更严格的排放标准,开展实时在线监测等规定,制定水量分配、岸线管理、清理疏浚、严控采矿、水土保持等流域资源保护与利用具体措施,为依法开展黄柏河流域保护、水污染防治、水生态修复,促进流域绿色发展和经济转型,构建流域依法保护长效机制提供了保障。

(三)主动担当监督检查责任

宜昌市将水源地环境问题整治纳入中央环保督察问题整改工作,一同安

---

① 习近平:《论坚持人与自然和谐共生》,中央文献出版社,2022,第 130 页。

排部署，一并督办检查，强力推动问题整改，特别是2018年以来，以生态环境部县级水源地专项行动为契机，解决了一大批水源地保护区内的历史遗留环境问题。宜昌市痛下决心、壮士断腕，强力推进沿江134家化工企业"关、改、转、搬"，取缔拆除沿江码头216个、采砂场134家，腾退岸线42.7公里，全域生态复绿5.27万亩，修复长江岸线97.6公里、支流岸线196公里。[①] 长江干流宜昌段水质逐年改善，近年来稳定达到地表水Ⅱ类标准。

（四）持续强化部门联动共享

2022年，宜昌市住房和城乡建设局、宜昌市水利和湖泊局、宜昌市生态环境局、宜昌市卫生健康委员会联合印发《城区供水安全保障部门联动工作机制》，在原水调度、水质监测、电力保障、应急响应、联合监督执法等方面强化部门工作联动，提高应急处置能力。宜昌市生态环境局、宜昌市住房和城乡建设局、宜昌市卫生健康委员会按照要求定期开展水源地、水厂、用户水龙头水质监测，做好信息发布工作。制定了《宜昌市城区生活饮用水每日监测与发布工作实施方案》，自2016年7月以来，宜昌市卫生健康委员会每年365天全天候地对城区生活饮用水开展5项指标（肉眼可见物、臭和味、色度、浑浊度、消毒剂余量）监测，落实"每日监测、每日发布"，充分发挥生活饮用水"观察哨"与"侦察兵"作用，通过加大日常监管力度，有效运用"智慧卫监"24小时水质在线监测平台，定期开展出厂水末梢水全分析检测的方式，打造"三位一体"（即24小时在线监测、每日现场检测和实验室送检）水质监控体系，提升监管效能，"三位一体"水质监控体系和水质信息每日公示制度的建立，不仅能够促使供水企业规范生产，也进一步压紧压实了相应主管部门的监督责任，促进企业不断改进工艺、提升水质，更为保障人民群众饮水卫生安全筑起一道坚固的"防火

---

① 《绿色发展，"立规之地"江豚逐浪——新时代湖北高质量发展新气象新变化新作为述评·宜昌篇》，《湖北日报》2023年8月18日。

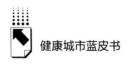

墙"。基于"三位一体"水质监控体系所获取的大量结果数据，经分析统计后已广泛运用于宜昌国家卫生城市、全国健康城市建设试点市、国家园林城市等城市名片的创建与评价工作中。所有县级以上水源地定期开展 109 项水质全分析，全面掌握水质状况。在手工监测基础上，宜昌市以国家第三批山水林田湖草试点项目为契机，完成县级水源地水质自动监测站建设，进一步提升了水质预警监测能力。

（五）坚持开展监测评估预警

坚持立足实际、守正创新的工作思路，不断实践和完善信息化技术在水质监测工作中的运用。2017~2020 年，宜昌市卫生健康部门通过 4 年时间逐步建成了城区水质在线监测系统（含手机端微信预警功能），制定了系统使用及运维管理规定，以确保系统长期稳定有效运行。多年来充分利用"三位一体"水质监测体系和定期水质全分析抽检等手段，全面强化城区集中式供水水质监测工作。

（1）每年定期对县级以上集中式生活饮用水水源地开展"体检"，全面调查评估水源地环境状况，确保水源地问题无处可藏、整改不留死角。经现场调研、资料核查、水质监测分析，2021 年全市县级及以上水源地保护区环境状况为优。宜昌市现有集中式饮用水水源地 106 个，其中市级水源地 4 个、县级水源地 16 个、乡镇水源地 86 个，目前均已完成水源保护区划定工作，并获得省政府批复同意。2022 年以来，上述水源地水质全部达到地表水环境质量Ⅲ类及以上标准，水质达标率 100%。

（2）集中供水水质监测。依据《湖北省城镇供水条例》《生活饮用水卫生监督办法》相关规定以及省、市卫生行政部门关于落实条例相关文件的具体要求，科学制定并严格执行宜昌市城区集中式供水水质监测相关工作方案。2019~2022 年，共采集监测水样 33495 份（含日监测 9 项、定期常规项及全分析项指标检测样品），合格水样 33119 份，4 年来总体平均合格率为98.9%，其中 2020~2022 年三年的年度合格率分别为 98.0%、99.3%、100%，呈逐年上升趋势（见图 1 和图 2）。

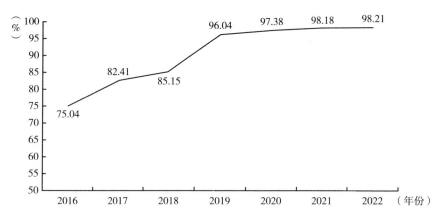

图1　宜昌市黄柏河东支流域2016~2022年Ⅱ类及以上水质变化

资料来源：宜昌市生态环境局。

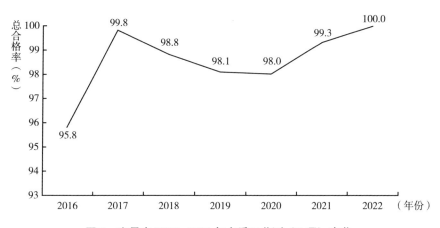

图2　宜昌市2016~2022年水质日监测（9项）变化

资料来源：宜昌市卫生计生综合监督执法局。

（3）二次供水水质监测。市卫健委、市住建局联动，持续多年开展二次供水水质抽检工作。2019~2022年，组织第三方检测机构共对城区300个住宅小区二次供水设施相应的390份水样进行水质检测，其中合格水样352份，4年来总体平均合格率为90.2%，其中2020~2022年三年的年度合格率分别为86.5%、83.6%、99.4%，总体呈上升趋势。

（4）现制现售水水质监测。结合年度国抽、省抽双随机计划任务中关于现制现售饮用水的监督抽检内容与要求，组织第三方检测机构对城区小区内现制现售饮用水设备出水水质开展抽检工作。2021~2022年，共抽检水样13份，其中合格水样13份，水质总体合格率为100%。

（5）智能预警除隐患。利用在线监测系统中智能预警微信小程序"智慧卫监"，将水质异常的具体信息即时推送至水厂、卫生健康监管部门及其他相关主管部门工作人员，助力多方即时发现问题、及时采取有效措施将健康安全隐患消除于萌芽之中，宜昌市城区多年来未发生因饮用水问题引起的重大传染病、群体性中毒事件。

（6）分析研判促整改。通过对监测数据的分析研判，对水质不合格的小型自建水厂进行重点监督指导，并向政府积极建言献策，在市政府主导推动下，采取拆除并网、设备改造升级、拆小改大等方式，解决了部分小型自建水厂因年代久远、输配水管网老化、净化消毒设施设备简陋及管理不到位等问题，例如峡口风景区水厂整体改造升级、点军江南水厂拆除并网至长江三峡水务集团紫阳水厂、三峡机场水厂拆除并网至城投水务猇亭水厂，不断提升宜昌城区生活饮用水水质整体合格率，饮用水卫生安全得到更进一步的保障。

（六）监测信息及时共享发布

（1）加强信息公示。每日通过湖北省卫生健康委员会、宜昌市卫生健康委员会及"宜昌市民e家"等网络渠道发布水质日监测结果信息，最大限度地方便公众查询。宜昌市卫生健康部门利用"3·15"国际消费者权益日，在新闻发布会上对生活饮用水水质监测情况进行权威数据发布。通过多种渠道的信息公示，保障人民群众对生活饮用水水质状况的知情权。

（2）加强信息共享。通过水质在线监测系统，供水单位、宜昌市卫生健康委以及城镇供水主管部门相关工作人员通过账户可查看实时动态监测数据，及时掌握水质基本状况以及水质变化趋势；利用系统中的"宜昌数字卫监"小程序即时将预警信息推送至供水单位和城镇供水主管部门相关工作人员，以便于即时发现相关问题、及时采取措施、解决生活饮用水卫生安全问题。

（3）加强结果通报。自2016年7月以来，宜昌市卫生健康委通过市政府OA系统，采取函件形式向宜昌市住房和城乡建设局每周报送一次上周已发布的全部生活饮用水监测结果。同样采取函件的形式及时向宜昌市住房和城乡建设局报送出厂水、末梢水水质常规指标与全分析指标抽检结果。

二　宜昌市健康城市建设的经验

（一）不断推进基层设施提档升级

浦华水务一水厂完成加氯工艺改造，将传统液氯消毒改为次氯酸钠消毒。建投水务打造行业标杆，升级106项水质检测能力（省内仅2家）。新建的田家河水厂预留实施"臭氧—生物活性炭"深度处理条件，消毒工艺同步选择次氯酸钠，具备更高的稳定性。此外，市住建局在年度城建项目计划中安排奖补资金，推动各区用水矛盾突出小区实施水改。

（二）创新流域综合执法模式

宜昌市自2008年以来先后获得国家卫生城市、国家环保模范城市、全国文明城市、国家园林城市、全国健康城市建设试点市、国家节水型城市、中国气候宜居城市、全国森林城市、中国优秀旅游城市、全国健康城市样板市等荣誉称号。宜昌市健康城市建设的一个重要理念是"多城同创、综合治理"，在加强生活饮用水安全监管工作中，打破行政区划和部门职能界限，建立"跨区域、跨部门、跨层级"流域综合执法体制，成立"宜昌市河流水生态保护综合执法局"，提请湖北省政府授权，集中行使环保、水利、农业、渔业、海事等部门涉及水生态保护的138项行政执法权，革除执法部门职能交叉、多头执法的弊端，打造"一局管水"模式。

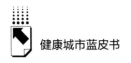

（三）完善二次供水管理制度顶层设计

强化二次供水安全保障，宜昌市住房和城乡建设局组织完成了《宜昌城区二次供水现状调研》，并出台了《宜昌市城镇居民二次供水管理实施细则》（宜府办发〔2020〕6号）；在湖北省内率先出台《宜昌市城区二次供水技术导则（试行）》，宜昌市住房和城乡建设局、宜昌市发展和改革委员会联合出台二次供水水价（省内唯一），宜昌市住房和城乡建设局制定了《宜昌市城镇居民住宅二次供水设施移交实施方案》，并修订了《宜昌市中心城区供水专项规划》，推动居民二次供水规范移交，弥补了二次供水运维成本。

（四）探索实施流域生态补偿

宜昌市委、市政府出台《黄柏河流域生态补偿实施方案》，每年拿出1000万元（2021年调整为500万元）生态补偿金和100万吨磷矿开采指标，实行水质改善情况与生态补偿资金、磷矿开采指标分配"双挂钩"，有效调动了地方政府积极性，实现了水源受益区与水源保护区共建共享、共治共赢。

黄柏河综合治理改革实施以来，流域水环境质量发生了根本性、转折性变化，Ⅱ类及以上水质达标率从2017年的82.41%提升到2022年的98.21%。① 主城区官庄水库水源地常年稳定达到Ⅱ类及以上水质。黄柏河生态补偿创新模式写入了《湖北省委关于学习贯彻习近平总书记视察湖北重要讲话精神 奋力谱写新时代湖北高质量发展新篇章的决定》，宜昌市"创新流域水生态保护综合执法改革"获评第二批全国法治政府建设示范项目。黄柏河流域综合治理模式入选全国法治政府示范市命名亮点展播，并被央视《新闻联播》、新华社、人民日报等中央媒体多次专栏推介，写入了湖北省委十一届三次全会决定，荣获第二届湖北改革奖，获评宜昌环保奖和宜昌法治建设十大事件。

———————————

① 宜昌市生态环境局。

三 宜昌市健康城市建设的对策建议

（一）进一步优化生活饮用水水源

针对宜昌城市部分区域供水保障能力不足、水源单一等一系列问题，宜昌市于 2021 年启动了"清江水系连通生态修复工程"，从长阳清江隔河岩水库引水至城区，总投资 26.27 亿元，年最大引水量 2 亿立方米。一期工程从长阳清江隔河岩水库引水至点军楠木溪水库，2023 年底将建成通水。二期工程从 2023 年启动，将城区 5 个水厂的主水源改用清江水源，并为未来东部新城提供水源，建设工期预计 36 个月。

清江是长江湖北段第二大支流，全长 423 千米。隔河岩水库坝址以上流域面积 14430 平方公里，水库正常蓄水位 200 米，相应库容 34 亿立方米，兴利库容 19.75 亿立方米。清江流域环保监测 2 个国考断面均达到地表水 I 类标准。[①] 引清江优质源水入城，增强城区供水保障能力，加大应急水源预留，为未来城市发展预留用水空间，同步解决城区部分河流生态修复问题，筑牢生态屏障。

（二）持续控制面源污染风险

农村生活污水、畜禽粪污、农药化肥是水源地主要面源污染源，近年来，相关部门积极开展"一池三改"、绿色防控、农药减量化、生态农业等工程建设，但水源保护区居民环保意识有待持续增强，农村生活污水直排、粗放型种养、农村生活垃圾不规范分类收集、侵占种植等现象必须持续加强监督。

下一步，宜昌市将认真落实水污染防治法、长江保护法及清江保护条例、黄柏河保护条例等地方法规中关于饮用水源地保护相关要求，重点在水

---

① 三峡广电融媒体。

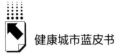

源地规范化建设、水源地保护区专项执法检查、城市备用水源地建设及中央水污染防治资金项目谋划实施等方面持续发力，加大工作力度，确保群众饮用水源环境安全。同时以"三位一体"水质监控体系为基础，积极探索"多点触发"生活饮用水预警报警长效机制，加强运维管理，织牢织密生活饮用水卫生安全保障网，为促进宜昌高质量发展贡献力量。

B.17
深圳市健康城市建设研究报告

——创新性实践与高质量发展

常巨平　朱毅朝　薛浩泽　柳　莹　庄润森*

摘　要： 2017 年以来，深圳市健康城市建设取得显著成效，人均预期寿命逐年提高，居民健康素养水平稳步提升，孕产妇死亡率和婴儿死亡率逐步下降，环境卫生指标逐步改善，世界著名花城效果初显，安全环境得到有效保障，大气污染防治取得新突破，依法建设体系逐步完善，国家卫生城市成果再创新高，位列五大"健康引领型城市"前列。主要经验有：转变理念，完善组织架构和管理机制；制定法规，依法依规全面推进；先行示范，建设健康环境和健康社会；固强补弱，建立健康服务体系和保护健康人群；全面统筹，努力提升健康文化素养。但是，深圳市健康城市建设也存在"将健康融入所有政策"机制不够完善与健全，考核评估体系尚未健全，工作平台建设跟不上发展需求等方面的问题。为了进一步完善深圳市健康城市建设工作，需要建立部门协作运行机制，健全考核评估体系，加大宣传动员力度。

关键词： 健康城市　健康素养　高质量发展　深圳

---

* 常巨平，深圳市卫生健康委员会副主任、二级巡视员，主要研究方向为公共卫生；朱毅朝，深圳市卫生健康委员会爱卫处处长，主要研究方向为健康城市建设、爱国卫生、健康教育；薛浩泽，深圳市卫生健康委员会爱卫处科员，公卫中级，主要研究方向为健康城市建设、健康促进与健康教育；柳莹，深圳市健康教育与促进中心专干，主要研究方向为健康场所建设、健康促进与健康教育；庄润森（通讯作者），深圳市健康教育与促进中心健康促进部部长，博士，主任医师，主要研究方向为健康城市和健康县区建设、健康促进与健康教育、健康管理。

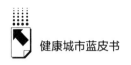

一 深圳市健康城市建设的主要成效

(一)人均预期寿命逐年提高

人均预期寿命是反映国民生活质量、健康指数高低的重要指标。2022年深圳居民人均期望寿命达到 83.93 岁,较 2018 年的 81.25 岁提升了 2.68岁(见图1)。

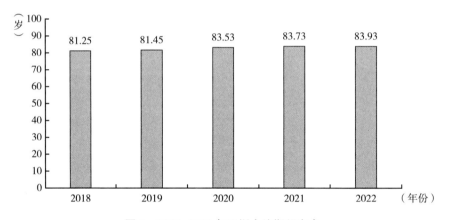

图 1 2018~2022 年深圳人均期望寿命

资料来源:深圳市卫生健康委员会。

(二)居民健康素养水平稳步提升

居民健康素养是衡量国民健康素养的重要标志。2022 年深圳居民健康素养水平为 47.63%,较 2018 年的 24.27%提升了 23.36 个百分点(见图2)。

(三)孕产妇死亡率和婴儿死亡率逐步下降

孕产妇死亡率和婴儿死亡率是衡量一个国家和地区卫生健康事业发展的重要指标。2022 年深圳孕产妇死亡率为 3.96/10 万,婴儿死亡率下降到0.95‰,远低于全国平均水平。

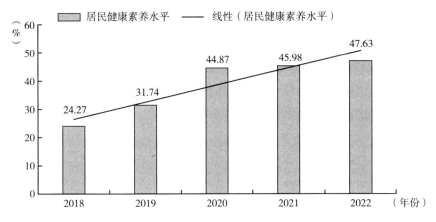

图 2　2018~2022 年深圳居民健康素养水平

资料来源：深圳市卫生健康委员会。

（四）环境卫生指标逐步改善

环境卫生是国家卫生城市和健康城市建设的基础性工作。自 2014 年以来，全市城市生活垃圾无害化处理率保持在 100%，具备垃圾分流分类后全量焚烧能力。2022 年，深圳全市公厕达到 4506 座，比 2018 年增长 34.79%（见图 3）。

（五）世界著名花城效果初显

深圳市建成区绿化覆盖率、公园绿化活动场地服务半径覆盖率、万人拥有绿道长度 3 项指标均超过国家生态园林城市标准。2022 年，全市绿道长度 3119 公里，比 2019 年增长 27.41%，万人拥有绿道长度 1.77 公里，比 2021 年增长 9.94%；绿道密度 1.56 公里/公里^2，居广东省首位。全市公园已达到 1260 个（见图 4 和图 5）。

（六）安全环境得到有效保障

2022 年，广东省群众安全感和公安工作满意度第三方测评结果显示，

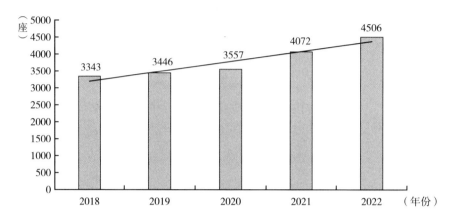

图 3　2018~2022 年深圳公厕数量变化情况

资料来源：深圳市城市管理和综合执法局。

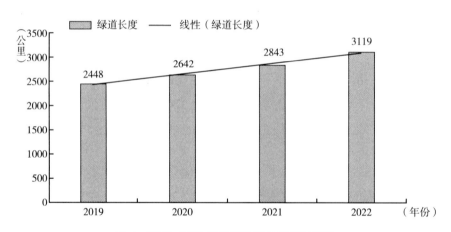

图 4　2019~2022 年深圳绿道长度变化情况

资料来源：深圳市生态环境局。

深圳的群众安全感为 99.19%，公安工作满意度为 98.26%，荣获广东省"双第一"。

（七）大气污染防治取得新突破

自 2018 年起，深圳开始实施"深圳蓝"可持续行动计划，2022 年深圳

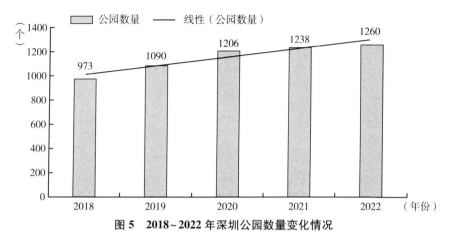

图 5 2018~2022 年深圳公园数量变化情况

资料来源：深圳市生态环境局。

环境空气质量综合指数降至历史最优水平 2.60，PM2.5 浓度降至 16 微克/米³，PM10 浓度降至 31 微克/米³[1]，均达到有监测数据以来最好水平。

（八）依法建设体系逐步完善

健康深圳建设的法治保障、组织领导、考核评价、社会动员体系逐步健全。深圳出台地方性健康法规《深圳经济特区健康条例》，另外有突发公共卫生事件应急、促进全民健身、文明行为、全面禁止食用野生动物、生活垃圾分类管理等 10 多个条例为健康深圳建设保驾护航。

（九）国家卫生城市成果再创新高

深圳市自 1992 年获得国家卫生城市称号后，紧紧围绕建设国际化现代化大都市的战略目标，不断加强爱国卫生运动工作，创卫成果得到了有效巩固与发展。2021 年，在第 8 次国家卫生城市复审中，深圳取得 817.3 分的暗访得分[2]，创 1992 年成功创建以来历次复审暗访成绩新高。

---

[1] 《2022 年深圳市大气污染防治工作进展》，深圳市生态环境局网站，http：//meeb. sz. gov. cn/ztfw/ztzl/hjbhxxgkzl/kqhjxx/hjkqzlgszk/。

[2] 《深圳以历史最好暗访成绩通过第 8 次国家卫生城市复审》，新浪网，https：//k. sina. cn/article_ 1895096900_ 70f4e24402001b19d. html？subch＝onews。

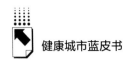

（十）位列五大"健康引领型城市"前列

2020年、2021年发布的《清华城市健康指数》显示，深圳位列五大"健康引领型城市"之首，在居民健康支出、健康水平和慢性病防治方面均排名第一。2022年发布的《清华城市健康指数》显示，深圳位居城市健康水平领先城市第五名。

二 深圳市健康城市建设的主要经验

（一）转变理念，完善组织架构和管理机制

1. 转变健康理念

以"共建共享、全民健康"为主题，动员全社会参与健康城市建设活动，全力打造健康中国"深圳样板"。2017年9月，中共深圳市委、深圳市人民政府发布《健康深圳行动计划（2017-2020年）》，启动健康素养促进、全民健身普及等11个板块94个专项行动，推动卫生健康工作从"以治病为中心"转向"以健康为中心"，基本公共卫生服务人均经费补助标准从70元提高到134元，免费为居民提供个性化的健康教育、精准化疾病筛查、综合化健康管理等38类公共卫生服务，努力让群众不生病、少生病、不生大病，全方位、全周期保障市民健康。2021年12月，健康深圳推进委员会印发《健康深圳行动（2021-2030年）》，对推进健康城市建设提出明确要求，为健康城市建设提供了新的目标引领和政策保障。市爱卫办先后多次召开健康城市启动会、推进会、总结会，抓重点、补短板、强弱项，大力推动健康城市建设。

2. 加强组织建设

一是成立健康深圳推进委员会。建立健全市、区、街道和社区各级领导组织，强化公共卫生法治化、规范化和科学化管理，将健康深圳建设指标纳入政府绩效年度考核，落实《深圳经济特区健康条例》，以法律法规和制度

规范明确相关部门或机构的公共卫生职能，保障市民基本健康权益。二是完善网络建设。坚持"政府组织、部门协作、公众参与"的原则，各区、各部门把健康渗透到各项民生政策的制定和实施过程中，以项目推进，协同开展健康城市建设，卫健、文体、工会等部门落实好全民健康生活方式行动"五进"（进机关单位、进社区、进农村、进学校、进企业）工作，各街道办成立健康社区行动委员会，负责开展健康社区、健康单位、健康家庭等"健康细胞"建设工作。

3. 建立工作机制

一是加强顶层设计，规划设计好卫生健康实践路线图。在对深圳市进行健康城市基线调查的基础上，对照国际健康城市指标系列，制定"深圳市健康城区指标体系"。各参与单位对照健康城区指标体系，突出重点，全面落实创建健康城区的各项工作任务，把健康城市创建工作引向深入。二是统筹协调，共筑健康服务共同体。将健康城市量化指标分解到责任部门，纳入政府绩效考核体系。

（二）制定法规，依法依规全面推进

1. 制定并颁布健康相关条例

深圳充分发挥特区的立法优势，从大健康高度和视角，构建立体式的健康促进法制体系，保障健康城市依法有序推进。一是制定颁布《深圳经济特区健康条例》，以法规形式巩固完善大健康治理体系，保障健康深圳建设顺利实施，构建全民健康共建共治共享新格局，打造全球健康城市典范，建设国际一流的创新型健康城市。二是制定颁布《深圳经济特区突发公共卫生事件应急条例》，提升突发公共卫生事件依法防控能力。三是推进新修订《深圳经济特区控制吸烟条例》，首次将电子烟纳入控烟管理，推动"控烟车轮战"，开出电子烟违规罚单。四是落实深圳经济特区中医药条例、心理卫生条例、促进全民健身条例、文明行为条例、全面禁止食用野生动物条例、生活垃圾分类管理条例等多个健康相关条例，从多个方面规范引导市民树立健康生活方式。

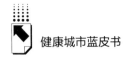
2.制定健康规划和工作规范

深圳全面深入实施健康中国战略,以粤港澳大湾区和中国特色社会主义先行示范区"双区驱动"为指引,打造多维度健康促进政策体系,确保健康城市各项工作规范化实施。一是在完成《健康深圳行动计划(2017-2020年)》的基础上,市政府又出台了《关于打造健康中国"深圳样板"的实施意见》,将6项健康深圳指标纳入各区党委和政府绩效考核体系。二是出台《深圳市社区健康服务管理办法》《深圳市全科医师管理办法》《建立完善老年健康服务体系实施方案(2020-2022)》《深圳市全民健身实施计划(2022-2025年)》等一系列与健康有关的管理办法和文件,形成健康政策合力。三是制定《关于完善重大疫情防控体制机制健全公共卫生应急管理体系的实施意见》《深圳市民公共卫生安全守则》等,多方位提升公共卫生安全保障能力。

3.实施考核评估和反馈机制

全市建立了健康城市建设信息收集和反馈机制,加强健康城市有关指标的综合统计工作,分析进展情况,评估实施效果。各参与部门和各区在自评的基础上,定期上报指标的达标情况,并对报送的数据进行分析,评估本单位实施效果。市级主管部门按照健康城市指标体系,定期进行阶段性评估,向健康城市领导小组提交健康城市阶段评估报告,为调整方案、科学决策提供依据。领导小组以专题视察、年度检查等方式,加大督查力度,抓住突出问题协调有关部门参与解决,把创建工作全面引向深入。全市设立健康城市建设专家小组,主要对健康城市创建过程中的重点、难点问题的解决提出意见和建议,指导各部门和各区的检查评估工作。

(三)先行示范,建设健康环境和健康社会

1.宜居生态国际一流

深圳始终将城市绿化作为改善城市生态环境、提高人居环境质量的重要抓手,坚持走"高起点规划、高标准建设、高效能管理"的道路,初步建立了与现代化城市相适应的"政府引导、市场运作"的城市绿化管理模式,

形成了植物多样、绿量充沛、具有南亚热带海滨城市特色、整体水平达到全国一流的城市绿化格局。2016 年实施《深圳经济特区绿化条例》；2018 年修订《深圳经济特区城市园林条例》；2021 年实施《深圳市立体绿化实施办法》，在保障平面绿化建设发展的基础上，进一步推进立体绿化工作。

2. 全民健康深度融合

普及健康理念，推动全民健身与全民健康融合是深圳推动体医融合的重要举措之一。市政府发挥主导作用，加快公共健身设施建设步伐，为群众提供多渠道、高品质的全民健身场所和设施。全市的两大创新数据指标、鼓励碎片化运动、打造一月一区一品牌、升级智慧化手段、构建体教融合新体系、建设楼宇型体育设施、建设山海连城绿道、文体旅深度融合、丰富赛事品牌、发展粤港澳大湾区平台十大亮点特色异常鲜明。为了加快从"治已病"转向"治未病"，深圳启动了 13 项医防融合项目，以运动处方为抓手，推进体育与医学深度融合，让体育成为健康的"守门员"[1]。2022 年，深圳市民体质综合达标率持续保持高位，高于全国平均水平，达到 92.0%；市民参加全民健身活动热情不减，经常参加体育锻炼人数比例达 42.9%。[2]

3. 食品安全放心工程

2022 年全市深入开展全国食品安全宣传周、校园食品安全宣传月、食品安全网上知识竞赛、特殊食品科普宣传、"食育"工程、"星期三查餐厅""九号查酒""农产品任你查""你点我检""开学第一课""小手拉大手""一把手谈食安"等系列品牌活动，高标准构建食品安全共治共享格局。

4. 病媒生物常态化监管

落实政府、部门、属地、单位或个人"四方"责任，疾控部门加强常态化的监测和不定期评估，爱卫部门组织发动各成员单位落实主体责任，采取以环境治理为主的综合性病媒生物预防控制措施，并注重采取线上线下等

---

① 《深圳居民健康白皮书（2020）》，深圳市卫生健康委员会网站，http：//wjw. sz. gov. cn/ztzl/szjmjkbps/jkszjs/content/post_ 9993415. html。

② 《2022 年深圳市国民体质状况公报》，深圳市文化广电旅游体育局网站，http：//wtl. sz. gov. cn/gkmlpt/content/10/10513/mpost_ 10513177. html#3458。

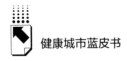

多种形式组织发动群众依靠群众，将病媒生物密度控制在国家规定的标准范围内，有效防控登革热、出血热等虫媒传染病本地病例的发生。2022 年市爱卫办委托市疾控中心开展两次全市病媒生物防制质量评估，结果显示，鼠类、蝇类、蟑螂控制总体达到国家标准 B 级水平，蚊类控制总体达到国家标准 C 级水平。

5. 全面建设健康细胞

成功创建国家健康促进区 2 个（龙华区和盐田区），已确定为省级健康促进区项目点 2 个（福田区和大鹏新区）。2022 年盐田区创建工作特色被国家作为典型经验进行印发交流。大鹏新区启动"健康促进、福民兴区"之健康景区创建项目。福田区制定健康福田建设考核指标评价体系，将健康教育与健康促进纳入辖区各街道年度绩效考核指标。截至 2022 年 12 月，全市累计创建健康场所 1787 个（见图 6），其中健康社区创建比例达 54%，健康促进医院创建比例达 55%。累计创建健康家庭 534793 户。①"健康细胞"创建为全市建设健康城市、健康城区打下了坚实的基础，也对全市在各类场所传播健康理念、普及健康知识、提升市民健康素养水平等方面具有积极作用。

（四）固强补弱，建立健康服务体系和保护健康人群

1. 强化公共卫生体系

按照每万名常住人口 1.75 名的比例，推动在疾控机构、社康机构等增加公共卫生专业技术人员，夯实社康机构人员基础。探索设立街道公共卫生中心。全市 810 个居民委员会实现社区公共卫生委员会全覆盖，将公共卫生治理延伸到城市基层末梢。

2. 打造一流医疗高地

2014 年起，通过实施医疗卫生"三名工程"，深圳从海内外引进高层次

---

① 《2023 年健康白皮书！深圳居民核心健康指标优于全国平均水平》，深圳市卫生健康委员会网站，http：//wjw.sz.gov.cn/tpxw/content/post_ 10775452.html。

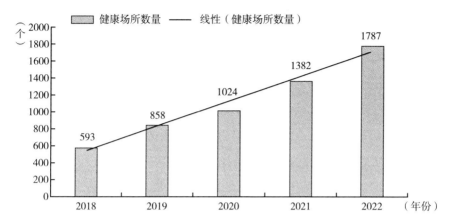

图6　2018~2022年深圳市健康场所数量变化情况

资料来源：深圳市卫生健康委员会。

医学团队230多个，汇聚了1000多名高层次人才，与知名医学院校合作共建了6家名院，建设了10家名医诊疗中心，打造了一批医学重点学科，截止到2022年10月全市三甲医院数量达到32家，"看大病不出深圳"正从愿望变成现实。① 已初步建立"市级医疗中心+基层医疗集团"为主体的整合型优质高效医疗服务体系。目前，全市共有17家市级医疗中心、17家基层医疗集团。同时，不断加大卫生健康投入，加快从"卫生城市"转型升级为"健康城市"，2021年，全市卫生总费用达1961.88亿元（政府卫生支出占比27.71%，社会卫生支出占比57.18%，个人卫生支出占比15.10%），占GDP百分比为5.66%，人均卫生总费用11095.61元。全市个人现金卫生支出从2012年的93.48亿元增长至2021年的296.29亿元，年均增速为13.68%。全市个人现金卫生支出占比从2012年的23.82%下降至2021年的15.10%，低于27.60%的全国平均水平。②

---

① 《深圳居民健康白皮书（2020）》，深圳市卫生健康委员会网站，http：//wjw.sz.gov.cn/ztzl/szjmjkbps/。

② 《深圳统计年鉴2022》，深圳市统计局网站，http：//tjj.sz.gov.cn/zwgk/zfxxgkml/tjsj/tjnj/content/post_10390917.html。

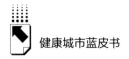

3.提供最优健康保障

一是完善多层次的医疗保障体系。2020年深圳开始优化重疾险政策，满足居民不同层次的健康保障需求，现已形成以基本医疗保险为主体，医疗救助制度为托底，以重疾险、专属医疗险、商业健康保险等为补充的多层次的社会医疗保障体系。二是探索医保基金"总额管理，结余留用"。深圳医保也从"保疾病"转向"保健康"。建立以健康为导向的医保基金管理方式，促使基层医疗集团加快从"治病挣钱"转向"防病省钱"，从"以治病为中心"转向"以健康为中心"。三是创新慢病健康管理，将高血压、糖尿病"两病"的门诊用药保障待遇与签约家庭医生挂钩，参保人若签约了家庭医生，医保可支付80%药费，未签约的支付50%，既降低了居民药费负担，又推进了家庭医生的慢病健康管理服务。截至2022年，全市基本医保参保人数1670万人。① 深圳居民基本实现"小病不愁、大病无忧"。

4.关怀重点人群健康

加快从"治已病"转向"治未病"，实现对重大疾病"预防、治疗、康复"一体化的全生命周期健康管理；扎实推进国家医养结合试点工作，构建立体化医养结合服务网络，实现"老有颐养"；创新开展"家—校—卫"联动学生健康教育试点工作，推进教卫融合，实施儿童青少年近视防控项目、青少年脊柱侧弯筛查等重大公共卫生项目，从娃娃开始防控慢性疾病。

（五）全面统筹，努力提升健康文化素养

结合全国文明城市创建、国家卫生城市建设，利用爱国卫生月、世界无烟日、深圳健康活动月等重要时点，深入开展健康素养提升活动。一是加强多部门协作，合力提升健康素养。持续推动卫生、教育、爱卫、文体、市场监管等七部门联合开展"深圳市民健康素养提升工程"。二是构建健康传播体系，注重宣传策划。利用电视、广播、报纸、微信等传统媒体及新媒体，

---

① 《深圳基本医保参保人数超1670万人，保障水平位居全国前列》，深圳市医疗保障局网站，http：//hsa.sz.gov.cn/fzlm/znts/cnyc/content/post_ 10130644.html。

打造"健康深圳""健康鹏城""健康素养大学堂""社康通""智慧健康角""健康学吧"等多个健康栏目或平台。三是重视监测评估，通报各区排行。全市对10类人群进行健康素养监测，及时发布核心信息，督促和引导各区重视健康素养工作。四是打造健康促进品牌，形成社会宣传效应。深圳近年来打造的万人万步健走、健康素养大赛、健康巡讲、健康促进月、把健康带回家等在国内都有一定的影响力。

三　健康城市建设工作应关注的几个问题

（一）"将健康融入所有政策"机制不够完善与健全

作为我国改革开放的窗口，深圳是第一批荣获"国家卫生城市"称号的城市。经过多年的努力，深圳健康城市建设工作也取得了一定成效。健康城市相对于卫生城市，政策性支持要求更高、社会动员涉及面更广、具体指标评估难度更大。制订跨部门的健康政策，需要各部门一一同意、会签，由于没有相关的制度、法律等完善的机制和中间协调部门，部门之间的关注点和职权范围也有差异，仅靠爱卫部门、健康深圳行动或卫生健康部门来协调远远不够。面对复杂的健康问题，多部门协同合作的组织保障机制和社会力量参与的服务运行机制需要进一步加强和完善。

（二）工作平台建设跟不上发展需求

一是健康传播平台较少、宣传形式单一、宣传资源散乱，导致传播效果不佳。当前健康教育的宣传手段依然依靠讲座、咨询等口头传播，以及健康教育处方、折页、宣传栏、宣传画、广播、电视等，而统一、高效的数字化、智能化、精准化的智慧传播平台没有建立。二是信息化管理平台还没有建立。当前健康城市建设的日常工作，尤其是数据和信息的管理还停留于采用传统手段，指标监测不灵敏、反应周期长、工作效率低下。新时代高科技技条件下各类平台建设的滞后影响了健康城市建设工作更好更快地发展。

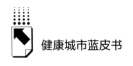

四　进一步完善深圳市健康城市建设工作的对策建议

（一）建立部门协作运行机制

各部门形成统一的健康价值观是部门进行合作的前提，应深入推进"将健康融入所有政策"，真正树立"健康第一"的理念，科学指导整个城市的规划、建设和治理。政府部门、各单位、团体和社会组织等需要充分理解和运用健康促进的五大领域（政策、环境、动员、技能、改革）和三大策略（倡导、赋权、协调），在政策制定、项目设计与实施、日常管理等各个方面、各个环节都应该将健康第一的理念融入其中，使健康城市建设工作得到制度性的保障，并建立多部门协调机制，落实部门责任，从而持续规范推进健康城市建设工作，真正落实"将健康融入所有政策"，实现人民共建共享。

（二）健全考核评估体系

应建立健全以市委、市政府领导的联动机制，全方位深化健康城市建设。建设以人民健康为中心的健康城市，靠的是当地政府，不能只靠卫生健康部门，而需要各部门通力合作、相互协调，全面加强卫生健康领域的认识、完善各项制度、明确各自职责，重点加强健康城市考核评估，纳入各级政府和部门绩效考核。为提升建设效率，要加大资源整合力度，全力推进爱卫平台和健康行动平台的融合发展，推进卫生城市健康县区健康细胞建设、健康城市健康细胞工程与健康深圳行动等20个专项行动相辅相成，探索健康城市与国家卫生城市不同指标的整合与评估。

（三）加大宣传动员力度

宣传动员是深入推动健康城市建设的重要举措。健康城市建设工作以及健康知识与技能的传播需要强有力的宣传载体。载体的覆盖面、有效性、利用率直接影响到建设工作推动以及健康素养提升的效果。健康信息的传播，健康观念的培育，有助于社会快速动员，有利于社会成员正确参与其中。为正确引导各部门积极参与健康城市建设，充分调动公众提升健康素养的积极性，大力普及健康生活方式，首先要构建立体、多维、快速、精准、有效的健康传播体系。该体系应由传统媒体、新兴媒体、人际传播和综合传播构成。面对不同的受众，应采用与其相适应的传播方式。健康教育基地是一种综合的传播，为满足新时期公众健康教育需求和国内外健康促进创新要求，可以建立不同类别和主题的健康教育基地，采用智能化、精准化、个性化综合干预，将健康素养学习与行为干预融入其中，提升传播与干预效果，助力健康城市建设高质量发展。

B.18
健康影响评估在健康城市
建设中的应用研究

刘继恒　范冬冬　冉俐　白春林*

摘　要：　健康影响评估和健康城市建设是"将健康融入所有政策"的重
　　　　要体现，二者分别从技术与实践层面保障和促进了城市和人群健
　　　　康。21世纪以来，健康影响评估正式成为健康城市的核心主题
　　　　之一，许多城市积极探索健康影响评估的技术应用，从优化环境
　　　　要素、调整服务结构、平均资源分配等方面指导城市的项目开发
　　　　与规划决策。就国际经验来看，加大立法保障、完善机制建设、
　　　　增强能力培养、促进民众参与，或将成为今后我国健康影响评估
　　　　与健康城市融合发展的方向。

关键词：　健康影响评估　健康城市　公共健康

一　健康城市、健康影响评估助力人群健康发展

健康是人类全面发展的基本要求，也是促进社会、经济良性发展的重要

＊ 刘继恒，副主任医师，宜昌市疾病预防控制中心应急办主任，主要研究方向为健康城市建设
与健康影响评价，全国健康影响评价专家组成员，中华预防医学会爱国卫生技术指导委员会
委员，宜昌市第七届青年科技奖获得者；范冬冬，研究实习员，北京健康城市建设促进会副
秘书长兼办公室主任，参与编辑出版多部健康城市建设图书，主要研究方向为健康城市、健
康影响评价和行政管理研究；冉俐，博士，宜昌市疾病预防控制中心，主要研究方向为健康
促进和健康城市；白春林，副主任技师，宜昌市疾病预防控制中心卫生检验所所长，主要研
究方向为疾病预防控制与评价，湖北省预防医学会卫生检验专业委员会、环境卫生专业委员
会委员。

动力。依托新公共卫生学、管理科学、决策科学等多学科的"健康城市"和"健康影响评估"的概念应运而生，为解决健康问题、增进民生福祉提供了政策机会和技术手段。

（一）健康城市从实践层面保障城市和人群健康

健康城市项目（Healthy Cities Programme）强调健康的多维性，在城市的规划、建设和管理等方面均以人的健康为中心，已成为解决城市化问题、促进公共健康的重要途径和人类社会发展的共识性策略。①

健康城市，一方面，能使城市居民在生活的方方面面互相支持，保障健康生活、舒适工作；另一方面，能通过不断开发、改善自然和社会环境，不断拓展社区发展资源，充分发挥城市和人群的最大潜能。② 因此，健康城市以空间为基准，从实践层面出发，通过健康促进来制定公共政策（涉及评价、规划、行动和重估等过程）③，在生理、心理和社会等层面保障人人享有卫生保健，是持续提升城市综合健康水平的发展模式，亦是建设健康中国的必然要求。

（二）健康影响评估从技术层面促进城市和人群健康

健康影响评估（Health Impact Assessment，HIA）是一系列前瞻性程序、方法和工具的组合。1999 年哥德堡共识文件（Gothenburg Consensus Paper）明确提出，健康影响评估通过上述程序、方法和工具，可以判断某项政策、计划、方案或项目（4P：Policy，Plan，Program，Project）的健康决定因素及

---

① Simon-Elias Bibri, Krogstie John, "Smart Eco-City Strategies and Solutions for Sustainability: The Cases of Royal Seaport, Stockholm, and Western Harbor, Malmö, Sweden", *Urban Science*, 2020, 4 (1): 11.

② Yuan Xu, Li Lin, Wei Renmin, "The Development Practice and Inspiration of Healthy City Construction under the Background of Healthy China", *Soft Science of Health*, 2019, 33 (4): 39-42.

③ Li Ran, Xiaodong Tan, Yi Xu et al., "The Application of Subjective and Objective Method in the Evaluation of Healthy Cities: A Case Study in Central China", *Sustainable Cities and Society*, 2021, 65102581.

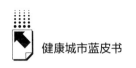

人群分布状况，设法提出促进健康的建议，提高政策、计划、方案或项目的质量，从而改善人群健康、促进健康公平。

在城市建设中，项目的规划与设计对各类健康资源和风险要素进行空间配置，能在源头上塑造对人群健康或积极或消极的影响，而健康影响评估的事前评估、执行阶段的督导评估、回顾性的监测评估，均能帮助决策人员了解人群健康及决定因素的潜在影响，及时优化采纳更有利于公众健康的建议，达到提高卫生水平、促进公共健康、实现健康公平的目标。因此，常根据实际需求采取以天为工作周期的快速评估、以周为工作周期的中等评估、以月为工作周期的综合评估进行。健康影响评估的类型及特点见表1。

表1　健康影响评估的类型及特点

评估类型	周期	特点
快速评估	天	开展快速、简要的调查,使用的资源相对较少。通常涉及现有知识和专业知识的交流,以及以前健康影响评估的研究
中等评估	周	开展较为详细的调查。通常涉及对现有证据及类似健康影响评估的审查,与提案有关或利益相关人士的意见、经验和期望,新信息的生产和分析
综合评估	月	开展长时间的深入调查。通常涉及对现有证据基础以及中等健康影响评估中提到的其他要素的审查,新信息的生成和分析

资料来源：Green L .，"The Public Health Implications of Brexit in Wales：A Health Impact Assessment（HIA）Approach，" *The European Journal of Public Health* ，2019.

（三）健康影响评估逐渐融入城市规划建设

"健康城市"和"健康影响评估"的蓬勃发展得益于"将健康融入所有政策"（Health in All Policies，HiAP），其明确指出任何领域的公共政策都要考虑健康和健康公平，为健康影响承担责任。

从理论层面上看，"将健康融入所有政策"是健康城市建设的指导方针，而健康城市是"将健康融入所有政策"的重要体现，也是健康人群、健康环境、健康社会、健康服务、健康文化的有机结合体。健康影响评估作为"将健康融入所有政策"的核心工具和方法，因其具有围绕健康环境、健康社会、健康人群、健康服务、健康文化等领域开展健康危险因素监测与评价的属性，自然成为健康城市规划发展、促进公众健康的一项重要政策性工具。[1]

从实践层面上看，1875 年，本杰明·沃德·理查森在其著作 *Hygeia: A City of Health* 中便提出了这样一种新型的城市发展理念，即将具有公共健康理念的健康城市作为城市发展的重要目标。[2] 自 21 世纪以来，健康城市的规划和建设深入融合了健康促进的发展理念，旧金山、巴尔的摩、马努考[3]等城市致力于将健康影响评估融入当地项目开发与城市规划决策中，开发多样的评估工具，以先进的技术手段为健康城市计划的设计与实施注入新的活力，成为城市健康发展的重要助力。

世界卫生组织"欧洲健康城市网络"（WHO European Healthy Cities Network）是政、企、民三方联合，多城市共进协作促进城市健康水平提升的重要体现。欧洲健康城市网络以五年为一个周期，注重健康城市理念，强调健康影响评估对建设健康城市的重要性，践行"将健康融入所有政策"的思想理念（见表 2）。在 2003～2008 年第四阶段的欧洲健康城市网络中，健康影响评估被正式引入成为核心主题之一，旨在将健康影响评估的实践成果转化为健康老龄化（Healthy Aging）、健康城市规划（Healthy Urban Planning，HUP）等领域的支持性证据。[4]

表 2　欧洲健康城市网络的阶段性主题

阶段	核心主题
第一阶段（1987～1992 年）	变革推动新结构，卫生工作新方式
第二阶段（1993～1997 年）	以行动为导向，强调健康公共政策和综合性的城市健康规划

[1]　Almeida T., Costa L., "Health Impact Assessment in Portugal", *European Journal of Public Health*, 2020, 30.

[2]　Richardson B. W., Hygeiu: *A city of Health*, Library of Alexandria, 1876.

[3]　Field A., *Integrating Health Impact Assessment in Urban Design and Planning: The Manukau Experience*, Wellington: The Ministry of Health, 2011.

[4]　Jean, Simos, Lucy et al., "The Role of Health Impact Assessment in Phase V of the Healthy Cities European Network", *Health Promotion International*, 2015.

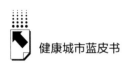

阶段	核心主题
第三阶段(1998~2002 年)	总体目标:统筹卫生发展规划,注重公平、可持续发展、社会发展。更加强调健康监测和评估系统
第四阶段(2003~2008 年)	强调公平、健康决定因素、可持续发展以及参与性和民主治理。三个核心主题:健康老龄化、健康城市规划、健康影响评估;一个补充主题:体育活动和积极生活
第五阶段(2009~2013 年)	整体规划、交通规划、社区规划是健康城市规划重点。三个核心主题:健康生活方式,健康城市环境设计,构建包容、友爱、支持的环境
第六阶段(2014~2018 年)	促进人人健康,减少健康不平等,加强卫生领导与参与治理
第七阶段(2019~2024 年)	倡导地方政府通过全体政府和全社会在健康和福祉方面发挥作用,缩小差距是优先发展事项。三个目标:促进所有人的健康和福祉、减少卫生不公平现象,在国家、区域和全球范围内以身作则,支持实施世界卫生组织战略重点

资料来源:http://www.euro.who.int/healthy-cities。

二 健康影响评估在健康城市建设中的应用案例

(一)优化环境建成要素,提高人群健康水平

1. 俄克拉荷马城的健康与环境问题

俄克拉荷马城是美国俄克拉荷马州最大的城市,在城市化的进程中面临着老龄化、人群健康水平持续下降、服务设施短缺等诸多问题。

2014 年,在全美 50 座大型健康和健身城市中,俄克拉荷马城的美国健身指数(American Fitness Index)位居第 48 位。同年该市的肥胖率达到 32.6%,仅有 48.1%的人具备"非常好"或"极好"的健康状态。俄克拉荷马城的肥胖率及心血管疾病、糖尿病的病死率显著高于同等大都市的平均水平,主要与当地车辆行驶里程(Vehicle Miles Traveled,VMT)带来的空气污染密切相关。

中俄克拉荷马政府协会（Association of Central Oklahoma Government）的空气监测数据显示，该市64%的温室气体排放均来自交通运输，已成为空气污染的最主要危害因素。俄克拉荷马城每日车辆行驶里程为5922万千米，每年人均车辆行驶里程为17733千米，每天平均排放4.24吨尾气，超过12.5万人生活在距离主干道500米以内的潜在危险区域，超过5万人生活在距离主干道150米以内的危险区域。[①]

2. 规划场景的筛选优化

为实现健康城市的发展目标，俄克拉荷马城运用健康影响评估技术，探索实践《俄克拉荷马城总体规划（2010-2050）》。评估团队规划设计了三种发展场景，基于"建成环境—健康风险"因果路径[②]，分析了各场景的优劣性及对提高公众健康水平的作用。

场景一：在现有的城市发展趋势下，进行新的、非持续的开发，自发、无序地建设外围未开发区域，基础设施和公共服务随之延伸，交通出行主要依赖汽车。

场景二：沿着城市节点和走廊进行新的、持续性的开发，在服务能力过剩地区进行有限的填充开发，适度的改善交通，发展公共交通。

场景三：强调充分利用现有的基础设施和公共服务，尽可能地沿着城市节点和走廊进行填充式开发，更加注重固定轨道交通建设。

经过数据收集、现状分析、场景预测等流程，最终场景三被认定为最优越的规划设计方案——一方面，场景三可以减少12.8%的人均车辆行驶里程（虽然会增加33.8%的车辆行驶总里程，但在三种场景中最少）；另一方面，可以减少2.5%~4.4%的人群暴露在500米和150米以内的危险区域，能实现改善空气质量和水质、减少久坐和肥胖等公共健康目标（见表3）。

---

① 丁国胜、王占勇：《基于HIA将健康融入城市总体规划的路径构建——以美国俄克拉荷马城探索为例》，《城市发展研究》2020年第8期。

② 王兰、贾颖慧、孙文尧等：《面向城市规划方案的定量健康影响评估研究》，《规划师》2021年第19期。

根据上述健康影响评估结果，俄克拉荷马城在城市规划和决策中提出，需要限制大型卡车的行驶路线，确保其避开居民的生活休闲区域，并创造更多步行和骑行的机会。

表3　美国俄克拉荷马城的规划场景比较

特点	场景一 顺应趋势	场景二 趋势+市场+效率	场景三 市场+效率+复兴
内容	新的、非持续的开发，例如空白填充式发展、越级提升式发展，几乎不关注城市服务效率	沿着城市节点和走廊进行新的、持续的开发，在服务能力过剩地区进行有限的填充开发，适度地改善交通，发展公共交通	在现有基础上尽可能地进行填充式开发，更加注重固定轨道交通建设及沿着城市节点和走廊开发，住房结构尊重市场和效率
车辆行驶里程	每年车辆行驶总里程增加56.7%，人均车辆行驶里程增加1.9%	每年车辆行驶总里程增加46.0%，人均车辆行驶里程减少5.0%	每年车辆行驶总里程增加33.8%，人均车辆行驶里程减少12.8%
尾气	增加56.7%	增加46.0%	增加33.8%
人群暴露	三种场景均能减少2.5%~4.4%的人群暴露在500米和150米以内的危险区域		
结局	对机动车辆持续依赖，可能导致肥胖、慢性病、空气污染引起的呼吸系统疾病的增加	减少对机动车辆的依赖，产生更多的主动交通	改善空气质量和水质，减少久坐、肥胖

资料来源：根据《俄克拉荷马城健康影响评估报告》整理，https://planokc.org/wp-content/uploads/2015/07/HIA_ OklahomaCity_ planokc.pdf。

（二）合理布局服务设施，改善人群生活方式

1. 伦敦以健康街道策略塑造健康城市

伦敦作为全球领先的世界级城市，在城市化进程中面临着越来越多的人口、越来越拥挤的交通、越来越不健康的生活方式等问题。通过对城市功能区域的规划及服务设施的布局，可以直接影响人群生活方式的选择，产生不同的健康结局。其中，建设环境优美的健康街道，打造安全舒适的"步

行—骑行"环境，不仅可以满足日常近距离、短时间的出行需求，也能鼓励市民进行户外锻炼和娱乐休闲，从而预防和减少心血管疾病、癌症重疾等慢性病的风险，减少重大伤亡，调适心情、促进心理健康。

伦敦于 1999 年开始组织编制大伦敦战略规划，积极倡导和实践"步行—骑行"优先的出行理念。随后 2010 年发布的《大伦敦市长交通战略 2010》（Mayor's Transport Strategy 2010）及 2014 年发布的《提升伦敦人健康：交通行动计划》（Improving the Health of Londoners：Transport Action Plan），都向健康出行和健康街道建设迈出重要一步。① 面对步行、骑行、公共交通的出行分担率不足、交通出行方式与结构不优的现状，2016 年伦敦市设立专项健康街道资金，旨在全伦敦市实现安全便捷的"步行—骑行"出行方式。②《大伦敦市长交通战略 2018》更是立下了中长期发展目标：到 2041 年实现 80% 的绿色出行比例，每人每天步行与骑行活动时长达到 20 分钟。③

2. 健康街道的评估与建设

健康街道方法（Healthy Streets Approach）整合了健康经济评估工具（Health Economic Assessment Tool，HEAT）、"整条街的方法"（Whole-Street Approach）和"更好的街道"（Better Streets）的优势，可以用于评估街道环境与城市交通要素对健康的影响程度。④

基于马斯洛心理需求层次理论，伦敦建立健康街道环境与社会—生态决策模型，从街道的安全性、舒适性、出行和交往空间的可能性出发，构建健康街道交互式设计评分表。⑤ 该评分表包含"乐于步骑""感觉友好"等 10

---

① Transport for London，*Improving the Health of Londoners：Transport Action Plan*，London：Mayor of London，Transport for London，2014.

② Transport for London，*Healthy Streets for London-Prioritising walking，Cycling and Public Transport to Create a Healthy City*，2017（2）：12-25.

③ 魏贺：《以健康街道方法塑造健康城市——大伦敦健康街道政策的启示》，《城市交通》2021 年第 1 期。

④ 舒诗楠、陈冠男、马瑞等：《基于健康街道理念的步行和自行车交通提升策略——以北京市王府井地区为例》，《城市交通》2022 年第 5 期。

⑤ 孙婷、范凌云、魏晓芳：《健康街道规划之伦敦经验与启示》，《规划师》2020 年第 1 期。

个一级指标，以及 31 个二级指标，可对改造前后进行对照评估（见表 4）。二级指标如下：（1）7 项机动车评估指标：双向机动车量、大型车辆对骑行的影响、机动车行驶速度、高峰时段机动车噪声、大型车辆噪声、二氧化氮排放浓度、机动交通限制措施；（2）6 项步行评估指标：交叉路口过街便捷性、过街路段自由性、过街路段类型和适应性、交叉路口通行方式效率优化、灯控式行人过街设计、不间断人行道的有效宽度；（3）4 项骑行评估指标：人行道与自行车道共板、骑行与转向车辆冲突、有效自行车道宽度、路侧货运装载的影响；（4）9 项街道要素评估指标：路面质量、人行道质量、公共空间监控、照明、自行车停放、行道树、人行道景观植被、停休设施间距、遮阴休憩设施布置；（5）2 项公交车评估指标：出行时间影响因素、公交车站无障碍设计；（6）3 项换乘接驳评估指标：多模式交通网络的连通性、站台同平面换乘的易达性、自行车换乘轨道交通的可用性。

在健康街道方法的指导下，2019 年伦敦市对卡姆登、陶尔哈姆莱茨等 33 个行政区域的健康街道实施与改造情况进行评估与打分。评估发现，伦敦市绿色出行的比例达到 65.0%，其中步行出行的比例达到 37.0%，骑行出行的比例达到 4.1%。如果每位伦敦市民每天步行或骑行 20 分钟，未来 25 年内的公共卫生服务费用将会减少 17 亿英镑，中风和心脏病的发病率也会下降 10.0 个百分点。[1]

表 4　伦敦健康街道的一级指标及含义

指标	含义
乐于步骑	步行与骑行适用于短距离出行和公共交通接驳,打造更为便捷、愉悦的绿色出行方式才会比汽车出行更具吸引力
感觉友好	街道应是每个人步行、消遣、交流的友好场所,通过体力活动与社会交往保持身体健康、场所活力和社区繁荣
感觉放松	改造令人不适的街道环境因素:脏乱、嘈杂、局促、模糊、不安全、不清晰、不便捷,提高吸引力和受欢迎度

① Major of London, *Walking Action Plan. Making London the World's Most Walkable City*, 2018.

指标	含义
感觉安全	严厉制止反社会行为、暴力与威胁,完善街道照明与布局、视频监控等,管理机动交通使步行与骑行更加安全
易于过街	解决物理障碍、设置安全过街位置,降低机动车行驶速度
空气清新	空气质量对健康具有重要影响,尤其是老弱病幼等群体,减少空气污染有利于改善健康不公平问题
噪声可受	道路交通噪声易产生紧迫感,损害健康与幸福感,降低噪声,营造利于停留、休闲与交往的良好环境
停休场所	为步行与自行车出行设置街边座椅,营造包容环境,打造受欢迎的停留、休憩场所
观赏玩乐	街道应对步行与骑行具有吸引力,应提供各类小商店与服务,营造艺术、自然、人际交流的支持性环境
遮阴休憩	增加植被、遮阳棚、柱廊等多种形式的遮阴休憩设施,提高步行、骑行友好性与街道包容性

资料来源:魏贺:《以健康街道方法塑造健康城市——大伦敦健康街道政策的启示》,《城市交通》2021 年第 1 期。

(三)提升资源保障配置,增进社会民生福祉

1. 累西腓致力于保障儿童公平权益

累西腓是巴西东北部的一座港口城市,由于暴力、贫富不均等社会问题,该市自 2017 年开始制定实施《儿童早期法律框架》(Legal Framework for Early Childhood),并借助联合国儿童基金会倡导的城市中心平台(Plataforma dos Centros Urbanos,PCU),增进儿童友好,保护青少年权利。[①]

为持续关注和提高儿童的生存权、发展权、受保护权和参与权,《儿童早期法律框架》明确提出要设立儿童发展项目资金,明确城市各部门的具体职责与分工,建立部门间合作与回顾审核机制,设立项目需求交流中心,组建专门的监督、评估与总结部门,建立儿童成长发展水平的评估管

---

① 张会平:《儿童友好型城市建设:发展中国家经验及其启示》,《社会建设》2021 年第 2 期。

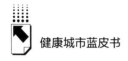

理机制。① 在城市中心平台的第三执行周期（2017~2020 年）中，减少青少年凶杀行为、防止校园歧视霸凌、促进儿童早期发展、保护青少年性权利和生殖健康权利，成为增进儿童友好和平等权益的 4 个工作目标。② 为实现这些目标，应重点关注弱势儿童的公共政策、推动建立青少年健康发展的社区网络。

2. 儿童友好型社区的试点建设

时任累西腓市市长的胡里奥（Julio）作为儿童友好型社区的总负责人，牵头搭建了一支专班队伍，从健康、教育、社会发展和城市安全等角度出发，因地制宜地为各社区制定发展方案，并选取 Iputinga 社区和 Alto Santa Terezinha 社区进行试点研究，以便最大限度地满足儿童和父母的发展需求。

（1）实地调查。专班队伍采用实地调研法，对 Iputinga 社区的基础设施建设、儿童娱乐方式、公共服务等情况进行摸排，发现该社区存在游戏场地不健全、娱乐活动较单一（儿童大部分时间是在进行电子娱乐）的现象。基于上述现状，Iputinga 社区优化资源配置，进行了三方面的改造：一是增加建设了一座拥有绿化、兼具创意属性的游戏广场，增加儿童友好的游戏空间；二是增加了连接游戏广场与学校之间的辅路的数量，在游戏广场附近开设医疗卫生保健服务站点；三是组织开展家庭教育讲座、故事表演等公共活动，丰富儿童的娱乐形式，增强父母对儿童早期发展的认知。

（2）利益相关人群访谈。专班队伍从 Iputinga 社区居民的实际需求出发，进行了利益相关者访谈和需求调查评估，对儿童友好型社区建设中面临的难题与阻碍进行梳理分析，极力提供技术性支持。在对游戏广场选址的调查中，专班队伍采纳了居民的建议，在社区学校和公交站点之间新建了一条步行街，并让社区居民积极主动参与社区公共空间使用规则的制定。

---

① 倪海燕：《巴西累西腓：整合多方资源打造"儿童友好型社区"》，《上海托幼》2022 年第 4 期。
② Platform for Urban Centres（PCU），UNICEF，https：//childfriendlycities. org/brazil-pcu/。

（3）追踪回访。专班队伍通过收集 Iputinga 社区改造前后的基础设施数量，监测基础设施、设备的使用频率，统计迁入本社区的儿童人口数，追踪参与儿童友好型社区建设的家庭情况，对比分析建设前后亲子关系的变化，来及时优化规划方案，持续跟进项目建设。

三　健康影响评估应用的经验启示

（一）加大健康影响评估的立法保障

就当前国际经验来看，健康影响评估的制度化建设是主流发展趋势，许多国家和地区已通过政策或法律的形式规定了健康影响评估的法律地位。例如，美国的华盛顿州等通过并生效了支持健康影响评估的法案，采用法定式健康影响评估，最大限度地保障了资金和人力配置，以增强其在城市规划建设中的决策影响力；[1] 泰国和芬兰均通过法律明确规定了健康影响评估实施的法定性，确立了健康影响评估的实施准则和程序。[2]

我国《"十三五"卫生与健康规划》明确提出要将"健康融入所有政策"的实施放在突出位置，强调健康影响评估方法的应用，逐步建立健康影响评估制度，健全监测评价机制，推进健康中国建设。因此，在"健康融入所有政策"的实施过程中，需要建立健全由国家到地方的健康影响评估法律法规框架，借助法律的力量规定健康影响评估的启动程序、实施流程、参与决策机制、责任部门等内容，保证人、财、物等资源的有效配置，自上而下地推动我国健康影响评估在健康城市中标准化、常态化运行。

---

① 刘吉祥、周江评：《迈向健康导向的城市规划：来自美国健康影响评估的启示》，《城乡规划》2018 年第 3 期。

② Li V. , "Challenges of Building Health Impact Assessment Capacity in Developing Countries: A Review", *The Journal of Global Health*, 2014, 2（2）: 5-8.

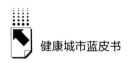
（二）完善健康影响评估的机制建设

法律是健康影响评估的基础，机制是保证其顺利运行的关键。由于健康影响评估是跨学科的研究工具，不单是卫生健康部门或某一个单位部门的职责，应建立完善由管理决策方、项目策划方、评估实施方和健康主体共同参与的合作机制。[①] 管理决策方可以是卫生健康部门或专门的健康影响评估部门，负责年度评估规划、协调部门参与、做好质量控制、动员人民群众、进行信息发布等工作。所有政策或重大工程的提出机构都属于项目策划方，应组织并参与到健康影响评估之中。评估实施方可以是高校、企事业单位、科研机构、营利性评估机构、公益组织或社区居民，必须具备相应的健康影响评估技能，主要进行评估实施和报告撰写。健康主体则是每一位居民，在健康影响评估中具有知情权和参与权。

针对目前健康影响评估中可能存在的流程凌乱无序、方法千篇一律、质量参差不齐等现象，需要制定成熟完善的全国性或区域性的健康影响评估技术规范指南，在健康影响评估指标体系中纳入与人体健康相关的结局指标，细化不同类型的健康影响因素清单。[②] 建立健康影响评估的惩罚与赔偿机制，将政策或工程对人体健康产生的可量化的症状和指征，作为二次评估的依据，逐步推进责任主体惩罚和公众健康赔付。同时，要完善健康影响评估的监督机制，让国家监督、社会监督、权力机关监督共同发力，确保评估结果的无偏性和有效性。

（三）增强健康影响评估的能力培养

健康影响评估的人才队伍不仅包含公共卫生人员，还囊括了政府官员、公共政策的计划和决策者、政策实施的相关部门人员、社区工作人员、媒体宣传人员等，尤其需要重视人员的素质培养和能力提升。一方面，需要加强

---

① 周书铎、金音子、来晓真等：《健康影响评价的国际应用现状及对我国的启示》，《中国卫生经济》2020 年第 5 期。

② 史宇晖等：《国外健康影响评价研究进展》，《中国健康教育》2018 年第 6 期。

基础教育。当前，我国健康影响评估尚处于起步阶段，健康教育、健康影响评估的专业设置和人员培养方面存在较大缺口、较多盲区，大学开设健康影响评估课程、培训未来的从业人员迫在眉睫。另一方面，需要开展继续教育培训。英国的健康影响评估从业人员可以通过参加利物浦大学开设的IMPACT课程，学习健康影响评估技能；美国则是整合高校、疾病预防控制中心、相关部门和组织的多方力量，合作开展健康影响评估研讨培训班。[①]我国城市规划与卫生健康人员相互缺乏对彼此专业的了解，因此可以借鉴英美等发达国家的发展经验，成立健康影响评估委员会等协会团体或专业的评估机构，以健康教育中心、疾病预防控制中心、大学为依托，开设健康影响评估课程、培训班、讲座、论坛、学术会议等，为公共机构、非营利性组织提供理论和实践学习的机会。

此外，还需要加强健康影响评估方法的学习。美国将健康问题融入项目规划和城市建设中，开发了诸如健康发展测量工具（HDMT：Healthy Development Measurement Tool）、"为健康而设计"工具套（DFH：Design for Health）、绿色社区认证（LEED-ND）的评估工具[②]，为环境、住房、经济、社区、交通等主题提供不同的分析评估策略指导。我国需学习、借鉴其他国家的先进经验，一方面充分发挥专家学者"智库"的作用，开发基于不同评估类型、不同部门的健康影响评估指南和工具，另一方面要把握大数据的时代机遇，深化海量数据在健康影响评估中的创新应用，减少传统抽样研究中因调查对象代表性、获取数据真实性、因果推断模糊性带来的不良影响。[③]

---

① 袁家琪、樊志磊、郑炆苪等：《国外健康影响评估的制度化现状及对我国的启示》，《中国卫生政策研究》2022 年第 2 期。

② 安·福赛思等：《健康影响评估之规划师版：哪些工具有用?》，《国际城市规划》2016 年第 4 期。

③ 吴婧、陈奕霖、张一心：《中国健康影响评价制度的实践与前瞻——以国际经验为借鉴》，《环境保护》2020 年第 14 期。

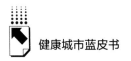

（四）促进健康影响评估的民众参与

我国应加快促进健康影响评估制度与基层民众参与相互融合，推动形成自上而下的行政动员与自下而上的主动参与相结合的全民参与机制。一方面，要积极宣传健康影响评估，深化民众对健康决定因素及健康影响评估的认知，了解健康影响评估开展的重要意义，以及让民众知道如何参与到健康影响评估的各环节之中；另一方面，要提高健康影响评估实施的公开性、结果披露的透明性，鼓励民众建言献策，积极采纳民众的意见建议，及时回复民众关心的问题，提高公众在健康影响评估中的积极性和参与性。

国际借鉴篇

International Reference

B.19
国外中长期健康战略制定及其进展研究

王 昊　王秀峰　宗家瑱　陈琳琳*

摘　要： 近年来，美国、日本、欧盟等立足本国本地区重点人群、主要健康问题等重大公共卫生事件应对经验教训，相继制定实施了新一轮健康战略规划，总体上看呈现更重视社会公众健康素养提升和一级预防工作，更重视全人群视角、跨部门跨机构协同参与以及提升健康战略监测评估科学性可操作性等新动向。这些经验对于中国健康城市建设具有重要的借鉴价值。下一步应统筹中长期健康战略和五年规划制定实施，持续强化对全方位全人群全周期健康关注，完善健康战略推进实施支撑保障机制，用好信息化手段做好战略规划实施监测评估评价，持续提升个人健康素养水平和自主健康能力。

---

* 王昊，国家卫生健康委卫生发展研究中心副研究员，主要研究方向为卫生健康战略与规划；王秀峰，国家卫生健康委卫生发展研究中心战略规划研究室主任、研究员，主要研究方向为卫生健康战略与规划、卫生政策；宗家瑱，中华预防医学会科普信息部职员，研究实习员，主要研究方向为国际健康战略；陈琳琳，山西省儿童医院（山西省妇幼保健院）保健部科员，主要研究方向为卫生规划。

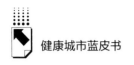

关键词： 健康战略　健康中国　健康城市

实施健康中国战略是党和国家着眼人民健康、国家富强、民族振兴全局作出的一项具有长期性、系统性的重大战略部署。2015 年 10 月，党的十八届五中全会明确提出推进健康中国建设①，首次从"五位一体"总体布局和"四个全面"战略布局出发，对实施健康中国战略作出制度性安排。2016 年10 月，中共中央、国务院印发《"健康中国 2030"规划纲要》②（以下简称《规划纲要》），明确了推进健康中国建设的宏伟蓝图和行动纲领，并要求做好《规划纲要》实施监测，建立健全监测评价机制。《国务院关于实施健康中国行动的意见》和《健康中国行动（2019—2030 年）》（以下简称《健康中国行动》）进一步明确了实施健康中国战略的"路线图"和"施工图"③，国务院办公厅同步印发《健康中国行动组织实施和考核方案》④对完善健康中国建设推进协调机制、保障健康中国行动有效实施提出具体工作任务和考核指标要求。党的二十大报告把"推进健康中国建设"⑤ 作为到2035 年基本实现社会主义现代化的重要目标之一，围绕推进健康中国建设作出一系列重要部署，为新时期全面推进健康中国建设指明了目标方向。

从国际上看，制定并实施健康中长期战略规划是提高国民健康水平的有效途径，特别是在新冠疫情给各国带来不同程度冲击挑战，并与人口老龄化、高龄化和少子化相互交织的复杂背景下，针对本国、本地区当前重点人

① 《授权发布：中国共产党第十八届中央委员会第五次全体会议公报》，新华网，http：//www. xinhuanet. com/politics/2015−10/29/c_ 1116983078. htm。
② 《中共中央　国务院印发〈"健康中国 2030"规划纲要〉》，中国政府网，http：//www. gov. cn/zhengce/2016−10/25/content_ 5124174. htm。
③ 《健康中国战略有了"路线图"和"施工图"》，中国政府网，https：//www. gov. cn/zhengce/2019−07/16/content_ 5409887. htm。
④ 《国务院办公厅关于印发健康中国行动组织实施和考核方案的通知》，中国政府网，https：//www. gov. cn/zhengce/content/2019−07/15/content_ 5409499. htm。
⑤ 习近平：《高举中国特色社会主义伟大旗帜　为全面建设社会主义现代化国家而团结奋斗——在中国共产党第二十次全国代表大会上的报告》，人民出版社，2022，第 48 页。

群、突出健康问题以及防范应对新冠疫情等重大公共卫生事件经验教训，制定实施新一轮国家、区域乃至全球健康战略，已成为各国特别是美国、欧盟国家、日本等维护国家安全和社会稳定，加快摆脱疫情影响争取国民经济复苏发展，持续增强卫生健康体系及整个社会治理体系安全韧性，谋求提升自身综合国力和国际竞争力的重要举措。跟踪研究有关国家和地区健康战略制定实施情况，分析把握新动向新情况新趋势，对推进健康中国建设目标任务落实具有积极借鉴作用。

一 有关国家和地区健康战略制定实施进展

（一）美国：从全面行动转向重点突破

美国制定并实施中长期"健康国民"（Healthy People）战略最早始于20世纪80年代，其后每十年制定并实施新的健康国民战略。截至目前，已先后连续制定了五个健康国民战略，包括《健康国民1990》《健康国民2000》《健康国民2010》《健康国民2020》，以及2020年8月正式发布的最新的《健康国民2030》。其中，《健康国民2020》曾被世界卫生组织认为是"健康计划的样板"，也是与研究制定《健康国民2030》关系最为密切的一个战略。该战略共计涵盖了42个优先领域的1318个目标[①]，是目前为止历次美国健康国民战略中目标数量最多的；同时，基于上述优先领域和具体目标，遴选确定了涉及其中12个优先领域的26个目标作为主要健康指标（Leading Health Indicators，LHIs），进行年度重点监测和评估。根据该战略实施安排，美国卫生与公众服务部（HHS）联合国家卫生统计中心等相关机构，汇总使用了约230个不同的美国联邦和非联邦来源的数据，对《健康国民2020》进行了10年末期评估。末期评估结果显示，在985个可追踪

[①] National Center for Health Statistics, *Healthy People* 2020 *Final Review*, 2021, https://dx. doi. org/10. 15620/cdc: 111173.

评估目标中（即具有基线值、至少一个后续数据点和一个目标值），334 个达到或超过目标值（Target met or exceeded），占比 33.91%；205 个有所改进但没有达到目标值（Improved），占比 20.81%；305 个几乎没有变化（Little or no detectable change），占比 30.96%；还有 141 个指标情况更加恶化（Got worse），占比达到 14.31%（见图 1）。在 26 个主要健康指标中，达到或者超过目标值的有 5 个，占比 19.23%；有所改进但没有达到目标值的有 8 个，占比 30.77%；几乎没有变化的有 9 个，占比 34.62%；情况更加恶化的有 4 个，占比 15.38%（见图 2）。

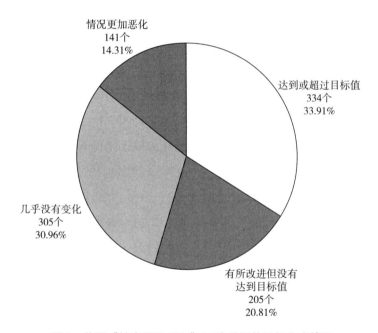

图 1　美国《健康国民 2020》可追踪评估目标完成情况

资料来源：Office of the Assistant Secretary for Health，*Healthy People 2020：An End of Decade Snapshot*，https：//www.cdc.gov/nchs/data/bsc/bsc_hines_041411.pdf。

总体来看，虽然美国《健康国民 2020》所确定的具体目标和主要健康指标有半数得到了改善甚至超过目标值，但整体完成情况并不理想。特别是在主要健康指标中，反映全社会伤害和暴力情况的每 10 万人受伤死亡人数，

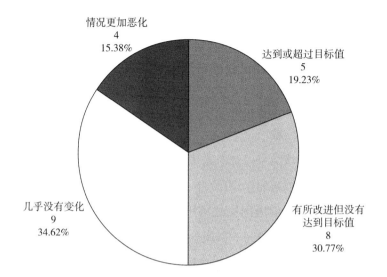

图 2　美国《健康国民 2020》主要健康指标完成情况

资料来源：Office of the Assistant Secretary for Health，*Healthy People 2020: An End of Decade Snapshot*，https：//www.cdc.gov/nchs/data/bsc/bsc_ hines_ 041411.pdf。

反映心理健康状况的每 10 万人自杀人数、有严重抑郁发作的青少年比例，以及反映营养、体育活动和肥胖状况的 20 岁以上成年人肥胖率 4 项指标不仅没有得到有效控制，反而出现大幅上升，如有严重抑郁发作的青少年比例在 2008~2018 年明显增长，是所有指标中恶化最明显的。同时，与生活和行为方式密切相关的成人糖尿病患病率、12~19 岁青少年肥胖率、2 岁（含）以上的儿童蔬菜总摄入量、过去 12 个月中接受过口腔保健服务的 2 岁及以上人群比例、过去 30 天中有过酗酒的成年人比例等指标与 10 年前该战略实施之初相比，几乎没有任何改善。美国政府基于对《健康国民 2020》战略的末期评估[①]，提出"必须认识到社会决定因素对特定人群健康结果的影响"，特别是环境、社会文化、教育水平、家庭收入、社会经济地位等因

[①]　*Healthy People* 2020: *An End of Decade Snapshot*，Office of the Assistant Secretary for Health，https：//www.cdc.gov/nchs/data/bsc/bsc_ hines_ 041411.pdf.

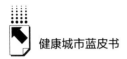

素对美国人群的健康影响较大。通过末期评估结果，相关部门和研究机构也对下一阶段国民健康战略制定形成了新的共识，其中十分重要的是认识到《健康国民 2020》涉及的目标指标和优先领域过于庞杂，"无法对其利益相关者发挥实质性作用"①，基于此也需要对新的健康战略的目标指标制定、审查等环节加以完善，确保目标指标和优先领域更加聚焦，优先解决健康领域所面临的最紧迫的问题。

根据上述末期评估结果以及对过去 40 年国民健康战略制定并实施经验教训的分析总结，美国政府于 2020 年 8 月发布了《健康国民 2030》，该战略规划首次将以往 4 次健康国民战略中所设置的一系列"优先领域"进一步归集为 5 个最关键的领域——健康状况、健康行为方式、健康人群、健康系统和健康的社会决定因素，并在每个领域下分别设置共计 62 个目标主题。而在目标指标设置方面，《健康国民 2030》做了大幅度改进，将战略目标划分为核心目标、发展目标和研究目标三大类，其中，核心目标反映了国家高度优先关注的公共卫生问题，并与循证干预措施密切相关，一旦解决能够有效改善国民整体健康状况，对应以往战略中的具体目标，但在数量上相较于《健康国民 2020》大幅减少，由 1318 个减少为 359 个；同时，设置 114 个发展目标，这些目标同样是国家优先关注的健康目标，但出于缺乏基线数据等原因尚未达到成为核心目标所需的标准，后续将在战略实施过程中由联邦机构工作组（Federal Interagency Workgroup，FIW）进行评估以决定是否达到核心目标标准；还设置了 40 个研究目标，根据战略实施过程中出现的人群健康新问题，由 FIW 评估决定是否纳入核心目标。此外，在主要健康指标方面，由《健康国民 2020》的 26 个减少到 23 个（见表 1）。其中最主要的变化是删除了原有的拥有初级保健服务提供者的人群比例、暴露于二手烟的 3~11 岁儿童比例、每 10 万人受伤死亡人数、早产活产总数、过去 12 个月中接受过生殖健康服务的女性数量 5 项指标，新增了与重点人群和社会决

---

① Healthy People Initiative：Differences Between HP2020 and HP2030，National Center for Health Statistics，https：//www.cdc.gov/nchs/pressroom/podcasts/2021/20210430/20210430.htm.

定因素紧密相关的家庭粮食不安全和饥饿率、劳动年龄人口就业率、孕产妇死亡率 3 项指标,但从目前进展情况看,23 个主要健康指标实施情况差异仍然较大,超过半数(12 个)指标恶化或几乎没有改进。

表 1 美国历次健康战略规划优先领域和目标指标设置情况

单位:个

战略名称	优先领域	具体目标	主要健康指标
健康国民 1990	15	226	未指定
健康国民 2000	22	319	18
健康国民 2010	28	467	28
健康国民 2020	42	1318	26
健康国民 2030	5(包含 62 个主题)	359(另设 114 个发展目标和 40 个研究目标)	23

资料来源:https://health.gov/our-work/national-health-initiatives/healthy-people。

(二)日本:更加关注统筹个人与社会的综合健康战略

日本是亚洲较早连续制定并实施国民健康战略的国家。自 20 世纪 60 ~ 70 年代起,为应对人口低出生率和快速加剧的老龄化、高龄化问题,遏制医疗卫生费用负担过快增长势头,针对慢性非传染性疾病等疾病变化趋势和主要健康影响因素,日本先后实施了 5 次国民健康运动,分别是 1978 年的《第一次国民健康促进对策》(1978 ~ 1988 年),1988 年的《第二次国民健康促进对策》(1988 ~ 1998 年),又称"活力 80 健康计划",2000 年的"健康日本 21"战略,2013 年的"健康日本 21(第二次)"战略,以及 2023 年 5 月 31 日新发布的"健康日本 21(第三次)"战略①。其中,始于 2000 年的三次"健康日本 21"战略,在核心理念、基本思路、重点领域和目标指标等方面具有更强的延续性,特别是"健康日本 21(第二次)"战略的

---

① 健康日本 21(第三次)推進のための説明資料,厚生科学審議会地域保健健康増進栄養部会,https://www.mhlw.go.jp/content/001102731.pdf。

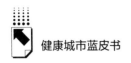

实施为日本新一轮国民健康运动战略的制定提供了依据。

2013 年实施的"健康日本 21（第二次）"战略是在以往 30 多年已实施三次国民健康运动、日本国民健康水平居于世界主要国家前列，但面临更加严峻的人口老龄化、高龄化、少子化、家庭小型化以及老龄慢性病人群医疗费用负担加剧等突出挑战的背景下制定的，该战略在沿袭"健康日本 21"战略提出的"终身健康"理念和"延长健康寿命"基本思路基础上，根据日本人口和经济发展趋势，提出了包括延长健康寿命和缩小健康差距、贯彻预防生活习惯病的发生和重症化、维持和提高社会生活所需的机能、创造有利于健康的社会环境、改善生活习惯在内的 5 个重点方向，共计 53 项具体目标指标。① 2022 年 4 月 10 日，日本厚生劳动省发布了"健康日本 21（第二次）"终期评估结果，总体看来，与 2010 年的基期值相比，该战略所提出的全部 53 个目标指标中，有 8 项达到目标值，20 项得到改善，14 项基本没有变化，4 项情况更加恶化，另有 7 项难以评价（其中 6 项因为新冠疫情中止了数据调查）。具体看，达到目标值的 8 个项目分别为延长健康预期寿命、降低 75 岁以下癌症年龄调整死亡率、降低脑血管病缺血性心脏病的年龄调整死亡率、降低血糖控制指标中控制不良者的比例、提升每 10 万儿童的儿科医生和儿童精神科医生比例、增加对认知能力低下老年人的支援者数量、控制营养不良高龄老人比例增长、降低独自吃饭的儿童比例。而与此同时，降低代谢综合征患者比例、提高体重正常儿童比例、降低睡眠不足人群比例、降低过量饮酒者比例 4 项指标较基期值更加恶化，这些指标基本上都与个人习惯和生活行为方式密切相关（见图 3）。

应当看到，虽然"健康日本 21（第二次）"提出了"缩小健康差距"的理念和目标，但由于受到疫情、人口持续老龄化高龄化以及经济长期低迷等多种因素叠加影响，该战略完成情况不甚理想，不同人群、地区间健康差异出现了扩大趋势，特别是对于生活和行为方式的改变是长期性的，如未成

① 健康日本 21（第二次）最终评价报告书，厚生劳动省健康局健康课，https：//www.mhlw.go.jp/content/000999450.pdf。

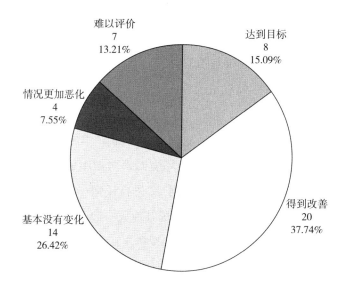

图 3 "健康日本 21（第二次）"目标指标完成情况

资料来源：健康日本 21（第二次）最终评价报告书，厚生劳动省健康局健康课，https：//www. mhlw. go. jp/content/000999450. pdf。

年人吸烟、肥胖、过量饮酒等，但"健康日本 21（第二次）"部分指标要求过高，难以在一个战略实施周期内得到较好改善。根据对"健康日本 21（第二次）"的末期评估，2023 年 5 月 31 日，日本厚生劳动省发布了新的《综合推进国民健康促进的基本方针》①，提出从 2024 年起正式实施新一轮的国民健康运动，即"健康日本 21（第三次）"，该战略的实施周期是2024~2035 年。与之前的健康战略相比，新战略基本延续了"实现全民健康、心灵富足的可持续社会"的愿景，在其制定背景中更加着重考虑了未来战略实施期间日本高龄化、少子化加剧，总人口和劳动年龄人口减少，独居家庭增加，更多女性进入就业岗位和灵活就业方式等新的社会发展趋势，以及日本政府扩大高龄者就业、加快社会数字化转型、应对新的传染病威胁等政策导向，将原有的 5 个重点方向调整为 4 个，即延长健康寿命、缩小健

① 国民の健康の増進の総合的な推進を図るための基本的な方針，厚生労働省，https：//www. mhlw. go. jp/content/001102474. pdf。

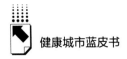

康差距，改善个人行动和健康状态，提高社会环境质量，贯穿一生的健康建设，更加强调通过努力改善个人行为和健康状况以及提高社会环境质量，来实现延伸健康寿命、缩小健康差距的目标。新战略共设置 50 个具体的目标指标，从具体的目标指标设置情况看，更加关注重点人群健康和疾病的预防，如根据上一轮评估结果，新增了"通过睡眠获得休养的人的比例（年龄调整值）"；在癌症死亡率指标基础上，增加了"癌症年龄调整患病率（每 10 万人）"指标；更加重视社会环境因素对健康的影响，增加了"认为自己与当地居民联系密切的人的比例""进行任何一种社会活动（包括就业、就学）的人的比例""与当地或职场其他人一起吃饭的人的比例"等指标。此外，通过指标设置引导企业机构等参与，增加了"参与智慧生活项目并开展活动的企业和团体数""与保险机构一起致力于健康经营的企业数量""提供必要的职场保健服务的企业场所比例"等指标。总体看，"健康日本 21（第三次）"在延续之前健康战略基础上，根据内外部形势发展变化进行了针对性的更新调整，综合研判从而制定实施，明确了未来 10 年日本的健康中长期策略措施。

（三）欧盟：加快打造更有韧性的卫生体系

进入 21 世纪以来，欧洲国家在公共卫生领域日益面临新的问题和挑战，特别是居民生活习惯的改变导致疾病增加，如Ⅱ型糖尿病或冠心病，同时由于出生率降低和居民预期寿命延长，老年人口比例迅速提升，人口结构的变化使健康问题进一步加剧。数据显示，到 2050 年，欧盟 65 岁以上的人口将增长 70%，80 岁以上的人口将增长 170%。同时，预期寿命的国别差异较大，如立陶宛仅为 65.3 岁，反映健康不平等在成员国范围内仍然突出。此外，传染病如禽流感、结核病的再次出现或变种克雅氏病的出现，都对整个欧盟卫生体系应对多样化健康威胁提出了更高要求。① 在上述背景下，自

① Interim Evaluation of the Public Health Programme 2003-2008, DG SANCO, https：//www. rand. org/pubs/technical_ reports/TR460. html.

2003 年起，欧盟通过了第一份区域层面的健康战略——《第一次欧盟卫生计划（2003-2007）》，该计划的总体目标是为欧盟成员国保护和改善卫生体系提供支持，并确立了"健康信息""健康威胁""健康决定因素"三个支撑链条。此后，又连续制定实施了《第二次欧盟卫生计划（2008-2013）》和《第三次欧盟卫生计划（2014-2020）》。其中，《第三次欧盟卫生计划（2014-2020）》的主要目标是通过促进健康、鼓励创新、提升卫生系统可持续性和保护欧洲免受严重跨境健康威胁，改善欧洲人群健康状况，减少健康不平等，具体包括促进健康、预防疾病，为健康生活方式创造有利环境，促进居民获得更好更安全的医疗服务，支持创新、高效和可持续的卫生系统等具体目标，并确定了应对健康不平等、慢性病、心理健康、传染病、数字健康等 23 个优先领域。根据欧盟层面对该计划的中期评估（末期评估正在进行中）[1]，相比于之前的两轮计划，在目标指标、监测评估、成员国协商推进等方面都取得了积极进展，被认为是"欧盟层面附加值最高和最广为人知的卫生健康合作和应对健康威胁的项目"，有助于欧盟了解成员国卫生体系能力差异并明确行动优先次序，提供具有针对性的能力建设支持。此外，通过欧盟卫生技术评估机构间协作，为成员国提供一系列应对健康威胁的技术工具和标准，并支持有关国家卫生体系数字基础设施建设。但在计划实施过程中，仍然面临监测和报告机制不完善、国家间目标执行存在差异等问题。

在前三次欧盟卫生计划基础上，2021 年 3 月，欧盟委员会正式通过了新的第四次欧盟卫生计划——健康欧盟计划（EU4Health），该计划实施周期是 2021~2027 年，其是在疫情暴露出欧盟国家卫生系统脆弱性的背景下制定的，核心目标是通过建立更强大、更有韧性和更具可及性的卫生系统，为长期的卫生风险挑战提供支持。新的战略计划总投资达到 53 亿欧元，较此前三次大幅增加，突出体现了欧盟层面将卫生投资作为优先领域的考量。

---

① Mid-term Evaluation of the third Health Programme（2014-2020），European Commission，2017.

同时，新的卫生计划提出了 4 个重点领域和 10 项具体目标（见表 2）。此外，值得关注的是，该计划实施中将原有的"健康信息""健康威胁""健康决定因素"三个支撑链条，更新拓展为"危机应对准备""健康促进和疾病预防""卫生系统与卫生人员""健康数字化"四个支撑链条，以更好地统筹各成员国的行动。

表 2　健康欧盟计划（EU4Health）重点领域和目标

重点领域	目标
改善和促进健康	促进健康和预防疾病,特别是癌症
	国际卫生倡议与合作
保护居民健康	预防、准备和应对跨境健康威胁
	补充国家储备与危机相关的基本产品
	建立医疗、医疗保健和支持人员储备
获得医药产品、医疗设备和危机相关产品	确保医药产品、医疗设备和应对危机相关的产品的可获得性、可用性和可负担性
加强卫生系统	加强健康数据、数字工具和服务、医疗保健的数字化转型
	增加获得医疗保健的机会
	制定和实施欧盟卫生立法和循证决策
	国家卫生系统之间的综合工作

二　主要做法

（一）更重视社会公众健康素养提升和一级预防工作

美国《健康国民 2030》相比于之前的四次战略规划，更加突出强调提高健康素养的重要性，首次将"提高健康素养"作为计划实施的 5 个总体目标之一，提出了"个人健康素养"与"组织健康素养"概念，其中个人健康素养关注个人有能力发现、理解和使用信息，并能够为自己和他人做出健康相关决策措施的程度；组织健康素养致力于组织中的所有个体有能力发现、理解和使用信息，并能够为自己和他人做出健康相关决策措施，通过健康战略的实施，强调能够更好地使用而不仅仅是理解健康信息，强调能够做出正确而适当的健康决策，同时强调组织有责任和义务去提高组织内个体的健康素养。日本"健康日本21（第三次）"战略延续了此前两轮"健康日本21"战略延长健康寿命、提高生命质量的理念，在目标指标和重点任务上更加关注对疾病的"一级预防"，强调通过对健康危害因素，特别是社会环境因素的先期干预，采取优先支持提高社会环境质量，改善人群之间、人与社会间的联系，促进心理健康，改善个人行动和健康状态等多种途径，提高人群的健康水平。同样的，美国《健康国民2030》也将"促进健康和幸福以及疾病的预防，包括身体、心理和社会健康层面"作为战略规划的基本原则之一，提出实现"避免可预防性疾病、残疾、伤害和过早死亡，以拥有健康的体魄和繁荣的生命"为目标。健康欧盟计划也将"健康促进和疾病预防"作为协调成员国健康战略行动的支撑链条之一。

（二）更重视从全人群视角制定实施健康战略，关注"健康一生"

美国《健康国民2030》在主要健康指标的设置维度上，由上一个战略规划的12个优先领域，进一步聚焦到全人群、婴幼儿、儿童和青少年、成年人和老年人4个优先领域，凸显了从人群特别是人的全生命周期角度制定并实施健康战略、最终实现全人群全生命周期健康的导向。日本"健康日本21（第三次）"战略首次提出了"贯穿一生的健康建设"，并将其作为战略实施的4个重点方向之一，强调既要确保健康促进所提供的服务能够覆盖人生的各个阶段（婴幼儿期、青壮年期、老年期），同时也要根据人生不同的阶段，制定不同的健康促进策略，推进贯穿一生的健康建设，即把人的一生作为一个整体，从胎儿时期到老年期进行持续不断的健康建设。基于"健康一生"的理念，"健康日本21（第三次）"战略设置了儿童、高龄者、女性三个群体的系列目标指标，特别关注之前战略实施评估中比较突出的儿童超重肥胖、吸烟、高龄老年人社会适应性衰退以及女性健康风险等问题；此外也关注职业人群的健康问题，在延续关注超负荷工作人群的基础

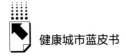

上，进一步拓展提出通过睡眠获得休息人群增加、睡眠时间充足者增加等相关目标任务。

（三）更重视健康战略制定与实施的跨部门跨机构协同参与

美国《健康国民2030》在已有的联邦政府间工作组框架下，细化设立42个不同主题的工作组，在教育部、农业部、交通部等80多个联邦机构的协同下，追踪数据来评估10年期间战略目标指标的进展状况；将国家疾病预防和健康促进办公室（Office of Disease Prevention and Health Promotion）作为重要参与方，负责制定国家层面目标、服务项目和宣传教育活动，在推动健康战略制定实施、提高国民健康水平方面发挥了重要作用。此外，吸取此前战略实施中的数据采集分析问题，由国家卫生统计中心（The National Center for Health Statistics）负责，统一为《健康公民2030》的目标指标提供数据支持和相关技术规范指导。日本的"健康日本21（第三次）"战略更加注重"官、学、民"结合，其中，在政府的健康战略实施职责落实方面，进一步明确由厚生劳动省负责制定政策、明确职责、统筹协调，地方47个都道府县设有保健福利部、保健所，负责辖区规划、培训、监督、指导、评估，市町村依托健康推进课负责检查咨询等工作，具体医疗保健服务则由保健中心承担；同时，积极引导各类企业机构和社会团体组织参与，截至2023年7月31日，已有超过8800家企业机构和团体注册参与战略实施。[①] 健康欧盟计划制定实施一方面通过欧盟卫生合作机制与各成员国卫生政策制定部门沟通协商，同时广泛邀请患者协会、医务人员协会、研究机构等的代表参与计划优先领域和目标的制定；同时在欧洲议会框架下，围绕计划的制定和实施相关的技术问题单独征求有关独立第三方机构和医疗卫生领域专家的意见。

[①] 健康寿命をのばそう Smart Life Project，厚生劳动省，https：//www.smartlife.mhlw.go.jp/about/partner/list。

（四）更重视战略制定与实施的整体性，提升监测评估科学性可操作性

美国《健康国民 2030》吸取了此前战略规划目标指标过于庞杂、重复和数据难以追踪获取等问题，在核心目标选取上，更加聚焦在对健康产生直接的影响、全面广泛的适用性、存在实现目标的有效干预措施等方面，着力改善此前相当比例指标缺少基期或年度数据的问题；同时，通过发展目标、研究目标的设置，提升规划实施过程中的指标适应性，通过 FIW 等评估，在战略实施的较长周期内推动相关数据统计基础完善，实现对核心目标的动态更新调整。"健康日本 21（第三次）"战略针对上一轮健康战略实施过程中遇到的部分指标统计调查方法发生变更、相关数据不可得或前后对比困难等问题，在战略制定阶段就明确相关目标指标应具有公开的数据统计渠道和统计方法，所有纳入战略计划的指标都同步明确了指标名称、数据来源、现状值、基线值和目标值；同步确定以计划开始后第 6 年（2029 年）为节点进行中期评估，在计划开始后第 10 年（2033 年）进行最终评价，并引入显著性差异检验等统计学手段来科学衡量改善效果。健康欧盟计划在总体框架下新设立了健康与数字化执行机构（HaDEA），负责具体起草和管理年度工作计划；成立由欧盟成员国组成的 EU4Health 咨询指导小组，开展利益相关者磋商和指导小组会议，讨论确定年度工作计划和优先事项，并对进展进行监测评估。

三　进一步推进健康中国战略实施的建议

（一）统筹中长期健康战略和五年规划制定实施

中长期健康战略实施周期长，其制定实施涉及领域、行业、部门、主体众多。要按照《规划纲要》《健康中国行动》关于组织实施的任务要求，建立完善跨部门协调机制，统筹推进健康中国战略实施和"十四五"时期卫

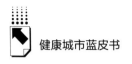

生健康相关规划落地；地方围绕省域健康战略实施和规划执行，根据总体目标和重点任务细化年度任务，制定工作方案，建立规划实施动态监测、定期通报制度，开展规划实施中期和末期评估。进一步强化规划意识，做好各区域、各类型规划间的衔接和统筹工作。同时，要加强战略和规划制定实施的分析研究，以健康需求和健康问题为导向，提高战略制定实施科学性、连续性和可操作性。同步做好战略实施相关经济政策、全行业管理政策等配套政策措施制定，进一步明确实施主体的责权利，有效调动各方积极性。

（二）持续强化对全方位全人群全周期健康关注

从国际经验看，关注全人群、全生命周期的健康，注重针对不同年龄段的主要健康问题和影响因素，有针对性地确定干预重点和具体指标是科学制定实施健康战略的重要举措，要强调健康中长期战略规划对全人群的覆盖，特别重视婴儿、老年人、劳动力人群等重点人群以及残疾人、低收入人群等高风险人群的健康问题，根据各个时期易患疾病和致病因素设定各期优先领域和干预措施。同时，随着人口老龄化、高龄化和少子化趋势，要更加重视广泛的健康影响因素干预，坚持大健康理念，统筹考虑个人生活与行为、生活与工作环境、医疗卫生服务等广泛的健康影响因素，从卫生服务（疾病预防与治疗）、个人行为和生活方式、自然与社会环境等方面统筹研究制定政策措施。

（三）完善健康战略推进实施支撑保障机制

加强投入保障，进一步明确中央和地方卫生健康领域投入责任，中央投资补助资金重点向国家战略重点区域、中西部医疗卫生资源薄弱地区、新脱贫地区以及健康影响因素干预和疾病预防前端环节倾斜；地方政府同步加强农村基层投入。处理好健康战略规划实施过程中宏观调控与市场调节的关系，引导社会力量有序参与，特别是在社会影响因素改善、个人生活和行为方式倡导、工作场所等方面充分调动社会力量的积极性和创造性。同时，研究加强健康战略实施的法治保障，在《基本医疗卫生与健康促进法》基础上，细化涉及健康中国战略实施的专项立法或规范性文件，将推进健康中国建设的实践经验做法通过立法形式固定下来；引导地方结合实际情况，开展相关专项地方立法探索。

（四）用好信息化手段做好战略规划实施监测评估评价

健全国家和地方层面健康战略实施监测评估和评价机制，在年度监测基础上，适时组织对《规划纲要》实施情况进行阶段评估，总结进展成效，优化实施策略，根据阶段评估及时优化调整规划目标、任务与政策措施。充分发挥信息化手段的作用，通过大数据、物联网等技术加强对居民健康需求、主要健康问题和影响因素的动态追踪和精准研判。此外，要创新健康战略制定实施的社会参与机制，引导行业组织、社会公众、研究机构等非政府部门主要利益相关者参与规划制定和实施，提高规划的科学性、可行性。加强健康宣传教育，持续提升居民个人健康素养水平和自主健康能力，夯实健康战略实施的群众基础。

B.20
国内外健康素养研究进程报告

李英华　李长宁*

摘　要： 健康素养是健康的重要决定因素，是经济社会发展水平的综合评
价指标。提高全民健康素养是提升全民健康水平最根本、最经
济、最有效的措施之一，"居民健康素养水平"成为《"健康中
国 2030"规划纲要》《健康中国行动（2019—2030 年）》的成
效评价指标。我国的健康素养研究和国外健康素养研究存在联
系，但又有很大不同。每个国家都是基于自身面临的健康问题开
展研究，健康问题不同、引起这些健康问题的原因及影响因素不
同，研究的策略、视角、方法、技术、发力点和落脚点等都会有
很大不同，但很多研究问题的理念、分析和解决问题的策略、方
法等具有很好的相互借鉴性或启迪性。国内外健康素养的研究历
程、评价方法、提升策略措施，对于研究和加强健康中国建设具
有重要的参考价值。

关键词： 健康素养　健康城市　健康中国

一　概述

国际上关于健康素养的定义有多种描述。1998 年，世界卫生组织提出，

---

* 李英华，博士，研究员，中国健康教育中心副主任，主要研究方向为健康教育与健康促进、
健康素养；李长宁，研究员，中国健康教育中心党委书记、主任，主要研究方向为卫生管
理、健康教育与健康促进。

健康素养是一种认知和社会技能，它决定了个人通过理解和使用信息以维护和促进自身健康的动机和能力。2007年，欧洲委员会（European Commission）提出，健康素养是阅读、筛选和理解健康信息以形成正确判断的能力。目前，引用最为广泛的是2004年美国医学研究所（Institute of Medicine）提出的定义："健康素养是指个人获取、理解、处理基本的健康信息和服务，并利用这些信息和服务，做出有利于维护和提高自身健康决策的能力。"[1]

2012年，欧洲健康素养联盟（European Health Literacy Consortium）提出了一个更为宽泛且包容性更强的健康素养定义：健康素养和人的识字能力相关，指在生命过程中，人们为了提高和改善生活质量而获取、理解、评价和应用日常生活中与卫生保健服务、疾病预防和健康促进有关的各种健康信息，进而做出有利于健康的判断和决策所具有的知识、动机和能力。[2] 通俗来讲，这个定义的主要含义是：健康素养和个人的受教育水平相关，是个人为了维护和促进自身和家人健康所具备的知识、动机和能力的综合体现，表现为日常生活中无论是自己还是家人遇到健康问题时，能够主动应对，通过自身所具备的知识来获取、理解、评估和应用健康相关信息，并在此基础上能够做出正确的判断和决策，积极有效地促进健康问题的解决，从而维护和促进自身和家人健康，提升自身和家人的生活质量。

欧洲健康素养联盟在自身提出的健康素养定义基础上，进一步提出了健康素养的概念框架（见图1），用于指导欧洲健康素养调查。该概念框架将健康素养界定为在卫生保健、疾病预防和健康促进三个领域中获取、理解、评价和应用健康相关信息的能力，共包括12个子维度（见表1）。

---

[1] Kristine Sørensen, Stephan Van den Broucke, James Fullam, etc., "Health Literacy and Public Health: A Systematic Review and Integration of Definition", *BMC Public Health*, 2012, 12: 80.

[2] Kristine Sørensen, Stephan Van den Broucke, James Fullam, etc., "Health Literacy and Public Health: A Systematic Review and Integration of Definition", *BMC Public Health*, 2012, 12: 80.

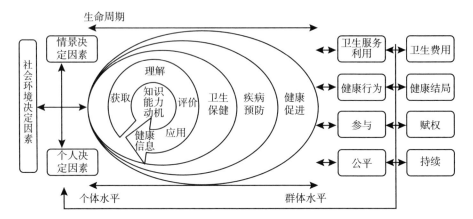

图 1 欧洲健康素养联盟提出的健康素养概念框架

资料来源：Sørensen K., Van den Broucke S., Fullam J., Doyle G., Pelikan J., Slonska Z., Brand H., "（HLS-EU）Consortium Health Literacy Project European. Health Literacy and Public Health: A Systematic Review and Integration of Definitions and Models", *BMC Public Health*. 2012 Jan. 25；12：80；Sørensen K., Pelikan J. M., Röthlin F., Ganahl K., Slonska Z., Doyle G., Fullam J., Kondilis B., Agrafiotis D., Uiters E., Falcon M., Mensing M., Tchamov K., van den Broucke S., Brand H., "HLS-EU Consortium. Health Literacy in Europe: Comparative Results of the European Health Literacy Survey（HLS-EU）", *European Journal of Public Health*, 2015 Dec.；25（6）：1053-1058.

表 1 健康素养概念模型定义的 12 个子维度

健康素养	获取健康相关信息	理解健康相关信息	评判健康相关信息	应用健康相关信息
卫生保健	1）获取医疗诊治信息的能力	2）理解医疗诊治信息及含义的能力	3）解释和评估医疗诊治信息的能力	4）对医疗问题做出明智决定的能力
疾病预防	5）获取健康危险因素信息的能力	6）理解健康危险因素信息及含义的能力	7）解释和评估健康危险因素信息的能力	8）判断健康危险因素与健康相关性的能力
健康促进	9）更新自身健康问题的能力	10）理解健康相关信息及含义的能力	11）解释和评估健康相关信息的能力	12）对健康问题进行反思的能力

资料来源：Sørensen K. et al., "Health Literacy and Public Health: A Systematic Review and Integration of Definitions and Models", *BMC Public Health*, 2012, 12：80.

从健康素养概念框架可以看出，提升公众健康素养，仅靠个体的努力是不够的，需要全社会的共同努力，所有的利益相关者都应参与其中，包括公众、政府部门、教育部门、社区组织、卫生专业机构、工作场所、大众传媒等。

（一）国内健康素养概念的引入

我国健康素养的研究起始于 2005 年。在学习和借鉴国际研究成果的基础上，结合我国国情，对健康素养的概念内涵进行了丰富和拓展。在原卫生部编写的《健康 66 条——中国公民健康素养读本》中，明确指出"健康素养是指人的这样一种能力：它使一个人能够获取和理解基本的健康信息和服务，并运用这些信息和服务做出正确的判断和决定，以维持和促进自己的健康。"

简单来说，健康素养是指个人运用自己所掌握的健康知识和技能，积极应对和解决自身健康问题，维护和促进自身健康的能力。健康素养是一个人健康理念、态度、知识、技能和行为的综合体现。图 2 显示的是健康素养概念内涵及形成过程。

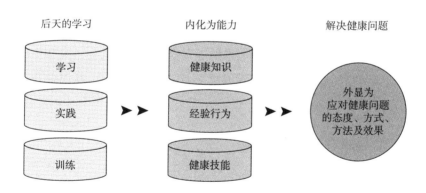

图 2 健康素养概念内涵及形成过程

资料来源：作者整理。

从图 2 可以看出：一个人出生后，通过后天的学习、实践和训练，可以获得相应的健康理念、知识、经验、行为与技能，在日常生活过程中，个人会把这些理念、知识、经验、行为与技能内化为个人维护和促进自身及家人

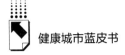

健康的一种能力，这种能力就是我们所说的健康素养，它外显为当我们遇到健康问题时，我们应对和处理健康问题的态度、方式、方法以及效果。比如，当遇到健康问题时，一个人的态度是积极的，采取的行为和处理的方式、方法是恰当的，取得的结果是符合预期的，我们就认为这个人具有良好的健康素养。

由此可见，健康素养是后天培养的一种能力，是一种知识依赖型能力，获取知识是形成这种能力的前提。世界卫生组织明确指出，健康素养以优质的教育和终身学习为基础，贯穿于人的全生命周期。

上述定义为描述性定义，如何将一个描述性定义转变成一个可操作性的定义呢？我国的研究人员也进行了不断的探索。目前，我国主要从以下三方面来评价一个人是否具备健康素养：（1）是否具备基本的健康知识和理念；（2）是否具备健康的行为与生活方式；（3）是否具备维护和促进健康的基本技能。如果一个人这三方面都做得比较好，我们就认为这个人具有良好的健康素养，反之，一个方面或几个方面做得不好，说明这个人的健康素养还有待于进一步提升。

提升公众健康素养，目的是引导公众树立科学健康观念，提升公众健康知识与技能水平，让公众自觉自愿采纳健康生活方式与行为，提高公众应对和解决健康问题的能力，使公众不得病、少得病、晚得病，从而提升全社会的健康水平。

（二）健康素养的影响因素

健康素养受经济、政治、教育、社会文化、卫生政策、社会卫生服务的提供与利用等诸多因素影响。

经济是社会发展的基础，与经济不发达地区相比，经济发达地区的健康素养水平也相对较高。农村居民无论是享受到的医疗卫生服务质量还是卫生资源的公平可及性，都与城市居民存在较大差距。卫生政策对医疗卫生的投入、卫生资源的公平性和可及性、卫生服务方向的调整和走向、卫生资源的可持续发展等具有决定性的影响，对于群体和个体的健康素养水平也有很大影响。

（三）提升公众健康素养的意义

2013 年 6 月，第 8 届全球健康促进大会在芬兰召开。会议期间，世界卫生组织（WHO）欧洲区办事处推出了他们对健康素养的最新研究成果——*Health Literacy—the Solid Facts*。在这本书中，WHO 欧洲区办事处认真梳理了近 20 年来欧美国家对健康素养研究的有关文献，形成了不少共识。

从经济社会发展的视角来看，健康素养是健康的重要决定因素，健康素养与健康结局、平均预期寿命高度相关。健康素养通过影响人群健康状况，进而影响社会生产力水平和整个经济社会发展。从群体来看，健康素养高的群体，有更好的健康状况，有更高的学习效率和工作效率，能够创造更多的社会价值。

从生命周期视角来看，从婚检、优生优育开始一直到老年，不同生命阶段，面临的主要健康问题不同，每一个生命阶段，都有需要关注的重点健康问题，都有需要重点掌握的健康知识和技能。每一个处在不同生命阶段的人，都应关注自己可能遇到的健康问题，积极应对，掌握必要的健康知识和技能，健康地度过每一个生命阶段，提升健康状况和生命质量。

从个体视角来看，提升个人健康素养有利于增强个人的健康责任意识，激发个体维护和促进自身健康的内在潜力，是最主动、最积极、最有效、最具成本效益的卫生保健、疾病预防和健康促进的策略和措施。提升个人健康素养，其本质是给个人"赋能"的过程，是对个人进行能力建设的过程，让每个人具备基本健康知识、行为和技能，有能力做自己健康的第一责任人。

由此可见，健康素养促进工作覆盖全人群、全生命周期，通过提升每个人的健康状况和生命质量，最终提升全社会的健康、文明和福祉水平。

（四）提升公众健康素养的迫切性

提升公众健康素养，对我们国家来说更为迫切，有着更为重要的意义。

第一，我国仍处于社会主义初级阶段，而且这种状况还将会持续较长时

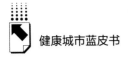

间，经济发展水平直接制约了卫生资源的发展水平和供给，在卫生资源有限的情况下，提升公众的健康素养是从根本上提升全社会健康水平最有效的策略和措施。

第二，我国慢性非传染性疾病（以下简称慢性病）居高不下，在全部死因构成中占比近90%，慢性病不仅给个人和社会造成了沉重的经济负担，而且已经成为影响预期寿命和人民群众生活质量持续提升的重要制约因素，而慢性病的主要防治措施就是改变不健康的生活方式与行为，形成健康的生活方式与行为，增强患者疾病自我管理能力，这些都依赖于个体健康素养的提高。

第三，有些地区卫生条件较差，居民健康意识不足，不良卫生习惯较为普遍，很多呼吸道传染病、消化道传染病和接触性传染病等仍然是这些地区的常见病、多发病，而只要树立卫生意识，养成良好的卫生习惯，就可以有效避免这些疾病的发生。

第四，我国城乡居民疾病早期发现率普遍较低，是预后差、致死致残率高的主要原因，而疾病的早发现、早治疗与公众的健康意识、健康知识水平密切相关。提高公众的健康素养，增强健康风险意识，掌握疾病早期症状识别知识，定期健康体检，可有效提高疾病的早期发现率，有效降低致死致残率。

第五，在国民教育体系中，生命知识、健康知识、疾病预防、安全急救、性与生殖健康、死亡教育等普遍缺失，导致公众基本的健康理念、知识和技能严重不足。

第六，连续10年的监测结果表明，我国公众健康素养仍有较大提升空间。

二　健康素养研究的发展历程

美国是最早开展健康素养研究的国家，我国的健康素养研究也是在借鉴国外研究成果的基础上开展的。因此，我国的健康素养研究和国外健康素养研究存在联系，但又有很大不同。需要强调的一点是，每个国家都是基于自身面临的健康问题开展研究，目的是要解决这些健康问题。每个国家面临的健康问题不同，引起这些健康问题的原因及影响因素不同，研究的策略、视角、方法、技术、发力点和落脚点等都会有很大不同，但很多研究问题的理念、分析和解决问题的视角、方法等往往具有很好的相互借鉴性或启迪性。因此，不能简单地、机械地去套用国外方法，而是要根据国情和面临的具体健康问题开展研究。

（一）国外健康素养研究的发展历程

1. 研究起源

美国在 20 世纪 70 年代提出"健康素养"（health literacy）这一概念，但关于"健康"（health）和"素养"（literacy）的研究可追溯到 20 世纪 40~50 年代。第二次世界大战结束后，美国不仅获得了巨大的经济利益，还汇集了大量的国外科学家和各类专业人才，但劳动力短缺。美国国内劳动力的严重短缺和经济快速发展同劳动力的巨大需求矛盾突出，为了缓和国内劳动力紧张的局势，美国实行了鼓励欧洲国家向美国移民的政策，并与墨西哥等国签署了劳工输入协议。1942~1964 年，仅墨西哥一个国家就有 500 万劳工输入美国。与第二次世界大战结束时相比，20 世纪 80 年代，美国黑人人口增长了 13%，美洲土著人口增长了 39%，拉美裔人口增长了 53%，亚裔人口增长了 108%，而同一时期白人人口只增长了 6%。2006 年，美国人口普查结果表明，美国人口从 1950 年到 2006 年增长了 1 倍，增加了 1.5 亿人，40% 的人口增长源于外来移民。[①]

大量移民的到来，一方面对美国的经济发展起到了极大的推动作用，另一方面也引发了一系列社会问题。外来移民尤其是第一代移民，他们当中很多人对官方语言（英语）的听说读写能力较差，文字和语言交流的障碍直接影响了移民正常的生活和社会活动，影响了移民的参政议政权利，这一现

---

① 楚树龙、方力维：《美国人口状况的发展变化及其影响》，《美国研究》2009 年第 4 期。

象在 20 世纪 60~70 年代尤为突出，也波及了医疗领域。在医疗领域中，突出的表现就是就医障碍。很多人在就医时，不能准确地描述自己的症状和病情，听不懂医生的问询，不能和医生进行正常的沟通和交流，严重影响了正常的就诊和治疗，给患者和医生都带来很大困扰。针对这种现状，有些学者开始就听说读写和语言交流能力对健康的影响开展研究，逐步提出了"健康素养"这个概念，这也是健康素养研究的起源。因此，美国最初的研究主要集中于移民人群、少数族裔，研究重点是评估医疗环境下患者与医生的沟通能力以及患者的读写、计算、理解能力，关注因语言和文化交流障碍产生的健康不公平。

20 世纪 90 年代以前，学者们对健康素养的研究呈零散状态。一直到 1992 年，美国开展了第一次《全国成人素养调查》，并向社会公布了调查报告之后，才有更多学者、研究人员开始关注健康素养研究，学术研究成果也逐渐增多。

2. 研究的发展阶段

根据研究内容划分，可以将国外健康素养研究大致划分为五个发展阶段。这五个发展阶段也是国外健康素养研究的一个发展史，可以看到健康素养的研究是根据时代的变化、健康问题的变化而不断变化。社会在不断发展，新的健康问题在不断出现，健康素养的研究内容和研究领域也在不断扩大。对健康素养的研究已经从最初的医疗环境中的沟通交流为主，发展到健康素养与健康状况、疾病管理能力、健康结局之间的关系研究，甚至是健康素养和一个国家或地区的健康、文明和福祉水平关系研究。

第一阶段：识字能力与医患沟通能力研究。

该阶段重点研究的内容是在医疗环境下，个体识字能力、听说能力对正确陈述病情、与医生顺畅交流、理解医疗指令、完成医疗检查、遵医嘱用药、遵医嘱复诊和自我保健等方面的影响。评价内容有 3 个方面，简单读写能力、口头交流能力和基础数学运用能力。例如，能否正确描述疼痛的位置，能否正确计算服药剂量，能否正确计算服药时间，等等。

第二阶段：识字能力与文字印刷材料的阅读能力研究。

该阶段研究的内容主要集中在公众对药品说明书、知情同意书和患者教育手册等文字材料的阅读能力。目前，对阅读技能的测试研究已经不仅仅局限于文字印刷材料，而是扩展到通过电视、网络等基于计算机技术传播的健康相关信息，即电子健康素养（e-health literacy）研究。

大量研究表明，由于阅读能力不同，人们的健康结果存在很大差异。健康结果的衡量指标包括对疾病和药品的认知、健康活动的参与情况（如疾病筛查或母乳喂养）、规律生活的能力（针对各种慢性疾病）、住院情况，以及成功开展疾病管理的各种指标（如糖尿病防治中的血糖测量）。

第三阶段：识字能力与完成生活任务能力研究。

该阶段研究的内容主要集中在识字能力与完成日常生活任务能力的研究。研究者将日常生活情境分为六大类，家庭、健康与安全、社区与公众、消费经济、工作和休闲娱乐，重点研究在当前社会中生存所需要的读写能力水平。例如，根据文字材料，选择婴儿所需的奶粉、计算打折后的食品价格、填写银行存单等。

第四阶段：识字能力与完成健康相关任务能力研究。

该阶段研究内容主要集中在成人识字能力与健康材料阅读能力、根据材料完成指定健康相关任务之间关系的研究，是对健康传播材料、日常任务和技能的整合。研究者将健康阅读材料分为 5 大类，健康促进、健康保护、疾病预防、卫生保健与养生和健康指导。例如，根据药品标签、健康福利计划、产品广告和报纸上关于健康政策问题的讨论，完成相应的测试问题。

第五阶段：健康素养与健康结局（health outcomes）的研究。

这是现阶段健康素养研究的主要内容，主要集中在健康素养与健康状况、疾病认知、疾病管理、患者教育、自我保健技能、卫生服务利用、住院率、医疗费用、疾病转归等关系的研究。如健康素养与自评健康状况研究，健康素养与心脑血管疾病、糖尿病、高血压、癌症等患病情况及疾病自我管理能力研究，健康素养与治疗依从性研究，健康素养与心理健康状况研究，健康素养与自我保健技能研究，健康素养与健康知识、技能的学

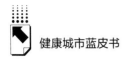
习和应用能力研究，健康素养与住院率、疾病严重性、医疗费用研究，等等。

（二）国内健康素养研究的发展历程

1. 健康素养研究的启动

2005 年，在科技部支持下，中国疾病预防控制中心健康教育所（现更名为中国健康教育中心）申请了公益基金项目"中国公众健康素养调查与评价体系建立"，着手健康素养的研究工作，这是我国政府第一次资助开展健康素养的研究，拉开了健康素养理论研究与实践的大幕。

2. 我国城乡居民健康素养内容的界定①

2007 年，原卫生部妇社司正式启动了健康素养内容研究，召集医疗卫生系统内 100 多名专家、学者，历时 1 年多反复研讨，在综合考虑城乡居民主要健康问题、致病原因及影响因素、城乡居民健康需求、城乡居民不良卫生行为习惯、卫生服务资源供给与利用现状等循证基础上，提出了现阶段中国公民健康素养的基本内容。

此外，《健康素养 66 条》的内容不是固定不变的，2015 年完成第一次修订，2023 年正在开展第二次修订。今后还会根据我国居民主要健康问题和健康需求的变化，适时进行修订。

3. 健康素养评价指标体系研究

2010 年，中国健康教育中心开展了健康素养评价指标体系研究。以健康素养概念内涵为依据，构建了我国健康素养评价指标体系。评价指标体系由三级指标构成：一级指标有 3 个，分别为基本知识和理念、健康生活方式与行为、基本技能；二级指标有 6 个，分别为基本理念、基本知识、生活方式与习惯、卫生服务利用、认知技能、操作技能；三级指标有 20 个，分别为对健康的理解、健康相关态度、生理卫生常识、传染病相关知识、慢性病

---

① 《国家卫生计生委关于印发全民健康素养促进行动规划（2014~2020 年）的通知》，国卫宣传发〔2014〕15 号。

相关知识、保健与康复、安全与急救、法规政策、环境与职业、营养与膳食、运动、成瘾行为、心理调节、个人卫生习惯、利用基本公共卫生服务的能力、就医行为、获取信息能力、理解沟通能力、自我保健技能、应急技能。

健康素养评价指标体系的构建，为健康素养评价提供了理论支持，是健康素养标准化试题库建设和标准化监测问卷研制的基础和依据。

4. 健康素养标准化问卷及试题库研究

自 2008 年开展了首次全国城乡居民健康素养调查之后，很多省市也相继开展了辖区内城乡居民健康素养调查。由于缺乏统一的、具有可比性的调查问卷，各地报告的健康素养水平差异很大。为了给各级健康教育专业机构提供一套统一的测量工具，中国健康教育中心于 2010~2012 年开展了健康素养标准化问卷及试题库研究。

在健康素养评价指标体系维度细分的基础上开发试题库，确定每道测试题的难易度与区分度、每套问卷的题型及题量等。在测试题的编写过程中，综合运用教育测量、量表编制、情景构建等技术。理论上，保证随机生成的每一套健康素养问卷在覆盖面、维度权重、难易度、题型、题量等方面具有很好的同质性。健康素养标准化问卷的研制，为开展全国健康素养监测提供了测评工具。健康素养标准化试题库的建设，为连续开展全国健康素养监测提供了强有力的技术支持。

5. 健康素养评估学习网络系统的开发

受原卫生部妇社司的委托，江苏省疾病预防控制中心健康教育所牵头开发了具有中国特色的、基于网络技术的"居民健康素养评估学习系统"。该系统的试题库以原卫生部《健康素养 66 条》为知识源，形成不同形式的健康素养测试题，提供面向居民自测的普及版与面向专业机构评估的专业版两套体系。网站有大量健康教育材料，包括文字类、音频类和视频类，寓教于乐，具备同时满足公众自学、公众自测和专业机构资料下载等多种功能。

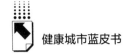

6. 健康素养监测体系研究与建立①

2012 年，在中央财政支持下，启动了健康素养监测工作，标志着规范性健康素养监测工作的开始。健康素养监测是一个系统工程，包括监测方案制定、监测点的抽取、调查对象的抽取、调查问卷的研制、调查人员培训、组织实施、质量控制、数据分析、报告撰写、结果发布、数据管理等多个环节，每个环节上都有相应的技术要求。

经过连续监测，获得了我国城乡居民健康素养水平的一手数据资料，掌握了健康素养的分布特征及发展趋势，明确了城乡居民的知识与技能薄弱环节，监测结果成为卫生健康决策的重要循证来源，"居民健康素养水平"成为健康城市、《"健康中国 2030"规划纲要》和《健康中国行动（2019—2030 年）》等的考核指标。同时，通过健康素养监测，建立了我国健康素养监测体系和工作机制，建立了一支覆盖省、市、县监测队伍，提升了省、市、县专业机构大型调查的技术水平，加强了省、市、县专业机构能力建设。

三　健康素养评价与监测

国内外健康素养研究内容和研究目的不同，因此关于健康素养评价，国内外的评价方法、评价内容也有很大不同。国外侧重于对健康相关资料的获取、理解、评价和应用能力，测试题大多源于现实生活中正在使用的文字材料。我国的测评是以《中国公民健康素养——基本知识与技能（试行）》为依据，从基本的健康知识和理念、健康生活方式与行为、基本技能 3 个方面 20 个三级指标维度综合评价一个人的健康素养，把健康相关资料的获取、理解、评价和应用能力归为健康素养的一个子素养——健康信息素养。尽管国内外在健康素养研究中，研究重点和评价内容各有侧重，但并不存在孰优

---

① 李英华、吴敬、李长宁：《我国健康素养研究与实践》，《首都公共卫生》2023 年第 2 期；李英华：《2012 年中国居民健康素养监测方案简介》，《中国健康教育》2014 年第 6 期。

劣的问题，都是以解决本国人民的健康问题为目的，以提高国民健康水平为最终目标，都是有意义的研究和实践。

（一）国外健康素养评价

1. 美国全国成人素养调查

1992 年，美国率先开展了首次全国成人素养调查（National Adult Literacy Survey，NALS 或 National Assessment of Adult Literacy，NAAL），重点考察成年人利用文字印刷材料完成日常生活任务的能力。

该调查所使用的文字材料来自六种日常生活情景，包括家庭、健康与安全、社区与公民、消费经济、工作、休闲娱乐。问卷包括三个部分：对普通健康信息的阅读理解能力（Prose）、对公文类文字材料的阅读理解能力（Document）、基础数学运算能力（Quantitative）。比如：确定打折 10% 销售的食品价格、确定儿童用药的准确剂量、填写银行存单、阅读说明书、讲解图标、填写报名表等，满分为 500 分。

2003 年，美国开展了第三次全国成人素养调查。共调查 19000 多人，年龄在 16 岁以上。调查结果表明，调查对象的平均得分为 273 分，14% 的调查对象处于"基本以下"水平，22% 的调查对象处于"基本"水平，53% 的调查对象处于"中等"水平，11% 的调查对象处于"优秀"水平。[①]研究人员认为，只有在 275 分以上才能满足工业化国家的要求。

2. 国际成人素养调查

2009~2012 年奥地利、保加利亚、德国、希腊、爱尔兰、荷兰、波兰和西班牙 8 个欧洲国家联合开展了国际成人健康素养调查（International Adult Literacy Survey，IALS）。

欧洲国际成人健康素养调查问卷包含 47 个问题，综合评价调查对象在卫生保健、疾病预防和健康促进服务中获取、理解、评价和应用健康相关信

---

① Kutner M., Greenburg E., Jin Y., et al., "The Health Literacy of America's Adults: Results from the 2003 National Assessment of Adult Literacy", *National Cent Edu Stat*, 2006; 39 (10): 685-687.

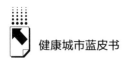
息的能力。例如：理解医嘱，评价大众媒体有关疾病信息的可靠性，查找有关解决精神问题的相关信息（比如焦虑或者抑郁），理解食品包装相关信息，参与社区促进健康的活动；等等。

调查结果表明，12.4%的调查对象健康素养不足，35.2%的调查对象健康素养存在问题，36.0%的调查对象健康素养良好，16.5%的调查对象健康素养优秀。不同国家的水平分布差异很大，健康素养水平最好的是荷兰，最差的是保加利亚。荷兰健康素养不足比例为1.8%（vs 保加利亚26.9%），存在问题的比例是26.9%（vs 保加利亚35.2%），良好的比例是46.3%（vs 保加利亚26.6%），优秀的比例是25.1%（vs 保加利亚11.3%）。

3. 电子健康素养量表

电子健康素养量表（eHealth Literacy Scale，eHEALS）由加拿大学者诺尔曼（Norman）与斯金纳（Skinner）于2006年提出，指个人从电子资源中搜索、查找、理解、评价健康信息，并将所获取的信息加以处理、运用，从而解决健康问题的能力。电子健康素养包括6种主要素养：基本素养、健康素养、信息素养、科学素养、媒介素养以及计算机素养，并据此设计了电子健康素养量表以评价用户使用信息技术的能力。

电子健康素养量表包括8个主条目和2个补充条目，8个主条目包括网络健康信息与服务的应用能力测试（1、2、3、4、5）、信息评判能力测试（6、7）和决策能力测试（8）。2个补充条目：（1）个体感知互联网对于帮助自身做出健康决策的有效性，（2）个体感知在互联网上获得卫生资源的重要性。所有问题均采用 Likert 五级法赋分。目前 eHEALS 尚无明确的界定标准以判断个体是否具备电子健康素养。

4. 成人医学素养快速评估量表

成人医学素养快速评估（Rapid Estimate of Adult Literacy in Medicine，REALM）是戴维斯（Davis）等人于1991年开发。最初的量表包括125个单词。1993年，戴维斯等人将量表简化为66个单词（REALM-S）。2003年，巴斯（Bass）等人进一步将其简化为8个单词的版本（REALM-R）。通过测试参与者是否能正确识别这些单词来判断其医学素养水平。

REALM-S 包含了 66 项常见医学术语和表达身体部位或疾病的名词。测评时，让受试者朗读难度逐渐提升的单词表，根据其发音的正确性判断其医学素养水平。REALM-S 只是简单测量了认知能力，没有测定理解能力及技能。例如，某受试者能够正确读出"肝脏"这个单词，但对肝脏在人体中的位置、生理功能则有可能一无所知。

5. 健康素养管理量表

健康素养管理量表（Health Literacy Management Scale，HeLMS）由乔丹（Jordan）等人在 2013 年开发。该量表是针对成年患者开发的，包括 8 个领域 29 个条目。8 个领域分别是理解健康信息的能力，获取普通医生医疗服务的能力，与卫生专业人员交流的能力，发挥主观能动性的能力，使用健康信息的能力，对待健康的态度，社会支持以及社会经济因素。量表中的每个领域都有若干个条目构成，每个条目都采用 5 分制，分数越低表示健康素养水平越低。在某项领域中，平均分小于 4 意味着测试对象在该领域查询、理解和利用健康信息中存在一些困难，需要获得帮助。

6. 健康活动素养量表

健康活动素养量表（Health Activity Literacy Scale，HALS）由哈佛大学公共卫生学院的里马·鲁德（Rima Rudd）等人在 2003~2004 年开发。该量表包含 191 个条目，将健康活动分为 5 类：健康促进、健康防护、疾病预防、卫生保健和养生、健康指导。量表采用 500 分制，低于 275 分表示健康素养不足。

（二）国内健康素养监测

2008 年，我国开展了首次全国居民健康素养问卷调查。调查问卷的设计以《健康素养 66 条》为依据，由 71 道大题、96 道小题组成。正确回答率达到 80% 及以上，即被视为具备健康素养。结果表明，我国 15~69 岁人群，具备健康素养的比例为 6.48%。也就是说，100 个 15~69 岁的人中，有不到 7 个人具备了基本的健康素养。

2012 年，我国开启了健康素养监测工作，每年开展一次，调查对象为

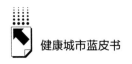

非集体居住的 15~69 岁城乡常住居民，每年大约调查 8 万人。每年随机抽取我国大陆 31 个省（自治区、直辖市）336 个监测点（县区）1008 个乡镇（街道）2016 个村（居委会），目前暂未包括港、澳、台地区。其中，城市监测点与农村监测点分配比例根据全国人口普查的结果进行动态调整。

健康素养监测采用分层多阶段、PPS、随机抽样相结合的抽样方法。调查问卷内容以《健康素养 66 条》为依据，题型包括判断题、单选题、多选题和阅读题。2012~2013 年为 80 道题，2014 年后简化为 50 道题。

健康素养水平指具备基本健康素养的人在总人群中所占的比例。判定具备基本健康素养的标准：问卷得分率达到总分 80% 及以上，即满分为 100 分问卷，得分≥80 分，被判定具备基本健康素养。三个方面健康素养水平、六类健康问题素养水平的判定方法与之相同。

最近一次调查时间为 2022 年。2022 年我国居民健康素养水平为 27.78%，保持稳定上升态势。意味着每 100 个 15~69 岁居民中，有 27 个人具备了基本的健康素养。城市居民健康素养水平为 31.94%，农村居民为 23.78%。东部地区居民健康素养水平为 31.88%，中部地区为 26.70%，西部地区为 22.56%。

三个方面健康素养水平分别为：基本知识和理念素养水平为 41.26%，健康生活方式与行为素养水平为 30.63%，基本技能素养水平为 26.00%。六类健康问题素养水平由高到低依次为：安全与急救素养 58.51%、科学健康观素养 53.55%、健康信息素养 39.81%、慢性病防治素养 28.85%、传染病防治素养 28.16% 和基本医疗素养 27.68%。

从人群分布来看，呈现以下几个特点：一是从城乡分布来看，城市居民健康素养水平高于农村居民；二是从地区分布看，东部地区高于中西部地区，中部和西部地区差别不大；三是从性别分布来看，男性和女性健康素养水平差别不大；四是从年龄分布来看，25~34 岁年龄组水平最高，65~69 岁年龄组最低；五是从文化程度分布来看，文化程度高者水平较高，其中，初中及以下文化程度人群的健康素养水平低于全国平均水平，高中及以上文化程度人群的健康素养高于全国平均水平；六是从知识、行为和技能三个维度来看，基本知识和理念素养水平最高，健康生活方式与行为素养、健康技能较低；
七是从六类健康问题来看，安全与急救素养最高，超过50%，传染病防治素
养、慢性病防治素养和基本医疗素养依然较低，均未超过30%（见图3）。

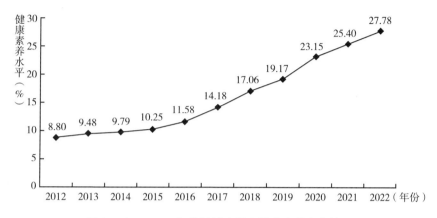

图3　2012～2022年我国城乡居民健康素养变化情况

资料来源：中国健康教育中心：2012～2022年《中国居民健康素养监测报告》。

对2012～2022年监测数据进行纵向分析，可以发现：我国城乡居民健
康素养水平持续提升，特别是实施"健康中国"战略以来，提升幅度明显
增加。从城乡分布来看，城乡居民健康素养水平均有较大提升，但城乡差距
还比较大，提示农村地区的工作还有待进一步加强。从地区分布来看，东部
地区健康素养水平持续高于中西部地区，提示中西部地区健康素养促进工作
力度需进一步加大。从年龄分布来看，提升较快的人群为45岁以下人群，
45岁以上人群提升缓慢。从文化程度分布来看，高中及以上人群提升明显，
初中及以下人群提升缓慢。由此可见，农村、中西部地区、45岁以上、初
中文化程度以下者，是健康素养薄弱人群，也是需要重点关注和重点干预的
人群。从三个方面健康素养水平来看，健康知识和理念素养提升较快，但健
康生活方式与行为素养、健康技能素养提升缓慢。从六类健康问题来看，科
学健康观素养和安全急救素养提升较快，但传染病防治素养、慢性病防治素
养、基本医疗素养提升缓慢，仍处于较低水平。

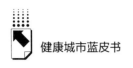
四 健康素养促进实践

（一）国外健康素养促进实践

1. 美国的健康素养促进①

2010 年，美国政府推出《国家健康素养促进行动计划》（*National Action Plan to Improve Health Literacy*），提出了提升美国公民健康素养的 3 大愿景和 7 大行动。3 大愿景是：让每个人都能够获得准确、可行的健康相关信息；传播以人为本的健康相关信息和提供以人为本的卫生服务；支持终身学习和培训相关技能以提高个人健康水平。7 大行动是：（1）制定和传播准确的、通俗易懂的、具有可操作性的健康和安全相关信息；（2）提升卫生保健系统的服务水平，提升健康相关信息、信息传播、知情决策以及卫生服务的可及性；（3）开发准确的、标准化的、适宜的健康和科学信息课程，纳入到从幼儿教育到大学教育的课程中去；（4）支持和鼓励地方提供成人教育、英语指导以及在社区提供与文化水平和语种相适应的健康信息服务；（5）建立合作伙伴关系，开发活动指南，改善政策；（6）加强提升健康素养的基础研究，加强对提升健康素养的干预措施和实践的开发、实施和评价；（7）加强对已被证实有效的提升健康素养的实践和干预措施的传播和使用。

在《健康国民 2010》《健康国民 2020》《健康国民 2030》中，都将健康素养作为明确的工作内容。

在《健康国民 2030》（*Healthy People 2030*）② 中，首次将"消除健康差

---

① US Department of Health & Human Services，*Health Literacy in Healthy People 2030：Is It Time to Redefine the Term?*，https：//link. springer. com/article/10. 1007/s11606 - 019 - 05472 - y；Centers for Disease Control and Prevention，*CDC's Health Literacy Action Plan*，https：//www. cdc. gov/healthliteracy/planact/cdcplan. html. 109/215.

② Centers for Disease Control and Prevention，*CDC's Health Literacy Action Plan*，https：//www. cdc. gov/healthliteracy/planact/cdcplan. html. 109/215.

距，实现健康公平，提高健康素养，以改善所有人的健康和福祉"作为重要的国家目标之一。更新了健康素养定义，将健康素养分为个人健康素养（Personal health literacy）和组织健康素养（Organizational health literacy）两个层面。新定义强调人们"使用"健康信息的能力，而不仅仅是"理解"健康信息；注重做出"明智"决策的能力，而不是"适当"决策；承认组织在解决健康素养问题中负有责任；纳入公共卫生视角（而不仅仅是医疗视角）。

在《健康国民 2030》中，健康传播和健康信息技术（Health Communication and Health Information Technology，HC/HIT）工作组提出了 6 个与健康素养相关的目标：（1）提高接受医疗服务人员确认理解医嘱的成年人比例；（2）降低与医疗服务人员沟通不良的成年人比例；（3）提高与医疗服务人员共同参与决策的成年人比例；（4）提高易于理解其在线医疗记录的人群比例；（5）提高英语水平有限的成年人明确表示他们的医疗服务人员解释清晰的比例；（6）提高全人群健康素养。

2. 德国的健康素养促进行动①

2016 年德国的一项全国调查显示，54.3%的人在处理与健康有关的信息方面存在很大困难。为了提高德国公众的健康素养，2017 年德国联邦卫生部制定了《德国健康素养国家行动计划》，提出了 4 大行动领域 15 项具体建议。

4 大行动领域包括：扩大健康素养研究，处理好健康素养和慢性病的关系，在日常生活中培养健康素养，以及使卫生系统更加方便用户参与。

15 项建议包括：将健康素养纳入生命早期教育、职业生活和工作场所、消费和营养提供过程、健康信息的获取和利用、改善居民生活环境、各级医疗卫生照护、疾病自我管理等环节，加强健康素养研究。

---

① Schaeffer, D., Hurrelmann, K., Bauer, U. and Kolpatzik, K. (eds.), *National Action Plan Health Literacy. Promoting Health Literacy in Germany*, Berlin：KomPart 2018.

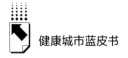
3. 英国健康素养促进行动①

2015 年 9 月，英国公共卫生部（Public Health England，PHE）发布了《减少健康不平等的地方行动：提高健康素养》。该报告从地方层面提出了提高弱势群体健康素养的经验和做法，即通过在人群的出生、成长、生活、工作和各个年龄阶段加以广泛干预的策略来减少健康不平等（见图4）。具体措施包括：改善人们的出生、成长、生活、工作和各个年龄段的环境；对健康素养采取早期干预，推动将健康素养融入早期课程和学校课程；推动将健康素养纳入地方政策，如提高人群的识字率、语言能力、计算能力、信息通信能力等；健康信息和健康服务要清晰易懂；通过培训提高健康和社会保健专业人员的认识和能力；推广提升健康素养的优秀实践；等等。

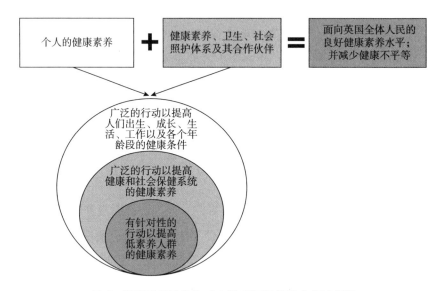

图 4　提高健康素养和减少健康不平等地方行动框架

① Public Health England, *Local Action on Health Inequalities：Improving Health Literacy*, https：// www. gov. uk/government/publications/local‐action‐on‐health‐inequalities‐improving‐health‐ literacy；The Marmot Review Team, *Fair Society，Healthy Lives：Strategic Review of Health Inequalities in England post*‐2010, London：Marmot Review Team, 2010.

4. 加拿大多部门协作提高健康素养行动计划

2012 年，加拿大政府提出《提高加拿大国民健康素养的多部门协作方案》（An Inter-sectoral Approach for Improving HEALTH LITERACY for Canadians，2012）。在该方案中明确提出：提高健康素养是多部门共同承担的责任，而不仅仅是卫生部门的责任，鼓励和支持非卫生部门积极参与到健康素养行动中去。

该方案提出了提升国民健康素养的 3 条途径：一是开发一个完善的知识库，提供最新的健康信息及提升健康素养有效方法的证据；二是增强全体加拿大人的意识和能力，提高全社会的健康素养水平；三是构建基础设施和确立必要的合作伙伴，以协作的方法来推进健康素养项目的开展。

5. 澳大利亚健康素养行动①

2014 年，澳大利亚卫生保健安全和质量委员会提出了《澳大利亚健康素养声明——采取行动提升安全和质量》（National Statement on Health Literacy - Taking action to improve safety and quality），该声明指出，应该用一种整体化、系统化的方式来促进健康素养的可持续发展，政府组织、卫生保健提供者以及卫生保健相关组织应加强合作和协调，主动分享健康信息，有效推动健康素养的提升，并提出了三方面建议：（1）将健康素养纳入社会系统，在组织和社会层面上推动有利于健康素养行动的支持政策；（2）保证有效的沟通和交流，包括为消费者提供印刷宣传材料、信息化交流和其他形式的沟通，以及与消费者之间形成良好的合作、沟通和人际关系；（3）将健康素养纳入教育与培训，包括对健康保健人员和消费者两方面的教育。

6. 欧洲健康素养行动②

与美国和加拿大等国家的健康素养概念发展形式相比，欧洲健康素养的

---

① Australian Commission on Safety and Quality in Health Care, *National Statement on Health Literacy—Taking Action to Improve Safety and Quality*, https：//www. safetyandquality. gov. au/. publications-and-resources/resource-library/national-statement-health-literacy-taking-action-improve-safety-and-quality.

② Quaglio, Kristine, Paul et al. "Accelerating the Health Literacy Agenda in Europe", *Health Promotion International*, 2017；32（6）：1074-1080；Health Literacy Europe, *Health Literacy Europe*, http：//www. healthliteracyeurope. net/.

发展相对缓慢。2010年10月成立了欧洲健康素养（Health Literacy Europe）组织，致力于通过国家、地区和国际间的交流合作，促进欧洲健康素养的普及。该组织呼吁应特别关注：（1）提高人口的健康知识水平，使人们更容易管理自己的健康；（2）降低系统的复杂性，使人们更容易管理自己的健康。

欧洲健康素养行动提出了一系列的行动倡议，包括以下内容（1）在全球、国际间、国家和地方各级层面，促进健康素养理论、政策和实践的发展和交流。（2）明确健康素养作为健康的社会决定因素，推动将健康素养纳入健康促进、促进健康公平、促进可持续发展和非传染性疾病的相关议题。（3）加强健康素养在国家、区域和国际间的政策、实践和教育中的地位。（4）加强健康素养的循证研究，提高健康素养研究、政策制定和实践能力。（5）将健康素养知识应用到公民的计划制定、评估和教育中，例如将健康素养纳入学校课程。（6）推广健康素养促进最佳实践等。

7. 历届全球健康促进大会关于健康素养的认识

1986年，第一届全球健康促进大会在美国渥太华召开，发布了《渥太华健康促进宪章》，但未提及健康素养。随后的3届全球健康促进大会发布的文件中都没有提及健康素养一词。

2000年，第五届全球健康促进大会在墨西哥召开，第一次提到健康素养，将健康素养的提升作为健康促进成效的评价指标。

2005年，第六届全球健康促进大会在泰国曼谷召开，在《曼谷宪章》中提到健康素养，强调所有的部门和机构都应该加强健康素养相关政策的能力建设。

2009年，第七届全球健康促进大会在肯尼亚内罗毕召开，发布的《内罗毕宣言》中有8处提及健康素养，这是迄今为止健康素养被提到最多的一次，把提高健康素养和健康行为作为消除健康不平等和贫困、提升健康和生活质量的五项关键性战略之一。

2013年，第八届全球健康促进大会在芬兰赫尔辛基召开，大会的主题是"将健康融入所有政策"，呼吁所有的国家在对"将健康融入所有政策"行动的实施和监测中，将健康素养纳入其中；呼吁要让公众参与到健康促进行动中来，强调公众不是仅仅被动地接受健康信息，而是能够利用自身的健康素养为自己的健康做决策。

2016 年，第九届全球健康促进大会在中国上海召开，会议的主题是"可持续发展中的健康促进"。会议发布了《上海宣言——2030 可持续发展中的健康促进》，将"良好健康治理、健康场所、健康素养"作为 2030 年健康促进优先三大工作领域。

（二）我国的健康素养促进实践

党和政府高度重视人民健康。特别是党的十八大以来，党中央提出实施健康中国战略和积极应对老龄化国家战略，要求各地各级树立"大卫生、大健康"的理念，推动"将健康融入所有政策"，大力开展多部门合作，在健康素养促进方面做了大量工作。《健康中国行动（2019—2030 年）》明确指出："提升居民健康素养是提升全民健康水平的最根本、最经济、最有效的措施之一。"[1]

目前，居民健康素养水平已被纳入多种考核体系，成为各级政府、卫生健康行政部门制定政策的重要循证来源。2012 年，纳入《国家基本公共服务体系建设"十二五"规划》；2014 年，纳入《全民健康素养促进行动规划（2014-2020 年）》；2016 年，成为《"健康中国 2030"规划纲要》的主要发展指标；2018 年，成为健康城市评价、健康促进区县的评价指标；2019 年，成为《健康中国行动（2019—2030 年）》结果性指标；2022 年，成为《"十四五"国民健康规划》的发展指标。

1. 国家基本公共卫生服务项目[2]

2009 年启动的国家基本公共卫生服务项目，针对当前城乡居民主要健康问题，面向全体居民免费提供的公共卫生服务。目前，每年的投入已经超过 1000 亿元，是单项投入最大的一个项目，服务内容已从最初的 9 大类扩

---

① 《健康中国行动（2019—2030 年）》，中国政府网，https：//www.gov.cn/xinwen/2019-07/15/content_ 5409694.htm。

② 《关于做好 2023 年基本公共卫生服务工作的通知》，国卫基层发〔2023〕20 号。

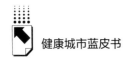

展到 12 大类,健康教育服务是其中一项独立的服务内容,具体包括 5 种服务形式,主要任务就是普及《健康素养 66 条》内容。其他服务中也有很大一部分工作内容是健康教育,健康教育工作开展得好不好,直接影响到国家基本公共卫生服务项目的实施成效,处于基础和核心地位。

2. 中央补助地方健康素养促进行动项目

2012 年,国家启动了"中央补助地方健康素养促进行动项目",这是我国政府首次对健康素养促进行动的专项经费投入,覆盖 31 个省(自治区、直辖市)和新疆生产建设兵团。2012 年财政投入费用为 2.38 亿元,2013 年为 2.44 亿元,2014 年为 2.59 亿元,此后一直维持在 2 亿多元的投入。

"中央补助地方健康素养促进行动项目"旨在进一步整合资源,加强统筹协调,充分发挥健康教育专业机构的作用,深入开展健康教育与健康促进工作。主要内容包括:(1)公益广告;(2)健康科普;(3)健康促进县(区)建设;(4)健康促进医院建设;(5)健康素养和烟草流行监测;(6)重点疾病、重点领域和重点人群健康教育。

3. 全民健康素养促进行动规划(2014-2020 年)

为科学、规范、有效地开展健康促进工作,建立政府主导、部门合作、全社会参与的全民健康素养促进长效机制和工作体系,全面提高我国城乡居民健康素养水平,原国家卫生计生委于 2014 年制定了《全民健康素养促进行动规划(2014-2020 年)》。主要工作内容包括:(1)树立科学健康观;(2)提高基本医疗素养;(3)提高慢性病防治素养;(4)提高传染病防治素养;(5)妇幼健康素养;(6)中医养生保健素养。主要活动包括:(1)开展健康素养宣传推广;(2)启动健康促进县(区)、健康促进场所和健康家庭建设活动;(3)全面推进控烟履约工作;(4)健全健康素养监测系统。

该规划提出了明确的目标,"到 2015 年,全国居民健康素养水平提高到 10%;东、中、西部地区居民健康素养水平分别提高到 12%、10% 和 8%。到 2020 年,全国居民健康素养水平提高到 20%;东、中、西部地区居民健康素养水平分别提高到 24%、20% 和 16%;在全国建设健康促进县(区)

600 个，健康促进医院、健康促进学校、健康促进机关、健康促进企业、健康社区各 1400 个，健康家庭 60000 个。"

4. 健康中国建设

2015 年 11 月，中共中央十八届五中全会作出"推进健康中国建设"的决定。2016 年 8 月，党中央、国务院召开了全国卫生与健康大会，习近平总书记要求把人民健康放在优先发展的战略地位，推进健康中国建设。2016 年 10 月，中共中央、国务院印发了《"健康中国 2030"规划纲要》，这是我国第一个关于国民健康发展的中长期战略规划，对于全面提升公众健康素质、实现人民健康与经济社会协调发展、积极参与全球健康治理、履行 2030 年可持续发展议程国际承诺意义重大。

5. 健康中国行动

2019 年 6 月，国务院印发了《关于实施健康中国行动的意见》。2019 年 7 月，健康中国行动推进委员会办公室印发了《健康中国行动（2019—2030 年）》（以下简称"健康中国行动"）。

《健康中国行动》主要任务包括全方位干预健康影响因素、维护全生命周期健康、防控重大疾病三大方面 15 项具体行动。这 15 项行动分别是：（1）实施健康知识普及行动；（2）实施合理膳食行动；（3）实施全民健身行动；（4）实施控烟行动；（5）实施心理健康促进行动；（6）实施健康环境促进行动；（7）实施妇幼健康促进行动；（8）实施中小学健康促进行动；（9）实施职业健康保护行动；（10）实施老年健康促进行动；（11）实施心脑血管疾病防治行动；（12）实施癌症防治行动；（13）实施慢性呼吸系统疾病防治行动；（14）实施糖尿病防治行动；（15）实施传染病及地方病防控行动。

6. 区域和场所健康促进①

区域健康促进是以一定的行政区域为单位，将健康促进理论和成功经验

---

① 李长宁、李英华：《健康教育人员专业能力建设指南及解读》，人民卫生出版社，2021，第 27~31 页。

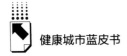

在该区域层面实施和探索，提升该区域人群健康水平的过程。区域健康促进强调通过动员行政区域内的资源，改变对群众生活起重要影响的组织结构，发展、改善其经济、社会、文化、教育状况，改善辖区内群众的健康状况。近年来，我国开展了多种形式的区域健康促进工作，如卫生城市、健康城市、健康促进县（区）、健康乡镇等建设。

场所健康促进指功能单位持续不断地改善自然环境和社会环境，充分发掘和利用资源，人们相互支持，发展个人潜能，营造促进健康的学习、工作和生活环境。具体来讲，场所健康促进是指在医院、学校、企业、机关、社区等不同场所，通过行政或者组织手段，广泛动员和协调该场所的各成员、各部门以及社区、家庭、个人，使其各自履行对健康的责任，共同维护和促进健康的一种社会行为和社会战略。近年来，我国开展了健康促进医院、健康社区、健康机关、健康学校、健康企业、健康社区、健康家庭等创建工作。

在区域和场所健康促进工作中，提升公众健康素养是重要的工作内容，"居民健康素养水平"是建设成效的评价指标之一。

7. 开展健康传播活动

"普及健康生活"和"开展健康知识普及"是健康中国建设和健康中国行动的重要内容，"居民健康素养水平"是重要的成效评价指标。近年来，各地各级开展了大量的健康科普活动。在国家层面开展了大量的宣传倡导活动和健康科普工作，如全民健康生活方式行动、中国烟草控制大众传播活动、全国肿瘤防治宣传周活动、全民营养周活动等，各地各级围绕卫生健康主题日广泛开展健康知识普及活动，如全国高血压日、世界糖尿病日、世界防治结核病日、世界艾滋病日等。此外，报刊、电视、广播、网络媒体等，在健康传播中均发挥了重要作用。

后　记

　　本书由中国城市报中国健康城市研究院、中国医药卫生事业发展基金会、北京健康城市建设促进会和北京健康城市建设研究中心共同研创和组织编写完成。中国健康教育中心（承担全国健康城市建设评价工作办公室职责）党委书记、主任李长宁，人民日报·中国城市报社总编辑杜英姿，中国医药卫生事业发展基金会理事长王丹担任编委会主任。

　　中国城市报中国健康城市研究院院长、北京健康城市建设促进会理事长、北京健康城市建设研究中心主任王鸿春，社会科学文献出版社政法传媒分社社长、北京健康城市建设促进会副理事长曹义恒，中国健康教育中心健康促进部主任、北京健康城市建设促进会副理事长卢永担任主编。本书的整个研创工作是由李长宁、杜英姿、王丹、王鸿春、曹义恒和卢永集体策划组织实施完成的。

　　感谢全国爱国卫生运动委员会办公室、中国健康教育中心在本书策划和编辑过程中，在政策上给予的指导，以及在沟通协调方面给予的大力支持。

　　感谢社会科学文献出版社政法传媒分社社长曹义恒先生在本书的策划和编辑过程中的耐心指导。

　　北京健康城市建设促进会副秘书长兼办公室主任范冬冬和北京健康城市建设促进会研究部副主任张鑫做了大量的组织协调工作。

　　《中国健康城市建设研究报告（2023）》编辑委员会谨代表全体成

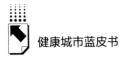

员，对为本书做出贡献、给予支持、提供帮助的各位领导、专家和同仁深表谢忱！

《中国健康城市建设研究报告（2023）》编辑委员会

2023 年 12 月于北京

Abstract

Health is the eternal pursuit of human beings, which is related to the happiness of thousands of families and the future of the country and the nation. Since the 18th National Congress of the CPC, the CPC Central Committee has adhered to the strategic position of giving priority to the protection of people's health, continuously deepened the reform of the medical and health system, and constantly improved the health system. China's health care has moved from "treatment as the center" to "people's health as the center", and the construction of Healthy China has taken solid steps. 2023 is the first year to fully implement the spirit of the 20th National Congress of the CPC. The report of the 20th National Congress of the CPC pointed out: "Promote the construction of Healthy China. People's health is an important symbol of national prosperity and national strength. Give priority to the protection of people's health, improve people's health promotion policies······ carry out the Healthy China action and patriotic health campaign, and advocate a civilized and healthy lifestyle." The construction of healthy cities is an important content and starting point for implementing the Healthy China strategy and promoting the Healthy China action. In the new era, China's healthy city construction should be based on the present, based on the reality, combined with the characteristics of Chinese modernization, promote the high-quality development of healthy city construction, actively learn from successful foreign experience, summarize and analyze the success and deficiencies in the construction of healthy cities in China, learn experience, and promote the construction of healthy cities in an all-round way. Since the 14th Five-Year Plan period, remarkable achievements have been made in promoting the construction of healthy China by taking healthy cities as the

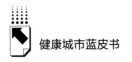

starting point. Health indicators in multiple departments such as health, ecological environment, water conservancy, housing, agriculture and rural areas, sports, education, and medical insurance have been improved, and the health literacy and health level of the population have been steadily improved year by year. Various places have accumulated rich construction experience, and the construction of health impact assessment system has made progress. However, the development of healthy city construction is still unbalanced, and there are still some weak links. Centering on six major areas of healthy environment, healthy society, healthy service, healthy culture, healthy industry, and healthy population, this book comprehensively analyzes the progress, experience, and problems of the construction of healthy cities in China from the perspectives of urban environmental construction, maternal and child health, infant care, occupational health, pension health, high-quality development of public hospitals, health culture, and health communication, and puts forward targeted policy suggestions. In addition, this book sets up two chapters, " Cases " and "International References", to explore and study the advanced experience of the "model city" of healthy city construction in 2022, and analyze and compare the advantages and differences in various fields of healthy city construction at home and abroad, in order to provide reference and reference for comprehensively promoting the Healthy China initiative and implementing the construction of healthy China during the 14th Five-Year Plan period.

Keywords: Healthy China; Healthy Cities; Health Evaluation; Healthy Cells

Contents

Ⅰ General Report

B.1 Report on the Development of Healthy Cities in China

Li Changning , Lu Yong and An Ruiying / 001

Abstract: The Communist Party of China (CPC) and the Chinese government have paid close attention to the public health and make great efforts to build a healthy China. Since the 14th Five－Year Plan period (2021－2025), various regions have taken healthy cities as a handle to promote the construction of a healthy China, and achieving significant results. The health indicators of a number of sectors such as health, ecology and environment, water resources, housing and urban-rural development, agriculture and rural affairs , sport , education, healthcare security, etc. have been effectively improved. The average value of the comprehensive index of healthy cities reached 69. 37, and the level of residents´ health literacy has been steadily rising year by year, and health outcome indicators such as life expectancy, infant mortality rate, maternal mortality rate, and premature mortality rate of major chronic diseases are significantly better than those of upper-middle-income countries. During construction, various regions have gradually formed a working model for healthy city construction, accumulated rich construction experience, and made staggered achievement in the construction of health impact assessment system. There is an uneven development of healthy city

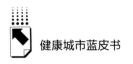
construction in China, and there are also some weak links. It is recommended to strengthen policy research, increase innovative pilots, optimize evaluation methods, strengthen summary and promotion, and promote the high-quality development of healthy city construction.

Keywords: Healthy City; Healthy China; Health Impact Assessment

Ⅱ Healthy Environment

B.2 The Current Situation, Problems and Countermeasures of Creating Healthy Environments in Chinese Cities

Wang Lin, Yang Wenjing, Zhang Yujing,

Pan Lijun and Dong Jiahua / 019

Abstract: Since the 18th National Congress of the Communist Party of China, China has actively explored and achieved fruitful results in improving the quality of urban living environment, building a green and healthy urban home, and vigorously promoting healthy environment promotion actions. However, there are still problems such as imbalanced development of healthy city construction nationwide, urgent need to improve the soft power of healthy city construction, urban ecological environment planning level, and lack of experience in building healthy cities and healthy communities. To promote the high-quality development of China's urban healthy environment, we must follow the characteristics of Chinese path to modernization, follow the strategy of healthy China and beautiful China and the spirit of the 20th National Congress of the Communist Party of China, accelerate the construction of urban healthy environment construction system with Chinese characteristics, combine regional differences in economic and social development levels to promote the construction of healthy cities according to local conditions, and promote the coordinated development of material and spiritual civilization construction of healthy cities, To jointly build a harmonious and symbiotic urban home between humans and nature, strengthen international cooperation, promote healthy cities, and build communities that are in line with international standards.

Keywords: City; Healthy Environment; Chinese Modernization

B.3　Research on the Protection and Development of Beijing's Historical Water System
—Taking the Three Mountains and Five Gardens Area as an Example　　　　　Ma Dongchun / 034

Abstract: Protecting, inheriting, and promoting historical water systems, developing through innovation, innovating through development, and injecting new era cultural elements into protection and development are of great significance. The Three Mountains and Five Gardens area is one of the two key areas in the protection system of Beijing's historical and cultural city. From the perspective of the historical water system in the Three Mountains and Five Gardens region, its characteristics are superior natural endowments of water elements, complete and functional water system patterns, and a blend of water veins and cultural backgrounds. At present, the historical water system pattern of Beijing has undergone significant changes, including significant changes in existing hydrology, water resource conditions, ecological environment, water system functions, and the demand for water systems in urban development. The main content of restoring the historical water system in the Three Mountains and Five Gardens area is the reconstruction and reconstruction of the water system pattern, the strengthening and restoration of the functionality of the water system, the highlighting and excavation of the cultural connotation of the water system, and the joint governance, sharing, and improvement of the water system. Therefore, in the following work, it is necessary to do a good job in top-level design, multi department linkage, and coordinated promotion; Strengthen refined management and optimize multiple functions of water while ensuring water safety; Empowered

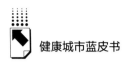
by technology, one river, one strategy, to achieve the "intelligent" management of water systems; Strengthen public participation and education, and share the achievements of construction.

Keywords: Historical Water System; Water System Protection; Three Mountains and Five Gardens Area; Beijing

III　Healthy Society

B.4　Methods and Evaluation Analysis of Healthy Enterprises Construction

——*Taking Jiangsu Province as an Example*

Zhang Qiaoyun, Zhu Baoli / 046

Abstract: It had been 13 years since the government issued a document to carry out the construction of healthy enterprises in Jiangsu Province. By incorporating the construction of healthy enterprises into the overall deployment of healthy cities and healthy villages and towns, the government introduced construction evaluation standards and management system. The professionals studied the relevant key technologies, and enterprises had steadily promoted the construction of healthy enterprises based on the WHO healthy workplace action model. So far, 15 enterprises had been rated as excellent cases of national health enterprise construction among the 794 provincial health enterprises. The construction of healthy enterprises promoted the implementation of the main responsibility of employers, improved the health literacy of workers, and enhanced the professional level of occupational health. However, there were differences in the promotion strategies and index deduction rates in various districted cities, and there were still further improvements in height, depth and breadth of healthy enterprises. Therefore, the targeted suggestions were put forward for continuous promotion countermeasures such as building an information platform and dynamic management.

Keywords: Healthy Enterprise; Healthy Society; Jiangsu

B.5 A Survey Report on the Elderly Life of the
"Old Drifters" in Beijing (2022)

Han Xiaoting / 061

Abstract: Population mobility has become a fundamental feature of China's current society, and the elderly who follow the flow of adult children have formed a large group of elderly drifters, often referred to as the "elderly drifters". According to relevant surveys, the majority of "old drifters" move around to take care of their grandchildren and children, often living in the mobile area for several years. For elderly people with children, they need to take care of their grandchildren and do household chores on a daily basis. Leisure time depends on the rest time of their grandchildren and children. The sense of urban belonging is low, and there are many difficulties in seeking medical treatment in mobile areas. Most people do not understand social preferential policies and do not know how to enjoy them. The prominent problems in the elderly care life of Beijing drift elderly people are that the problem of seeking medical treatment in other places is generally troubling the elderly, community work does not pay enough attention to the "elderly drift tribe", and community education on preferential treatment policies for the elderly is insufficient. To address these issues, it is necessary to improve the scientific nature of cross provincial and remote medical records, and improve the real-time settlement of outpatient or drug purchases in remote areas; Improve the elderly care and childcare system and gradually incorporate the work of "elderly drifters" into government work; Strengthen the promotion of welfare policies and enhance the understanding of relevant policies among the "elderly drifters".

Keywords: The "Old Drifting Clan"; Seek Medical Treatment in Another Location; Healthy Society

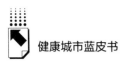

Ⅳ Healthy Service

B . 6   Research Report on High Quality Development of

Public Hospitals in China（2010-2011）

Cui Yueying，Wang Xi，Cheng Jiu and Feng Ruihua / 080

Abstract：Public hospitals in China have entered a period of high-quality development, and have made positive progress and significant results in building a high-level network of public hospitals, strengthening the construction of clinical specialties and scientific research, promoting innovation in medical service models, reforming the personnel salary distribution system, and continuously deepening the reform of medical service prices and medical insurance payment methods. At the same time, there are still prominent issues such as weak synergy in the healthcare service system, incomplete establishment of compensation mechanisms for public hospitals, incomplete value based strategic purchasing mechanisms, and imbalanced and insufficient development of clinical expertise. In the future, efforts must be made to improve the compensation mechanism of public hospitals, reform the payment methods of medical insurance, improve the salary system of public hospitals, and strengthen the refined management of public hospitals to achieve results.

Keywords：Public Hospitals；High Quality Development；New Medical Reform

B . 7   Research Report on the Development of Maternal and

Child Health Services（2017-2022）

—*Taking Lianyungang City as an Example*

Luo Xianbiao，Sun Qin / 092

Abstract：From 2017 to 2022, Lianyungang City aimed to improve the quality of the birth population, ensure the safety of mothers and infants, and promote reproductive health throughout the entire life cycle. Adhering to government leadership, policy guidance, innovative models, and project driven efforts, it launched and implemented three major projects: "Healthy Baby" "Healthy Mother", and "Healthy Reproduction". Adhering to the principle of putting prevention first and combining prevention and control, it constructed a comprehensive and full life cycle health barrier for women and children. Since the implementation of the project, the comprehensive prevention and control capabilities of birth defects in the city have significantly improved, with maternal and infant mortality rates controlled at low levels, and reproductive health throughout the entire life cycle being paid attention to and guaranteed. In the process of continuously optimizing maternal and child health services, Lianyungang City should continuously expand its work path and deepen its work connotation on the existing basis, and gradually improve the level of maternal and child health services.

Keywords: Maternal and Child Health; Health Services; Lianyungang City

V Healthy Culture

B.8 Experience, Problems, and Countermeasures in the Spread of Traditional Chinese Medicine Culture in Beijing

Wang Zhiwei, Yuan Youshu and Jia Xuan / 103

Abstract: Beijing has pioneered a new cultural dissemination model of "Winter Olympics + Traditional Chinese Medicine", built a grassroots oriented "Herbal Elephant Hall" of traditional Chinese medicine health culture, promoted the effective implementation of "Traditional Chinese Medicine Culture on Campus", created the "Ditan Traditional Chinese Medicine Health Culture Festival" brand, and carried out the "Four Seasons Conference of Traditional Chinese Medicine" for overseas Chinese and Chinese, actively playing a leading role in traditional Chinese medicine culture. In response to the existing problems

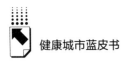
in terms of disseminators, recipients, content, media, and evaluation, the following aspects of work need to be done in the future: strengthening the linkage between government departments to form a joint force for the dissemination of traditional Chinese medicine culture; Encourage experts to leverage their professional advantages and assist in the high-level dissemination of traditional Chinese medicine culture; Establish a traditional Chinese medicine cultural dissemination matrix that conforms to the characteristics of the recipient, effectively improving the recipient's ability to distinguish traditional Chinese medicine cultural information; Intensify the promotion of the essence of traditional Chinese medicine culture and promote the precise and personalized dissemination of traditional Chinese medicine culture; Complementary advantages and innovative forms of traditional Chinese medicine cultural dissemination, effectively improving the professional literacy of the traditional Chinese medicine cultural dissemination team; Establish a classification survey and evaluation system for traditional Chinese medicine cultural literacy, and improve the effectiveness evaluation system for the implementation of "Traditional Chinese Medicine Culture on Campus".

Keywords: Traditional Chinese Medicine; Cultural Dissemination; Health Culture; Beijing

B.9 Promoting Healthy Cities Through Health Communication: From Theory to Practice

Jing Weilong, Liu Shiyu and Jiang Xueying / 120

Abstract: Healthy city construction adopts a novel, comprehensive, and multi-dimensional approach to address the issues brought about by urbanization. After decades of development, China has achieved success in constructing healthy cities, with health communication playing a crucial role in driving this progress. This paper explores how health communication promotes the construction of healthy cities in China through four effective paths. Additionally, using Toronto and Beijing as case studies, this paper analyzes how communication facilitates healthy cities construction in practice. Our findings suggest that health communication has been consistently integrated into China's approach to building healthy cities. By engaging individuals, communities, society, and the nation through these quadruple pathways, health communication plays a pivotal role in conveying health information, enhancing health literacy, promoting social participation, and fostering a health-conscious culture. Therefore, it is essential to harness the power of communication, establish an efficient communication network, encourage a diverse participatory construction framework, and devise timely and effective monitoring and evaluation mechanisms for future healthy city construction and the "Healthy China" initiative.

Keywords: Healthy City; Health Communication; Healthy China

VI Healthy Industry

B.10 Research on the High Quality Development Path of
China's Health Industry in the New Era

Wang Rongrong / 138

Abstract: The health industry which has become an burgeoning industry of widespread concern around the world is an important force to upgrade the national industrial structure and promote the economic growth. China's health industry has a good overall development momentum, but there are still some problems such as insufficient supply of high quality health products and services, low industrial centralization, imperfect regulatory system. In the new era, we should grasp the scientific connotation of the and practice requirement of new development pattern , take promoting people's health as the fundamental purpose, take a more advanced, more integrated and more complete industrial format as the development goal, continue to improve the top-level design, promote the development of industrial clustering and integration, improve weak spots, forging long board, promote the high-quality development of the health industry.

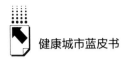

Keywords: Health Industry; High Quality Development; Health China

B.11 Comparative Study on the Development of Health Industry at Home and Abroad

Zhuo lian, *Chang Wanhong and Chen Lili* / 149

Abstract: The health industry was initially formed along with economic development, as a public welfare industry that supports the normal operation of the national medical and health service system. It is also an industry that developed countries have been able to attach importance to and develop in the context of intensified population aging, economic recession, and difficulties in the medical and health service system. The current situation of the development of China's health industry is that regulations are accelerating but specific measures are not being implemented effectively. With the help of high-tech, international exchanges and cooperation are becoming more active in the direction of overall health. However, the lack of investment and talent in the healthcare industry, the uneven urban-rural elderly care system and medical security system, the rampant crime of elderly care fraud, and the lack of regulations in the healthcare industry are all pain points in China's healthcare industry. Based on this, we need to do a good job in the following aspects: firstly, we should pay equal attention to the improvement of regulations and the supervision of specific measures; Secondly, accelerate the construction and improvement of the disciplinary system in the field of health; The third is to promote the integration of the health industry with other industries through high-tech.

Keywords: Aging; Health Services; Health Industry

Ⅶ   Healthy Population

B.12   Research Report on China's Policies for Infant and
Child Care

Zhang Yue, Li Yichen, Xu Peibin, Wan Lixin and Lin Yao / 167

Abstract: Infant and young children are the fastest period of brain development in a person's life. Nurturing and caring for infants and young children is related to their healthy development, family happiness, and social harmony and stability. Infant and young child care needs to focus on family upbringing, with a comprehensive improvement of family upbringing capabilities as the core. As a beneficial supplement to family upbringing, childcare services need to be promoted towards professional development. China's infant and young child care policies have been preliminarily established from a policy and regulatory system, a standard and normative system, and a service supply system, providing comprehensive policy support. In future work, it is necessary to continuously improve the construction of the infant and young child care service system, strengthen the implementation of the already introduced infant and young child care service policies, and continue to promote the development of infant and young child care.

Keywords: Nurturing Care; Early Childhood Development; Healthy Population

B.13   A Study Report on the Physical Fitness of Adults in
Capital Cities of China

Wang Mei, Fan Chaoqun, Nie Mingjian, Feng Qiang and

Wang Jingjing / 182

Abstract: In 2020, the General Administration of Sport of China organized

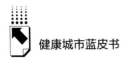

and completed the fifth national physical fitness monitoring. This report analyzes the physical condition of nearly 27000 adults in 31 provincial capital cities, and the results show that the proportion of people who meet the "qualified" level or above in the "National Physical Fitness Measurement Standards" is 86.95%. There are significant differences in the physical condition of adults between different genders and in the capital cities of the southern and northern provinces. The proportion of women and those above the "qualified" level in the capital cities of the southern provinces is higher than that of men and the capital cities of the northern provinces, respectively. The majority of physical fitness indicators of adults in provincial capital cities gradually decrease with age. At the same time, the proportion of people with substandard physical fitness, the detection rate of overweight and obesity, and the proportion of people with central obesity also show an increasing trend with age. The psychological health problems of adults in provincial capital cities are also not optimistic, with the detection rates of anxiety and depression reaching 21.00% and 15.38% respectively in 2020. Based on the research results, we propose the following suggestions: widely carry out various types of national fitness activities, strengthen scientific guidance for national fitness, accelerate the construction of sports infrastructure, comprehensively deepen the integration of physical fitness and health, and promote the intelligent development of national fitness.

Keywords: Provincial Capital City; Adult Constitution; Healthy Population

Ⅷ   Case Studies

B.14   Report on the Construction of Healthy City in Jiaxing City

Li Yuefeng / 199

Abstract: Jiaxing City ranks among the top in the 2021 National Healthy City Construction Model Cities. This article analyzes the development of Jiaxing City in five aspects: healthy environment, healthy society, health services, health culture, and healthy population in recent years. The research results show that in recent years, Jiaxing City has made significant progress in urban construction, per capita life expectancy, residents' fitness status, air quality, health supporting environment construction, medical institution construction, talent introduction, and tobacco control work, mainly reflected in the comprehensive improvement of digital empowerment health, the promotion of traditional Chinese medicine reform by "digital intelligence and traditional Chinese medicine", and the promotion of psychological health among the population by "national health" New achievements have been made in providing elderly care and medical care, and new steps have been taken in the development of the national fitness movement. At the same time, there are also many shortcomings in the construction of a healthy city in Jiaxing, such as unstable ecological environment quality, optimization of the allocation structure of medical and health resources, and insufficient supply types of national fitness services. Therefore, it is necessary to strengthen low-carbon leadership, green circular development, promote regional medical core competitiveness to be at the forefront, and build a smart benchmark city for national fitness.

Keywords: Healthy City; Jiaxing; Healthy Society

B.15   Report on the Development of Wuxi Healthy City Construction (2022)

Yang Qinghua, Song Tiangui and Wu Xianzan / 214

Abstract: The construction of a healthy city in Wuxi deeply implements the concept of "putting the people at the center and health at the root", with the policy of "integrating health into all policies", the main line of promoting high-quality development of a healthy city, the focus of promoting the construction of medical and health highlands, enhancing grassroots service capabilities, and the measures of improving health governance capacity and modernization of the governance system to further improve the level of health literacy of the whole

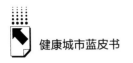

people, The construction of a healthy society is accelerating, the number of healthy people continues to expand, the level of health services has improved, and the ability to ensure health has been enhanced. The experience of building a healthy city in Wuxi is mainly reflected in building an integrated big health governance system, establishing a coordinated and interconnected big work pattern, vigorously promoting the construction of medical and health highlands, improving the health guarantee system, achieving new breakthroughs in high-quality and efficient guarantees, and improving the healthy Wuxi co construction and sharing system. The next step is to comprehensively and widely implement health promotion actions to enhance health literacy; Build a high-quality and efficient medical and health system, and create a healthy development highland; Strengthen the construction of the public health service system and improve health governance capabilities.

Keywords: Healthy City; Wuxi; Healthy Wuxi

B.16 Research Report on the Construction of Healthy
City in Yichang
—*Taking the Whole Process Safety Supervision of*
Drinking Water as an Example

Wang Qiwei, Liu Jiheng and Lin Yong / 228

Abstract: In order to effectively ensure the hygiene and safety of drinking water and effectively safeguard the health rights and interests of the people, Yichang City focuses on the Huangbai River basin where the main water source of the city, Guanzhuang Reservoir, is located. Through comprehensive measures, pilot demonstrations, and continuous innovation in basin comprehensive management, the ability and level of water source management are improved. At the same time, fully utilizing the "three in one" water quality monitoring system (i. e. 24-hour online monitoring, daily on-site testing, and laboratory testing) and regular water quality comprehensive analysis and sampling, comprehensively strengthening the centralized water quality monitoring, evaluation, and early warning work in the city, promoting water supply units to fulfill their main responsibilities and the management responsibilities of water supply authorities, and continuously improving the quality of drinking water in the urban area of Yichang City, Effectively control the occurrence of major infectious diseases and group poisoning incidents caused by drinking water issues, reduce the medical expenses of urban residents caused by drinking water issues, and thereby indirectly increase the disposable income of urban residents. In the next process of building a healthy city, it is necessary to further optimize the source of drinking water for daily use, reserve water space for future urban development, and simultaneously solve the ecological restoration problems of some rivers in the urban area, building a solid ecological barrier; Continuously control the risk of non-point source pollution, strengthen operation and maintenance management, weave a dense network of sanitary and safe drinking water, and contribute to promoting the high-quality development of Yichang.

Keywords: Healthy City; Healthy Environment; Drinking Water for Daily Use; Water Quality Monitoring

B. 17　Research Report on the Construction of a Healthy City in Shenzhen

　　—Innovative Practice and High Quality Development

Chang Juping, Zhu Yichao, Xue Haoze,

Liu Ying and Zhuang Runsen / 239

Abstract: Since 2017, significant progress has been made in the construction of a healthy city in Shenzhen. The average life expectancy has been increasing year by year, the level of residents' health literacy has steadily improved, the maternal and infant mortality rates have gradually decreased, environmental hygiene

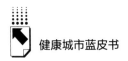
indicators have gradually improved, and the "World Famous Flower City" has achieved initial results. The safety environment has been effectively guaranteed, new breakthroughs have been made in air pollution prevention and control, and the legal construction system has been gradually improved, The achievements of national health cities have reached a new high, ranking among the top five "health leading cities". The main experience includes: changing concepts, improving organizational structure and management mechanisms; Formulate regulations and comprehensively promote compliance with laws and regulations; Leading by demonstration, building a healthy environment and a healthy society; Strengthening and supplementing the weak, establishing a health service system and protecting healthy populations; Comprehensively coordinate and strive to improve health cultural literacy. However, there are also problems in the construction of a healthy city in Shenzhen, such as inadequate and sound mechanisms for integrating health into all policies, incomplete assessment and evaluation systems, and inadequate work platform construction to keep up with development needs. In order to further improve the construction of a healthy city in Shenzhen, it is necessary to establish a departmental collaborative operation mechanism, improve the assessment and evaluation system, and increase publicity and mobilization efforts.

Keywords: Healthy City; Health Literacy; High Quality Development; Shenzhen

B.18 Application and Reflection on Health Impact Assessment in the Construction of Healthy Cities

Liu Jiheng, Fan Dongdong, Ran Li and Bai Chunlin / 254

Abstract: Health impact assessment and healthy city construction are important manifestations of " integrating health into all policies ", which respectively safeguard and promote the health of cities and populations from both technical and practical perspectives. Since the beginning of this century, health impact assessment has officially become one of the core themes of healthy cities. Many cities actively explore the technology application of health impact assessment, guiding urban project development and planning decisions from optimizing environmental factors, adjusting service structures, and allocating average resources. From the perspective of international experience, increasing legislative guarantees, improving mechanism construction, enhancing capacity cultivation, and increasing public participation may become the direction for the integration of health impact assessment and healthy urban development in China in the future.

Keywords: Health Impact Assessment; Healthy City; Public Health

IX　International Reference

B. 19　Research on the Formulation and Progress of Medium and Long Term Health Strategies Abroad

Wang Hao, Wang Xiufeng, Zong Jiazhen and Chen Linlin / 269

Abstract: In recent years, the United States, Japan, the European Union and other countries have established experiences and lessons learned in responding to major public health events such as key populations and major health issues in their respective regions, and have successively formulated and implemented a new round of health strategic plans. Overall, they have shown a greater emphasis on improving public health literacy and primary prevention work, and a greater emphasis on the perspective of the entire population New trends such as cross departmental and cross institutional collaborative participation and enhancing the scientific and operational nature of health strategy monitoring and evaluation. These experiences have important reference value for the construction of healthy cities in China. The next step should be to coordinate the development and implementation of medium-and long-term health strategies and five-year plans, continuously strengthen attention to the full range and full cycle health of the entire

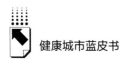
population, improve the support and guarantee mechanism for promoting the implementation of health strategies, use information technology means to monitor and evaluate the implementation of strategic plans, and continuously improve personal health literacy level and independent health ability.

Keywords: Health Strategy; Healthy China; Healthy City

B.20　Report on the Progress of Health Literacy Research at

Home and Abroad　　　　　*Li Yinghua, Li Changning / 286*

Abstract: Health literacy is an important determinant of health and a comprehensive evaluation indicator of the level of economic and social development. Improving the health literacy of the whole population is one of the most fundamental, economical, and effective measures to improve the health level of the whole population. "Resident health literacy level" has become the effectiveness evaluation indicator of the "Healthy China 2030" Plan Outline and "Healthy China Action (2019-2030)". There is a connection between China's health literacy research and foreign health literacy research, but there are significant differences. Each country conducts research based on its own health problems. Different health problems, the causes and influencing factors that cause these health problems, and the research strategies, perspectives, methods, techniques, starting points, and goals will vary greatly. However, many research questions have good mutual reference or inspiration in terms of concepts, analysis, and problem-solving strategies and methods. The research process, evaluation methods, and improvement strategies of health literacy both domestically and internationally have important reference value for studying and strengthening the construction of a healthy China.

Keywords: Health Literacy; Healthy Cities; Healthy China

Postscript　　　　　　　　　　　　　　　　　　　　　/ 313

权威报告·连续出版·独家资源

皮书数据库
ANNUAL REPORT(YEARBOOK)
DATABASE

分析解读当下中国发展变迁的高端智库平台

所获荣誉

- 2020年，入选全国新闻出版深度融合发展创新案例
- 2019年，入选国家新闻出版署数字出版精品遴选推荐计划
- 2016年，入选"十三五"国家重点电子出版物出版规划骨干工程
- 2013年，荣获"中国出版政府奖·网络出版物奖"提名奖
- 连续多年荣获中国数字出版博览会"数字出版·优秀品牌"奖

皮书数据库　　"社科数托邦"
　　　　　　　微信公众号

成为用户

登录网址www.pishu.com.cn访问皮书数据库网站或下载皮书数据库APP，通过手机号码验证或邮箱验证即可成为皮书数据库用户。

用户福利

- 已注册用户购书后可免费获赠100元皮书数据库充值卡。刮开充值卡涂层获取充值密码，登录并进入"会员中心"—"在线充值"—"充值卡充值"，充值成功即可购买和查看数据库内容。
- 用户福利最终解释权归社会科学文献出版社所有。

数据库服务热线：400-008-6695
数据库服务QQ：2475522410
数据库服务邮箱：database@ssap.cn
图书销售热线：010-59367070/7028
图书服务QQ：1265056568
图书服务邮箱：duzhe@ssap.cn

社会科学文献出版社 皮书系列
SOCIAL SCIENCES ACADEMIC PRESS (CHINA)

卡号：538161727625
密码：

基本子库
SUB DATABASE

中国社会发展数据库（下设 12 个专题子库）

　　紧扣人口、政治、外交、法律、教育、医疗卫生、资源环境等 12 个社会发展领域的前沿和热点，全面整合专业著作、智库报告、学术资讯、调研数据等类型资源，帮助用户追踪中国社会发展动态、研究社会发展战略与政策、了解社会热点问题、分析社会发展趋势。

中国经济发展数据库（下设 12 专题子库）

　　内容涵盖宏观经济、产业经济、工业经济、农业经济、财政金融、房地产经济、城市经济、商业贸易等 12 个重点经济领域，为把握经济运行态势、洞察经济发展规律、研判经济发展趋势、进行经济调控决策提供参考和依据。

中国行业发展数据库（下设 17 个专题子库）

　　以中国国民经济行业分类为依据，覆盖金融业、旅游业、交通运输业、能源矿产业、制造业等 100 多个行业，跟踪分析国民经济相关行业市场运行状况和政策导向，汇集行业发展前沿资讯，为投资、从业及各种经济决策提供理论支撑和实践指导。

中国区域发展数据库（下设 4 个专题子库）

　　对中国特定区域内的经济、社会、文化等领域现状与发展情况进行深度分析和预测，涉及省级行政区、城市群、城市、农村等不同维度，研究层级至县及县以下行政区，为学者研究地方经济社会宏观态势、经验模式、发展案例提供支撑，为地方政府决策提供参考。

中国文化传媒数据库（下设 18 个专题子库）

　　内容覆盖文化产业、新闻传播、电影娱乐、文学艺术、群众文化、图书情报等 18 个重点研究领域，聚焦文化传媒领域发展前沿、热点话题、行业实践，服务用户的教学科研、文化投资、企业规划等需要。

世界经济与国际关系数据库（下设 6 个专题子库）

　　整合世界经济、国际政治、世界文化与科技、全球性问题、国际组织与国际法、区域研究 6 大领域研究成果，对世界经济形势、国际形势进行连续性深度分析，对年度热点问题进行专题解读，为研判全球发展趋势提供事实和数据支持。

法律声明